Torsten Witte, Matthias Schneider
Kollagenosen

Torsten Witte und Matthias Schneider (Hrsg.)

Kollagenosen

—

DE GRUYTER

Herausgeber
Prof. Dr. med. Torsten Witte
Klinik für Immunologie und Rheumatologie
Medizinische Hochschule Hannover
Carl-Neuberg-Str. 1
30625 Hannover
E-Mail: Witte.torsten@mh-hannover.de

Prof. Dr. Matthias Schneider
Universitätsklinikum Düsseldorf AÖR
Poliklinik und Funktionsbereich für Rheumatologie
& Hiller Forschungszentrum
Moorenstr. 5
40225 Düsseldorf
E-Mail: schneiderm@med.uni-duesseldorf.de

ISBN: 978-3-11-054582-1
e-ISBN (PDF): 978-3-11-055015-3
e-ISBN (EPUB): 978-3-11-054939-3

Library of Congress Control Number: 2019952855

Bibliografische Information der Deutschen Nationalbibliothek
Die Deutsche Nationalbibliothek verzeichnet diese Publikation in der Deutschen Nationalbiblio-
graphie; detaillierte bibliografische Daten sind im Internet über http://dnb.d-nb.de abrufbar.

© 2020 Walter de Gruyter GmbH, Berlin/Boston
Einbandabbildung: Prof. Dr. Torsten Witte, Prof. Dr. Matthias Schneider
Satz/Datenkonvertierung: L42 AG, Berlin
Druck und Bindung: CPI Books GmbH, Leck

www.degruyter.com

Vorwort

Die Versorgung von Menschen mit Kollagenosen setzt vor allem große Erfahrung voraus. Das liegt sicher daran, dass diese Erkrankungen selten sind und sich in einer großen Zahl verschiedener und oft unspezifischer Symptome manifestieren. Heute kann man aufgrund nationaler und internationaler Vernetzungen und Kooperationen zusätzlich auf Daten aus Registern und Studien zurückgreifen, die auch Grundlage für evidenzbasierte Empfehlungen und Leitlinien sind. Deren Anwendung auf den nicht selten komplexen Einzelfall stellt immer wieder eine Herausforderung dar, die dieses Buch gerne unterstützen möchte.

Kollagenosen sind sehr häufige Differenzialdiagnosen vor allem bei entzündlichen Krankheitsbildern, die mehr als ein Organ betreffen. Die klassischen Kollagenosen wie der systemische und kutane Lupus erythematodes, das Sjögren-Syndrom, die systemische Sklerose, die Dermato- und Polymyositis sowie das Antiphospholipid-Syndrom sind dabei durch typische Manifestationen definiert. Einige Patienten können auch die Kriterien von mehreren dieser Krankheitsbilder erfüllen, andere wiederum nicht ganz klar einzuordnen sein. Diese Variabilität kann besonders den Nicht-Rheumatologen verwirren.

Das Buch richtet sich an Internisten, Rheumatologen, Dermatologen, ärztliches Assistenzpersonal sowie Ärzte anderer Fachbereiche, die Patienten mit Kollagenosen betreuen. Die Autoren der Kapitel, die alle ausgewiesene Spezialisten für die von Ihnen beschriebenen Krankheitsbilder sind, wollen einen verständlichen und umfassenden Einblick auf dem aktuellen Stand der Wissenschaft in dieser Gruppe sehr komplizierter Erkrankungen bieten. Dem Leser werden die Krankheitsbilder sowie deren Diagnostik und Therapie umfassend erläutert. Damit wollen wir zu einer besseren Versorgung der Betroffenen beitragen.

Torsten Witte, Matthias Schneider
Oktober 2019

https://doi.org/10.1515/9783110550153-201

Inhalt

Autorenverzeichnis

Prof. Dr. Martin Aringer
Universitätsklinikum „Carl Gustav Carus"
der Technischen Universität Dresden
Medizinische Klinik und Poliklinik III,
Haus 27, DINZ
Fetscherstraße 74
01307 Dresden
E-Mail: Martin.Aringer@uniklinikum-dresden.de
Kap. 5

Prof. Dr. Bimba Hoyer
UKSH – Universitätsklinikum Kiel
Klinik für Innere Medizin I, Rheumatologie, Zentrum für Entzündungsmedizin
Arnold-Heller-Straße 3
24105 Kiel
E-Mail: hoyer@drfz.de
Kap. 6

Prof. Dr. Gabriela Riemekasten
Universitätsklinikum Schleswig-Holstein
Campus Lübeck
Klinik für Rheumatologie und klinische Immunologie
Ratzeburger Alee 160, Haus 40
23538 Lübeck
E-Mail: Gabriela.Riemekasten@uksh.de
Kap. 4

Dr. Matthias Schefzyk
Klinik für Dermatologie
Medizinische Hochschule Hannover
Carl-Neuberg-Str. 1
30625 Hannover
E-Mail: Schefzyk.Matthias@mh-hannover.de
Kap. 2

Prof. Dr. Matthias Schneider
Universitätsklinikum Düsseldorf AÖR
Poliklinik und Funktionsbereich
für Rheumatologie
& Hiller Forschungszentrum
Moorenstr. 5
40225 Düsseldorf
E-Mail: schneiderm@med.uni-duesseldorf.de
Kap. 1

Prof. Dr. Christoph Specker
Universitätsmedizin Essen
St. Josef Krankenhaus Werden
Propsteinstraße 2
45239 Essen
E-Mail: specker@uni-duesseldorf.de, christoph.specker@sjk.uk-essen.de
Kap. 7

Prof. Dr. Torsten Witte
Klinik für Immunologie und Rheumatologie
Medizinische Hochschule Hannover
Carl-Neuberg-Str. 1
30625 Hannover
E-Mail: witte.torsten@mh-hannover.de
Kap. 3

1 Systemischer Lupus erythematodes

Matthias Schneider

Synonyme: Lupus erythematodes disseminatus, Lupus.

1.1 Einleitung

Die Diagnose systemischer Lupus erythematodes (SLE) ist für die meisten Betroffenen heute noch ein Schock. Unabhängig von der Ausprägung stellt die Erkrankung für alle Beteiligten eine große Herausforderung dar; dieser sollte man sich stellen, wenn man einen angemessenen Beitrag für ein weitgehend normales Leben, das für viele heute möglich ist, für die Betroffenen leisten will. Das gilt zuallererst für die Betroffenen selbst, die die größte Aufgabe haben, weil sie sich idealerweise vom passiven Betroffensein lösen und zum Manager ihrer chronischen Erkrankung werden. Alle anderen Beteiligten (Angehörige, Ärzte, Physiotherapeuten, Pflegekräfte, Sozialarbeiter, Psychologen und viele andere) haben nicht nur die Aufgabe den Betroffenen im Alltäglichen zu helfen und besser noch zu unterstützen, sondern haben auch den Auftrag empathisch die Entwicklung zum Selbstmanagement kontinuierlich zu fördern. Das fällt auch heute noch vielen Ärzte schwer, weil sie es den Erkrankten aufgrund der Komplexität der Erkrankung nicht zutrauen, sie nicht überfordern wollen.

Die hier kurz beschriebenen Herausforderungen beruhen auf verschiedenen Entwicklungen zum SLE und in der medizinischen Versorgung allgemein, wie z. B. die Verschiebung der Perspektive auf den SLE hin zu einer chronischen Erkrankung, den zunehmenden Erkenntnissen in Spezialgebieten der Medizin oder auch die Veränderungen in der Arzt-Patienten Beziehung über *„shared decision making"* hin zu *„Patient-Empowerment"*. Dieses Kapitel in einem Spezialbuch zu Kollagenosen möchte vor allem Ärzten eine Grundlage bieten, mit deren Hilfe sie ihrer großen Verantwortung gerecht werden können. Dazu wird soweit verfügbar auf bestehende Evidenz, vor allem aus Leitlinien zurückgegriffen, wohlwissend, dass diese nur die Basis legen, auf deren Grundlage dann die klinischen Entscheidungen individuell getroffen werden. Diese hängen letztendlich sehr von der einzigartigen Situation der Erkrankten ab, die ja kaum komplexer sein kann als beim SLE. Und um dieser immer wieder herausfordernden Situation gerecht zu werden, braucht es deshalb zusätzlich zu den Empfehlungen für Einzelbefunde und -symptome ein Konzept, wie man diese zu einem Gesamtbild zusammensetzt. Auch wenn dieses Buch versucht über einige klinische Fälle Beispiele zu geben, so wird es doch nicht gelingen alle möglichen Optionen abzubilden. Wegen der Vielzahl der möglichen Ausprägungen des SLE muss ein solches Konzept auf einer übergeordneten Ebene stattfinden. Denn am Ende braucht es für die oben angesprochene Aufgabe einen selbstkritischen und zugleich selbstbewussten Arzt (siehe Case 1).

https://doi.org/10.1515/9783110550153-001

1.2 Diagnose

Case 1

Bei Ihnen stellt sich eine 30-jährige Frau vor, bei der im Rahmen einer Routineuntersuchung antinukleäre Antikörper mit einem Titer von 1:320 und fein granulärem Muster festgestellt wurden. Sie will von Ihnen wissen, was das für ihr weiteres Leben bedeutet.

Was machen Sie?
– Sie suchen nach weiteren positiven Kriterien aus der Liste der Klassifikationskriterien …
– Sie bestimmen das genetische Risikoprofil …
– Sie beruhigen sie, wenn sie klinisch keinen weiteren Anhalt für einen SLE finden …
– Sie kontrollieren den Wert und analysieren spezifisch ENA …
– Sie diagnostizieren vorsichtshalber eine undifferenzierte Kollagenose (UCTD) …
– Sie behandeln präventiv mit Antimalariamitteln …

Die Auflösungen für die Spiegelstriche finden sich im Text

Alles beginnt mit der schwierigsten und auch wichtigsten Aufgabe, der Diagnose. Die Herausforderung besteht hier primär in den vielfältigen Symptomen und Manifestationen, die bereits zu Beginn des SLE vorliegen können. Je spezifischer eine Manifestation für den SLE ist (z. B. ein Schmetterlingserythem), das heißt häufig auch, je schwerer (z. B. eine Lupus-Nephritis) die Krankheitszeichen sind, desto einfacher wird die Diagnose.

Allgemeinsymptome wie Fieber, Müdigkeit und Abgeschlagenheit sind die Begleitsymptome der systemischen Autoimmunreaktion dieser Erkrankung. Sie sind gerade zu Beginn häufig, allerdings völlig unspezifisch und damit für die Einordnung der Erkrankung wenig hilfreich. Spezifischere Symptome bilden die Basis für die sog. Klassifikationskriterien. Von ihnen kann man sich einen Anhalt für die Diagnose holen, obwohl diese Kriterien, von denen aktuell 3 unterschiedliche Versionen zur Verfügung stehen [1,2,3], für die Klassifikation, also für den Einschluss von Patienten in klinische Studien zum SLE, entwickelt wurden. Abgesehen davon, dass die Diagnosestellung immer eine ärztliche Aufgabe ist, gehen bei diesen Kriterien viele Informationen verloren, die man zur Diagnose verwenden kann, wie die Verknüpfung von Befunden auch unter Einschluss weicherer Befunde wie Fieber oder Fatigue.

Für die SLICC [2] und die ACR/EULAR Kriterien [3] (Tab. 1.1) gilt als zentraler Anker für die Zuordnung eines Symptomenkomplexes zum Lupus die Verbindung einer entsprechenden Klinik mit einem positiven Zellkernantikörper-Befund (Abb. 1.1). Bei Verwendung der heute üblichen HEp2-Zellen in der Autoantikörperdiagnostik ist ein aktiver Lupus nahezu ausgeschlossen, wenn ANA nicht nachweisbar sind (nach Analyse im Rahmen der ACR/EULAR Kriterien reicht dabei jeder positive Titer ab 1:80). Der sog. ANA-negative SLE ist eine extreme Ausnahme, wenn er denn überhaupt existiert! Positive ANA, in welcher Titerhöhe auch immer, erlauben allein ohne klinische Manifestationen auch nicht die Diagnose SLE.

Ergänzend nachgewiesene spezifische Autoantikörper wie gegen doppelsträngige DNA (dsDNA; Antikörper gegen einzelsträngige DNA sind unspezifisch), Sm oder auch SS-A/Ro und SS-B/La, verbessern die diagnostische Sicherheit (Case 1). Diese Antikörper können bei vielen Erkrankten bereits Jahre vor Ausbrechen der Erkrankung nachgewiesen werden [4]. Auch ihr Nachweis allein belegt noch keine Diagnose (Case 1)!

Allerdings sind ANA auch nicht sehr spezifisch; man sollte aufgrund einer bestimmten Klinik Hinweise auf einen Lupus oder eine andere Kollagenose haben und bei höherer Prätest-Wahrscheinlichkeit dann gezielt ANA bestimmen. Wichtige Indikatoren dafür sind Symptome an mehr als einem Organ, eine klinisch auffällige Allgemeinsymptomatik (Arthralgien, Fieber, Müdigkeit und Abgeschlagenheit sind die häufigsten Symptome zu Beginn), selbstverständlich ein weibliches Geschlecht und auch die fehlende akute Phase Reaktion (normales CRP!), die irgendwie nicht zur „entzündlichen" Klinik passt (Case 1). Weitere Indikatoren in diese Richtung sind eine Leukozyto- und Thrombozytopenie, die sich ja auch in allen Klassifikationskriterien finden. Auch wenn das typische Bild die Erstmanifestation bei jungen Frauen nach der Pubertät ist, beginnen die Symptome bei vielen Betroffenen später (siehe Kap. 1.4). Letztendlich kann die Erkrankung in jedem Alter auftreten, und immerhin sind auch 10 % der Erkrankten Männer.

Einen interessanten Ansatz wählte eine englische Studie, die das Krankheitsverhalten vor Diagnosestellung eines SLE untersuchte. Arthritis oder Arthralgien, Hautveränderungen, Fatigue, Kopfschmerzen und Depression waren die häufigsten klinischen Befunde der Betroffenen. Ein nephrotisches Syndrom, ein Raynaud-Syndrom, eine Thrombozytopenie, die Familienanamnese für eine Rheumatoide Arthritis oder eine vorherige Diagnose einer anderen systemischen Bindegewebserkrankung diskriminierten SLE-Fälle am besten von Kontrollpatienten [5] (Case 1). Letztendlich setzte sich das beste Prädiktionsmodell aus den Variablen Alter, Geschlecht, Arztbesuchsrate, Arthralgie oder Arthritis, Hautausschlag, Alopezie, Sicca-Syndrom, Raynaud-Syndrom, Serositis und Fatigue zusammen.

Für die Diagnose benötigt es letztlich eine Zuordnung der verschiedenen Symptome und Manifestationen zu einem gemeinsamen immunologischen Geschehen. In wenigen Fällen wird man dafür eine Organbiopsie (z. B. Haut oder Niere) benötigen oder gar erzwingen. Die vorliegenden Krankheitszeichen sollten ausreichend durch eine Autoimmunreaktion erklärbar sein. Letztlich sind das die gleichen Befunde, die letztlich auch die Therapieauswahl bestimmen. Zu Beginn der Erkrankung hat man dabei noch den Vorteil, dass man noch nicht viel mit Krankheitsschaden (Damage, siehe Kap. 1.7.4) und Therapie-begünstigten Infektionen zu tun hat, die differentialdiagnostisch später abzugrenzen sind (obwohl die SLICC Inzeptionskohorte zeigt, dass auch zu Beginn schon Schaden vorhanden ist).

Dafür verbleibt zu Beginn meist eine gewisse Unsicherheit mit der Diagnose. Deshalb ist es im weiteren Krankheitsverlauf sehr wichtig, die Diagnose ggfs. zu hinterfragen. Das gilt vor allem dann, wenn die üblichen Therapien immer wieder nicht ansprechen.

Darüber hinaus bedarf es einer kontinuierlichen Diagnostik unter dem Aspekt: sind neue Manifestationen hinzugekommen? In den meisten Fällen werden deren Symptome von dem Patienten berichtet, Allerdings hat man als Behandler auch immer die Aufgabe nach symptomlosen Manifestationen (z. B. einer Lupus-Nephritis) zu suchen. Letztlich endet die Diagnostik bei SLE-Patienten nie! Wegen der scheinbar unendlichen Variation in Ausprägung der Erkrankung, ist man schnell geneigt, alle Symptome eines SLE-Patienten seiner Grunderkrankung zuzuordnen – und es nicht alles Lupus, was SLE Patienten erleiden.

1.3 Klassifikation

In der Rheumatologie gibt es für die meisten Erkrankungen Klassifikationskriterien, die dazu dienen, für klinische Studien eine weitgehend homogene Population von Erkrankten einzuschließen. Die ersten validierten Kriterien [1] des SLE stammen aus 1982 (1997 wurden sie durch Hinzufügung neuer Tests leicht modifiziert). Sie waren eine entscheidende Basis für die Entwicklung, die das Management des SLE seitdem genommen hat, weil in ihnen die Kardinalsymptome des SLE gelistet waren. Zudem konnte bei der Erarbeitung der Kriterien gezeigt werden, dass eine gute Abgrenzung des SLE zu anderen rheumatologischen Erkrankungen möglich ist.

Aus den ersten internationalen multizentrischen Studien zum SLE glaubt man erkannt zu haben, dass zur Klassifikation in jedem Fall ein immunlogisches Signal im Sinne eines Autoantikörpers vorhanden sein sollte. Zudem sollten die 2012 von der SLICC (SLE International Cooperating Clinics)-Gruppe entwickelten Kriterien [2] eine Art interner Wichtung bekommen. So wurde festgelegt, dass eine mittels Punktion (Biopsie) gesicherte Nierenbeteiligung in Kombination mit einem Autoantikörper für die Klassifikation hinreichend sei (auch wenn die reine Datenlage der zugrundeliegenden Patientenfälle das nicht hergab). Diese Kriterien werden damit deutlich komplexer (Tab. 1.2), sind dafür etwas sensitiver aber weniger spezifisch als die 1982er ACR-Kriterien.

Die SLICC-Kriterien wurden zwar von den Zulassungsbehörden in den USA und Europa (FA bzw. EMA) anerkannt, nicht jedoch von den Fachgesellschaften, die typischerweise für die Entwicklung solcher Kriterien zuständig sind. Deshalb haben *American College of Rheumatology* (ACR) und EULAR (*European League Against Rheumatism*) eine Gruppe von Experten damit beauftragt, logisch aufgebaute Kriterien auch zur frühen Erkennung der Erkrankung zu entwickeln [3]. Das gewählte Konzept geht davon aus, dass alle Patienten mit aktivem SLE ANA positiv sind, deswegen sollen bei Verdacht auf die Erkrankung zuerst ANA bestimmt werden. Nur wenn diese positiv sind, lassen sich dann die ACR/EULAR-Kriterien zur Klassifikation anwenden. Diese sind mittlerweile validiert und haben eine bisher nicht erreichte Sensitivität und Spezifität. Sie erlauben aufgrund Ihrer Wichtung der verschiedenen Symptome auch eine Klassifikation SLE, wenn einzig eine Lupus-Nephritis als Manifestation vorliegt (siehe Tab. 1.1).

Tab. 1.1: ACR/Eular Klassifikationskriterien: der Cut-off liegt bei 10 Punkten, Eingangskriterium zur Verwendung der Kriterien ist ein positiver ANA Titer [3].

renal	Class III/IV Nephritis	10	Class II/V Nephritis	8	Proteinuria ≥ 0,5 g/d	4
spezifische Antikörper	anti-Sm oder anti-dsDNA	6				
mukokutan	ACLE	6	SCLE oder DLE	4	Alopezie oder orale Ulcera	2
Serosa	akute Perikarditis	6	Erguss	5		
muskuloskeletal	Arthritis	6				
ZNS	Krampfanfälle	5	Psychose	3	Delir	2
Blut	Autoimmun-Hämolyse oder Thrombozyto-penie	4	Leukopenie	3		
Komplement	erniedrigtes C3 und C4	4	erniedrigtes C3 oder C4	3		
Anti-Phospho-lipid	anti-Cardiolipin oder anti-β2-GPI oder Lupus-Antikoagulans	2				
Konstitutionell	Fieber	2				

Tab. 1.2: SLICC Lupus Klassifikationskriterien (kumulative Kriterien; müssen nicht alle gleichzeitig anwesend sein); positiv ab 4 erfüllten Kriterien (jeweils mindestens ein klinisches und ein immunologisches; Ausnahme gesicherte Lupus-Nephritis plus positive ANA oder dsDNA Antikörper) [2].

Klinische Kriterien	Immunologische Kriterien

1. akuter kutaner Lupus
  – einschließlich Schmetterlingserythem (nicht diskoid)
  – bullöser Lupus
  – toxische epidermale Nekrolysevariante eines SLE
  – makulopapulöser Lupusausschlag
  – lichtempfindlicher Lupusausschlag
  – keine Dermatomyositis
  oder subakut kutaner Lupus
  – (nichtindurierte psoriasiforme und/oder ringförmige polyzyklische Läsionen, die sich ohne Narbenbildung auflösen, wenn auch gelegentlich mit postinflammatorische Dyspigmentierung oder Teleangiektasien)
2. chronischer Hautlupus (DLE)
  – inklusive klassischem diskoidem Ausschlag
  – lokalisiert (über dem Hals)
  – generalisiert (über und unter dem Hals)
  – hypertropher (verruköser) Lupus
  – Lupus panniculitis (profundus)
  – Schleimhautlupus
  – Lupus erythematodes tumidus
  – Chilblain Lupus
  – scheibenförmiger Lupus/Lichen planus-Überlappung
3. Mundulcera:
  – Gaumen
  – Wange
  – Zunge
  – oder Nasenulcera
  bei Ausschluss anderer Ursachen, wie Vaskulitis, Behcet, Infektion (Herpes), entzündliche Darmerkrankungen, reaktive Arthritis, und säurehaltige Nahrungsmittel
4. nicht-vernarbenden Alopezie (diffuse Ausdünnung oder Zerbrechlichkeit des Haares mit sichtbar gebrochenen Haaren) bei Fehlen anderer Ursachen wie Alopecia areata, Drogen, Eisenmangel und androgene Alopezie
5. Synovitis, ≥ 2 Gelenke, gekennzeichnet durch Schwellung oder Erguss oder Druckschmerz in ≥ 2 Gelenken und ≥ 30 Minuten Morgensteifigkeit
	1. ANA (oberhalb des Labor Referenz Wertes)
	2. Anti-dsDNA (oberhalb des Labor Referenz Wertes; bei ELISA: zweimalig)
	3. Anti-Sm
	4. Antiphospholipid Antikörper: jedes der Folgenden:
	  – Lupus-Antikoagulans
	  – falsch positiver Syphilis Test
	  – Mittel oder hoch titrige Anticardiolipin (IgA, IgG or IgM) Antikörper
	  – anti-β2 Glycoprotein I (IgA, IgG or IgM)
	5. erniedrigtes Komplement
	  – erniedrigtes C3
	  – erniedrigtes C4
	  – erniedrigtes CH50
	6. positiver direkter Coombs Test ohne hämolytische Anämie

Tab. 1.2: (fortgesetzt) SLICC Lupus Klassifikationskriterien (kumulative Kriterien; müssen nicht alle gleichzeitig anwesend sein); positiv ab 4 erfüllten Kriterien (jeweils mindestens ein klinisches und ein immunologisches; Ausnahme gesicherte Lupus-Nephritis plus positive ANA oder dsDNA Antikörper) [2].

Klinische Kriterien	Immunologische Kriterien
6. Serositis typische Pleuritis für mehr als 1 Tag – oder Pleuraergüsse – oder pleurale Reibung typische Herzbeutelschmerzen (Schmerzen im Liegen mit Linderung durch Vorwärtssitzen) für mehr als 1 Tag – oder Perikarderguss – oder Perikardreiben – oder Perikarditis durch EKG *bei Fehlen anderer Ursachen wie Infektion, Urämie und Dresslersche Herzbeutelentzündung*	
7. Nieren Urinprotein/Kreatinin (oder 24 h Urinprotein) mit 500 mg Protein/24 h oder Erythrozytenzylinder	
8. Neurologisch – Krampfanfälle – Psychose – Mononeuritis multiplex *in Ermangelung anderer bekannter Ursachen wie z. B. primäre Vaskulitis* – Myelitis – periphere oder kraniale Neuropathie *bei Fehlen anderer bekannter Ursachen wie primäre Vaskulitis, Infektion und Diabetes mellitus* – akuter Verwirrungszustand *in Ermangelung anderer Ursachen, einschließlich toxisch-metabolische, Urämie, Medikamente*	
9. Hämolytische Anämie	
10. Leukopenie (< 4.000/mm³ mindestens einmal) *in Ermangelung anderer bekannter Ursachen wie Felty-Syndrom, Drogen und Portalhypertonie* oder Lymphopenie (< 1.000/mm³ mindestens einmal) *in Ermangelung anderer bekannter Ursachen wie Kortikosteroide, Medikamente und Infektionen*	
11. Thrombozytopenie (< 100.000/mm3) mindestens einmalig *in Ermangelung anderer bekannter Ursachen wie Medikamente, Portalhypertonie und TTP*	

1.4 Verbreitung und Häufigkeit

Der SLE wird klassischerweise als Erkrankung junger Frauen gesehen. In der Tat betrifft der SLE Frauen über alle Altersschichten betrachtet etwa 9–10-mal häufiger als Männer, in den USA ist die schwarze und die spanisch-stämmige Bevölkerung etwa 3-mal häufiger betroffen als Weiße. Daraus ergeben sich regional unterschiedliche Prävalenzen: In den USA wird mit 80–100 Fällen von SLE, in Europa mit 20–30 Fällen pro 100.000 Einwohnern gerechnet. Auch die Krankheitsexpression und das Ansprechen auf bestimmte Therapieformen sind bei Menschen mit schwarz-afrikanischer Abstammung anders [6] (Abb. 1.1).

In Deutschland gibt es derzeit nur eine ungefähre Erhebung der Prävalenz des SLE [7]. Die Daten für diese Prävalenzschätzung aus dem Jahr 2002 stammen von sämtlichen deutschen gesetzlichen Krankenversicherungen. Von den 2,3 Millionen Personen im Datensatz hatten 845 Personen (davon 165 Männer) die ärztliche Diagnose SLE. Dies entspricht einer Prävalenz von 37 pro 100.000 Personen im Jahr 2002, wobei Frauen mit 55 pro 100.000 häufiger betroffen sind als Männer (15 pro 100.000). Hochgerechnet auf die Gesamtbevölkerung in Deutschland leiden damit rund 30.000 Personen an einem diagnostizierten SLE (davon etwa 6.400 Männer). Wendet man die gefundenen Prävalenzen auf die Bevölkerungsvorausberechnungen des Statistischen Bundesamtes an, ergibt sich für die nächsten zwei Jahrzehnte keine wesentliche Veränderung dieser Fallzahlen in Deutschland. Vergleichbare Häufigkeiten finden sich auch in Frankreich und Griechenland [8], in Dänemark ist die Prävalenz mit 28 pro 100.000 Personen niedriger.

Aufgrund der starken ethnischen Komponente des SLE ist der Vergleich deutscher Daten mit Populationen außerhalb Europas schwierig. Studien aus den USA und der Karibik beschreiben Prävalenzen zwischen 200 (Karibik) und bis 700 pro 100.000 Personen bei Frauen mit afrikanischer Abstammung.

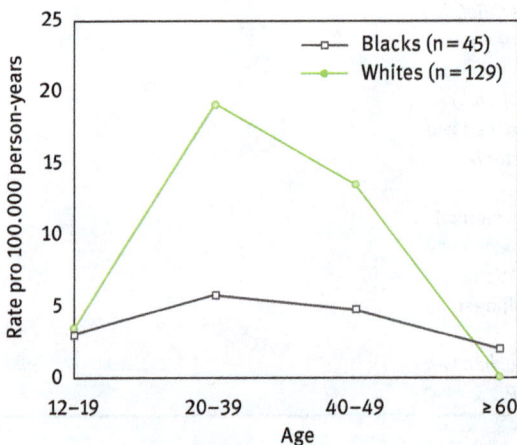

Abb. 1.1: Inzidenz-Raten für den SLE in den USA in Abhängigkeit von Alter und Ethnizität [6].

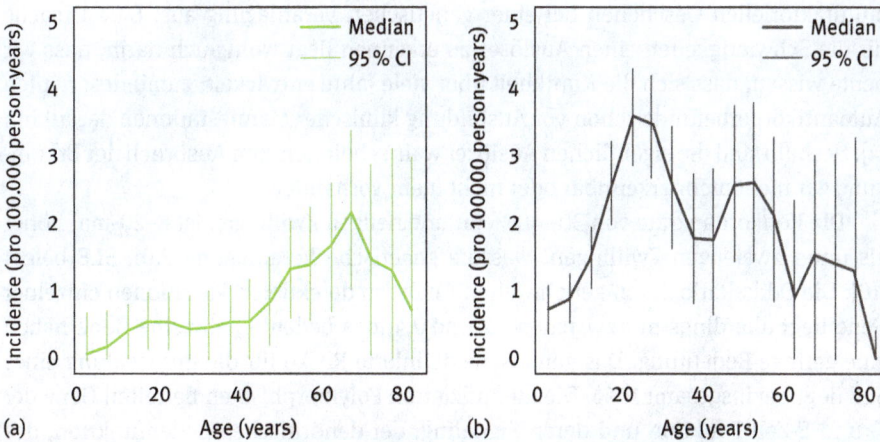

Abb. 1.2: Geschlechterabhängige Lupus Inzidenzen in Deutschland [7] (grün: Männer, schwarz: Frauen).

Die Inzidenz, die Zahl der Neuerkrankten pro 100.000 Einwohner, ist ein wichtiger Faktor für die individuelle Risikobewertung und für mögliche Präventionsmaßnahmen. Die jährliche Zahl von Neuerkrankungen beträgt in Rochester 2, in San Francisco 8 und in Schweden 5 pro 100.000 Einwohner. Das Hauptmanifestationsalter des SLE liegt zwischen dem 25.–35. Lebensjahr. Eine erhöhte Inzidenz zeigt sich vor allem für junge schwarze Frauen, die Inzidenz für weiße Frauen und Männer ist vom 10. bis 70. Lebensjahr weitgehend konstant [6,9].

Für Deutschland kann man die Inzidenz mathematisch aus den o. g. Prävalenzdaten für Männer und Frauen abschätzen. Dabei zeigt sich ebenfalls eine für Frauen und Männer sehr unterschiedliche Altersverteilung, Frauen haben in weiten Altersbereichen ein deutlich höheres Risiko für eine Neuerkrankung. Erst in hohen Altersbereichen nähern sich die beiden Verläufe der Neuerkrankungsrate an. Das Risiko für eine Neuerkrankung ist bei Frauen mit etwa 2,6 Fällen pro 100.000 Personen pro Jahr zwischen dem 20. und 30. Lebensjahr am höchsten, bei Männern ist das Risiko im Alter von etwa 70 Jahren am größten. Diese Männer weisen oft Serositis und Gewichtsabnahme auf, und haben häufig Antikörper gegen SS-A/Ro. In dieser Altersgruppe denkt man bei den genannten Symptomen häufig eher an einen Tumor als einen SLE (Abb. 1.2).

1.5 Ätiopathogenese

Auch wenn in den letzten Jahrzehnten viele mögliche Bausteine der Pathophysiologie des SLE aufgedeckt wurden, ist die Ursache für den SLE weiterhin nicht bekannt. Wahrscheinlich ist, dass es nicht die eine Ursache gibt. Heute geht man von einem multifaktoriellen Geschehen bei einer genetischen Veranlagung aus. Eine Ursache für die Schwierigkeiten einen Auslöser zu erkennen liegt wohl auch darin, dass wir heute wissen, dass sich die Krankheit über viele Jahre entwickelt; zumindest deuten Autoantikörperbefunde schon vor Ausbildung klinischer Manifestationen darauf hin [4]. Deshalb sind die eigentlichen Auslöser wahrscheinlich zum Ausbruch der Erkrankung gar nicht mehr erkennbar oder nicht mehr vorhanden.

Die Konkordanzrate von 30–40 % unter eineiigen Zwillingen ist 8–20-mal höher als unter zweieiigen Zwillingen, was die genetische Veranlagung zum SLE belegt [10]. Die Odds-Ratio der in genomweiten Analysen detektieren Variationen einzelner Gene liegt allerdings nur zwischen 1,2 und 2,4; das bedeutet, einzelne Gene haben eine geringe Bedeutung. Das genetische definierte Risiko für die Entwicklung eines SLE liegt bei insgesamt 15 %. Die identifizierten Polymorphismen betreffen Gene der T- und B-Zell Funktion und deren Signaling, der dendritischen Zellenfunktion, des Interferon-Signaling, der Apoptose, des angeborenen Immunsystems und der Regulation der Transkription. Für die klinische Diagnose oder Differenzierung des SLE in Subgruppen haben diese genetischen Assoziationen bisher (noch) keine Bedeutung, obwohl es Hinweise darauf gibt, dass das Vorliegen mehrerer Risikoallele das Ausbrechen der Erkrankung beschleunigen kann [11] (Case 1).

Das höchste genetische Risiko findet sich im MHC-Komplex, hier insbesondere für HLA-DRB1. Aber auch angeborene Komplementdefekte begünstigen die Entwicklung der Erkrankung. Das größte monogenetische Risiko besteht in einem C1q Gen mit einer Erkrankungswahrscheinlichkeit von 93 % bei Vorliegen eines Defekts [12]. Auch ein genetisch bedingter C2- oder C4-Mangel (4 Allele) begünstigt die Entwicklung zum SLE [13]. All diese begünstigenden Komplementdefekte betreffen den klassischen Komplement-Aktivierungsweg durch Immunkomplexe.

Die häufigste monogenetische Ursache für SLE sind Mutationen im *„three prime repair exonuclease 1* (TREX1)" Gen. Klinisch imponiert vor allem ein Chilblain Lupus. Der Defekt ist aber auch mit beschleunigter Arteriosklerose, APS und Fehlgeburten assoziiert, einer Konstellation wie man sie von Lupus/APS kennt. Mutationen im TREX1 Gen können auch ein Aicardi-Goutiéres Syndrom (AGS) [14] verursachen, das sich bereits in den ersten Lebensmonaten mit motorischen Ausfällen und anderen neurologischen Auffälligkeiten manifestiert.

Mutationen im TREX1, das für DNAse I kodiert, führen über einen Mangel an IFR 3 zu einem Interferon-Anstieg und werden daher zu den Interferonopathien [15] gezählt. Ein weiteres Krankheitsbild aus dieser Gruppe mit SLE ähnlicher Klinik ist Spondyloenchondrodysplasie bei Mutation der *Tartrate-resistant acid phosphatase* (TRAP) [16]. Das Krankheitsbild ist neben einer dem Lupus ähnlichen Symptomatik durch Gehirnverkalkungen und Störung der Wachstumsfugen gekennzeichnet. Für das Verständnis der Entstehung des SLE ist interessant, dass in diesen Beispielen das Zusammenspiel von Mutation, Interferon-Überexpression und Autoantikörperbildung durchaus variabel ist [17]. Abb. 1.3 gibt eine Übersicht über die genetischen Assoziationen in der Pathophysiologie des SLE [18].

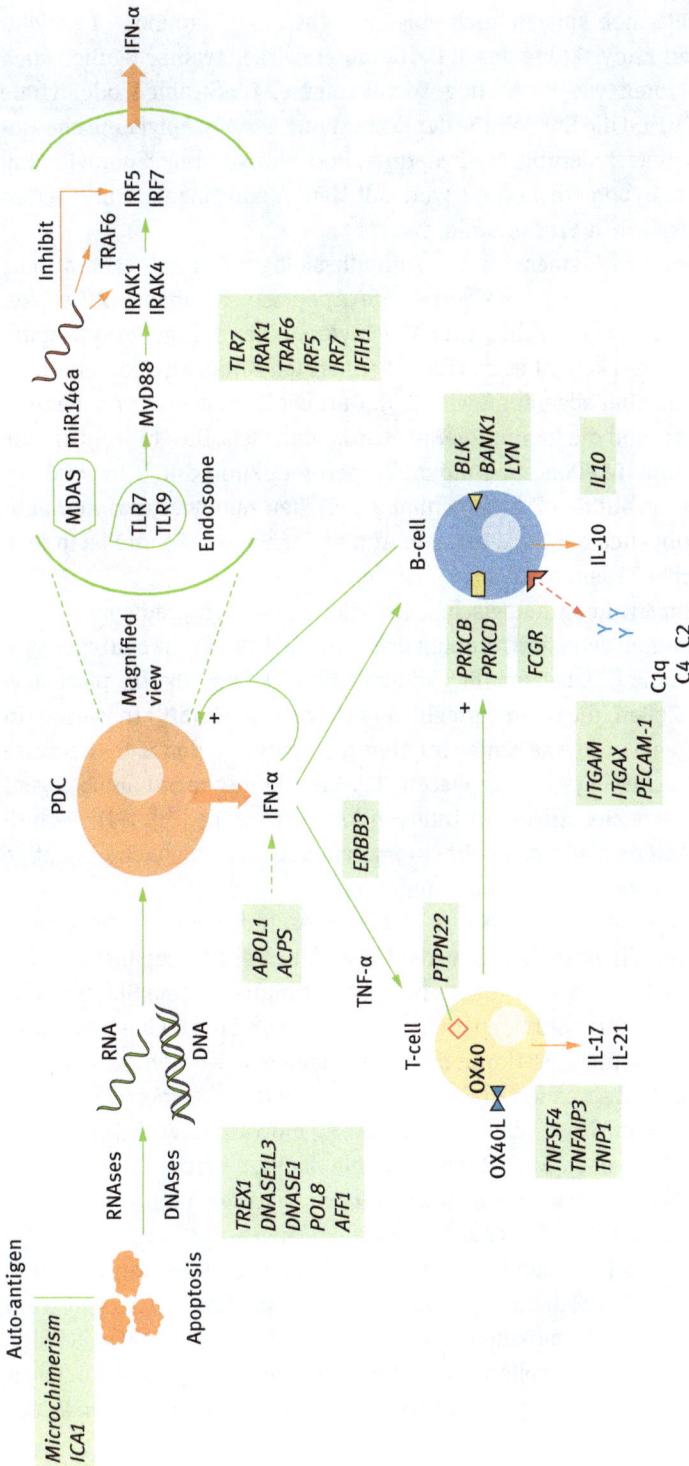

Abb. 1.3: SLE-Pathobiologie basierend auf genomischen Befunden. SLE-Initiierung: Aberrante Apoptose, ausgelöst durch dysfunktionale DNAses/RNAses, aktiviert die endosomale TLR, MDA5 und verwandte Wege in pDCs. Inhärente B-Zell-Dysfunktion und HLA-assoziierte T-Zell-Negativselektion können zur Bildung von Autoantikörpern führen. SLE-Potenzierung: erhöhte IFN-α, dysfunktionelle Antigenpräsentation durch pDCs und inhärente Fehlfunktionen von T- und B-Zellen, die zu einem proinflammatorischen Milieu führen, verursachen persistente Gewebeentzündungen. Folgeschäden an den Organen werden durch defekte IC-Clearance verschlimmert [18].

Neben den genetischen spielen auch epigenetische Modifikationen offensichtlich eine Rolle bei der Entwicklung des SLE. Hierdurch wirken wahrscheinlich auch umweltbedingte Faktoren wie Ernährung, Medikamente, UV-Strahlen oder virale Infektionen (z. B. EBV) auf die Entstehung der Erkrankung ein [19]. Epigenetische Modifikationen umfassen Acetylierung, Methylierung, Phosphorylierung, Sumoylierung und miRNAs (miRs). Hypomethylierung wird mit dem Medikamenten-induzierten SLE verbunden (Hydralazin & Procainamid, s. u.).

Ein weiteres zentrales Element in der Pathophysiologie des SLE scheint eine gestörte Apoptose zu sein. Über eine gesteigerte Apoptose, Komplement-Defekte, Fehlfunktion von dendritischen Zellen und Monozyten, einen Mangel an Phosphatidylserin und über Netose kommt es zu einem vermehrten Anfall an apoptotischem Material, was nicht adäquat abgeräumt wird [20]. Darüber kommt es zur Ablagerung von Immunkomplexen und die Immuntoleranz wird gebrochen. Dies führt über eine Stimulation von B- und T-Zellen zur Autoantikörperproduktion durch hyperaktive B-Zellen. Einen Hinweis auf den Zusammenhang zwischen Apoptose und Autoantikörper-Produktion gibt auch der Nachweis von Autoantigenen wie Ro und La in Ausstülpungen apoptischer Zellen, sog. *Blebs*.

In all den benannten immunologischen Reaktionen wurden prädisponierende genetische Modifikationen detektiert, die zum Bruch der Selbsttoleranz beitragen und damit zur Autoimmunität [21]. Letztendlich kommt es zur Aktivierung sog. plasmazytoider dendritischer Zellen, die dann vermehrt Interferon α/β (IFNα/β) freisetzen. In vielen Untersuchungen wurde eine solche Interferon-Signatur für den SLE – teilweise bereits vor Diagnosesicherung – nachgewiesen [22]. Erste klinische Studien belegen, dass IFNα ein geeignetes Zielantigen für Intervention sein könnte [23]. IFNα verbindet das angeborene mit dem adaptivem Immunsystem und ist deshalb eine wichtige Komponente für die Entwicklung von Autoimmunität.

Das Manifestationsalter und auch das häufigere Auftreten im weiblichen Geschlecht deuten darauf hin, dass Östrogene die Entstehung des SLE begünstigen. Östrogene verstärken die humorale Autoimmunität und stimulieren eine SLE typische T-Zell Antwort mit erhöhter Produktion von IL-4, IL-5, IL-10 und IL-13. Eine orale Antikonzeption und postmenopausaler Hormonersatz sind mit einem erhöhten Risiko für die Entwicklung eines SLE assoziiert, dabei zeigt sich eine Dosis-Response Kurve für die Östradiol Dosis [24]. Im Tiermodell (NZB X NZWF1) entwickeln weibliche Mäuse früher Lupus und sterben eher. Eine Oophorektomie dagegen verzögert den Krankheitsbeginn. Mäuse, die mit dem Östrogenrezeptor-Antagonisten Tamoxifen behandelt werden, haben eine mildere Erkrankung und leben länger.

UV-Bestrahlung kann Hautmanifestationen von Lupus-Patienten auslösen und verstärken. Starke UV-Licht Belastung, z. B. ein Sonnenbrand, führt zur Apoptose mit Aktivierung von Zytokinen, Chemokinen, NO-Synthase und Zelladhäsionsmolekülen [25] und zum Absterben von Hautzellen. Wenn diese nicht rechtzeitig abgeräumt werden, so zerfallen sie und setzen u. a. ihre Zellkernbestandteile einschließlich dsDNA frei. Dies ist ein wichtiges Auto-Antigen beim SLE und ihre Freisetzung in Form von Nukleosomen kann eine Autoimmunreaktion auslösen oder verstärken.

Mikrobielle Substanzen und Viren werden häufig als Auslöser des SLE angeschuldigt – wohl auch, weil das klinische Bild des Lupus zu Beginn nicht selten an eine Infektionserkrankung erinnert. Infektionen führen zu Zelltod und zur Freisetzung von Zellkernbestandteilen und können somit einen Krankheitsschub verursachen. Auf jeden Fall sind Exazerbationen eines SLE nach viralen und bakteriellen Infektionen häufig und eine schwierige Differenzialdiagnose im Krankheitsverlauf.

1.5.1 Drug induced Lupus (DIL)

Es gibt gute Hinweise darauf, dass neben Infektionen auch Medikamente zu einer Aktivierung eines SLE führen oder ein Lupus ähnliches Krankheitsbild auslösen können. Letzteres wird als Medikamenten-induzierter Lupus (*drug induced lupus*; DIL) bezeichnet. Typisch ist dabei, dass die Symptome in einem zeitlichen Zusammenhang mit einem neu eingesetzten Medikament erstmalig auftreten und nach Absetzen dieses Medikaments wieder vollständig verschwinden. Tab. 1.3 gibt eine Übersicht über in der Literatur beschriebene medikamentöse Auslöser eines DIL.

Schätzungen gehen davon aus, dass etwa in 10 % aller Lupus-Fälle ein DIL vorliegt. Besonders deutlich ist der Zusammenhang für die Medikamente Hydralazin und Procainamid. Bei deren Einsatz entwickeln bis zu 20 % der Patienten innerhalb eines Jahres einen DIL. Die klinischen Symptome beginnen zumeist plötzlich (beim SLE eher schleichend) und sind milder. Es bestehen vor allem Gelenk- und Muskelbeschwerden, eine Rippenfellentzündung und Allgemeinsymptome wie Müdigkeit und Abgeschlagenheit. Organbeteiligungen, z. B. eine Nierenentzündung, sind eine Rarität. Die meisten Patienten mit DIL sind älter als die klassischen SLE Patienten, Männer erkranken im Gegensatz zum SLE genauso häufig wie Frauen.

Auch beim DIL sind ANA im Blut nachweisbar. Im Gegensatz zum SLE finden sich keine Antikörper gegen doppelsträngige DNA, typisch sind vielmehr Antikörper gegen Histone. Die Antikörper bleiben auch nach Abklingen der Symptome weiter nachweisbar, was aber keine Therapie erforderlich macht (cave Case 1). (Abb. 1.4)

Das Lupus Bild, das durch Hydrochlorothiazid, Terbinafin, und Calciumkanalblocker hervorgerufen wird, erinnert eher an einen subakut kutanen Lupus erythematosus (siehe Kap. 2) und die Patienten weisen auch häufig passende Autoantikörper (SS-A/Ro) auf.

Eine weitere Sonderform eines DIL findet sich bei der Behandlung mit TNF-Inhibitoren, z. B. bei der rheumatoiden Arthritis [26]. Einige Patienten entwickeln unter dieser Therapie ANA, meist jedoch ohne weitere neue Krankheitszeichen. Da die Gelenksymptome und die allgemeinen Krankheitszeichen einer rheumatoiden Arthritis und eines SLE sehr ähnlich sein können, ist die Unterscheidung häufig sehr schwierig, wenn nicht eine Lupus-typische Organbeteiligung richtungsweisend ist.

Das Auftreten von ANA bei diesen Patienten bedeutet ohne zusätzliche Symptome nicht, dass sie jetzt auch noch einen SLE entwickeln.

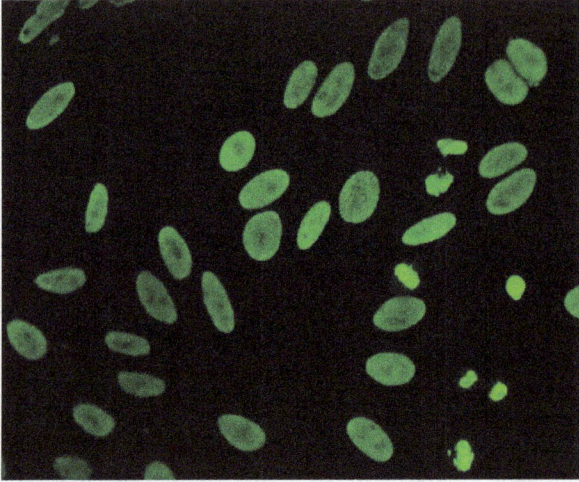

Abb. 1.4: Indirekte Immunfluoreszenz auf HEp-2 Zellen, homogenes Muster mit positiven Mitosen, Hinweis auf dsDNA- oder Histon-Antikörper.

Tab. 1.3: Liste von Medikamenten, für die die Auslösung eines DIL beschrieben ist (fett-gedruckte Substanzen: großes Risiko); modifiziert nach [27].

Bereich	Unterbereich	Substanz	Wirkungsansatz
Allergie	Antihistaminika	Cinnarizine	H1 Rezeptor Antagonist
Immunologie und Rheumatologie	Antientzündlich	Mesalazin	5-Aminosalizylsäure
		Sulfasalazine	5-Aminosalizylsäure
	Biologika	Adalimumab	TNF-Blocker
		Certolizumab	TNF-Blocker
		Etanercept	TNF-Blocker
		Golimumab	TNF-Blocker
		Infliximab	TNF-Blocker
		Interferon alpha	Zytokin
		Interferon beta	Zytokin

Tab. 1.3: (fortgesetzt) Liste von Medikamenten, für die die Auslösung eines DIL beschrieben ist (fett-gedruckte Substanzen: großes Risiko); modifiziert nach [27].

Bereich	Unterbereich	Substanz	Wirkungsansatz
Infektiologie	Antibiotika	Cefuroxim	Cephalosporin
		Ciprofloxacin	Gyrasehmmer
		Isoniazid	**Tuberkulostatikum**
		Minocyclin	**Tetracyclin-Abkömmling**
		Nalidixinsäure	Quinolone
		Streptomycin	Aminoglykosid
		Sulfadimethoxin	Sulfonamid
		Sulfamethoxypyridazin	Sulfonamid
		Tetrazykline	Polyketide
	Antimykotika	Griseofulvin	Mitosehemmer
		Terbinafin	Ergosterolsynthese-Hemmung
	Antimalariamittel	Chinin	Alkaloid
Kardiologie	Antiarrhythmika	**N-Acetylprocainamid**	**Klasse III Antiarrhytmikum**
		Procainamid	**Klasse Ia Antiarrhytmikum**
		Propafenon	Klasse Ic Antiarrhytmikum
		Chinidin	**Klasse Ia Antiarrhytmikum**
	Blutdrucksenker	Acebutolol	Betablocker
		Atenolol	Betablocker
		Captopril	ACE-Hemmer
		Enalapril	ACE-Hemmer
		Ca-Kanal Blocker	Ca-Kanal Blockade
		Hydralazin	**Diuretikum**
		Labetalol	Betablocker
		Metaprolol	Betablocker
		Oxprenolol	Betablocker
		Practolol	Betablocker
		Propranolol	Betablocker
		Spironolacton	Diuretikum
		Timolol	Betablocker

Tab. 1.3: (fortgesetzt) Liste von Medikamenten, für die die Auslösung eines DIL beschrieben ist (fett-gedruckte Substanzen: großes Risiko); modifiziert nach [27].

Bereich	Unterbereich	Substanz	Wirkungsansatz
	andere	Clonidin	a2-Adrenorezeptor-Against
Endokrinologie	Aromatase Hemmer	Aminoglutethimid	Antiöstrogen
	Chelat-Binder	1,2-Dimethyl-3- hydro-xypyridin-4-eins	Eisenbindung
	Statine	Atorvastatin	HMG-CoA Reduktase Hemmer
		Fluvastatin	HMG-CoA Reduktase Hemmer
		Lovastatin	HMG-CoA Reduktase Hemmer
		Pravastatin	HMG-CoA Reduktase Hemmer
		Simvastatin	HMG-CoA Reduktase Hemmer
	Hormonersatz	Danazol	Modifiziertes Progesteron
		Leuprorelin	GnRH Analogon
	Schilddrüsenme-dikamente	Methimazol	Thyroperoxidase Hemmer
		Methylthiouracil	Thyroperoxidase Hemmer
		Propylthiouracil	Thyroperoxidase Hemmer
		Thioamide	Thyroperoxidase Hemmer
Neurologie und Psychiatrie	Antikonvulsiva	Carbamazepin	Natriumkanalblockade
		Diphenylhydantoin	Natriumkanalblockade
		Ethosuximid	T-Typ Ca Kanalblockade
		Phenytoin	Natriumkanalblockade
		Primidon	Natriumkanalblockade
		Nomifensin	Dopamin-Wiederaufnahme-hemmer
	Anti-Migräne Substanzen	Methysergid	5-HT2B Rezeptor Antagonist
	Anti-Parkinson Substanzen	**Levodopa**	**Katecholamin-Vorläufer**
	Anti-Psychotika	**Chlorpromazin**	**Dopamin Antagonist**
		Chlorprothixen	Dopamin und Rezeptor Blockade
		Levomepromazin	Rezeptor Blockade
		Perphenazin	Dopamin Antagonist

1.6 Prognose

Eigentlich dient in der Medizin fast jede Diagnosestellung einer Prognosezuordnung; das ist für die Diagnose SLE sicher nicht der Fall, dafür ist die Variation in der Prognose des SLE einfach zu groß.

Die Prognose der an SLE Erkrankten hat sich insgesamt in den letzten Jahrzehnten dramatisch verbessert. Der SLE hat sich von einer primär lebensbedrohlichen Erkrankung zu einer chronischen entwickelt. In einer Auswertung von insgesamt 77 Einzelstudien mit fast 20.000 Lupus-Patienten in aller Welt konnte dies eindrücklich belegt werden [28]. So stieg die 5-Jahres-Überlebensrate von 74,7 % im Jahr 1950 auf 94,8 % in 2000. Die 10-Jahres-Überlebensrate stieg im gleichen Zeitraum von 63,2 % auf 91,4 % (Abb. 1.5).

Die Standardmortalitätsrate ist von fast 14 in den 70er Jahren des 20. Jahrhunderts auf unter 4 Anfang des 21. Jahrhunderts gefallen [29]. Das bedeutet aber auch, dass im Vergleich zur Normalbevölkerung immer noch 4-mal mehr Lupus-Patienten in einem definierten Zeitraum versterben. Für Deutschland zeigen Kohortenstudien eine niedrigere SMR von 2,3 [30], was wohl am ehesten auf andere Ausprägung der Erkrankung (mildere Verläufe bei Kaukasiern) zurückzuführen ist. Internationale Analysen konnten klar den Beitrag vor allem von Nierenschäden an der erhöhten SMR belegen [31].

Der SLE gehört bei jungen Frauen, abhängig von Alter und Ethnizität, zu den 5–15 häufigsten Todesursachen überhaupt [32]. In den ersten 5 Jahren versterben die Patienten am ehesten an Infektionen (d. h. zumeist infolge der notwendigen Immunsuppression), auch wenn diese Komplikation über die Jahre immer weiter abgenommen hat [33]. Danach sind kardiovaskuläre Komplikationen bei beschleunigter Arteriosklerose die häufigste Todesursache mit einem doppelt so hohen Risiko wie in der altersgleichen Normalbevölkerung [34,35].

Eine zentrale Aufgabe der aktuellen, neu zu entwickelnden Therapiekonzepte wird es sein, Sekundärschäden, die das Langzeitrisiko für eine verringerte Lebenser-

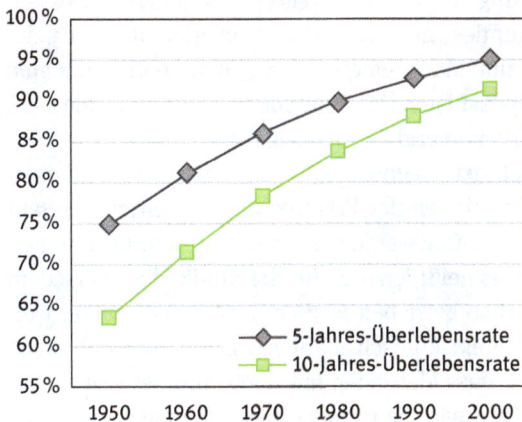

Abb. 1.5: Veränderte Lebenserwartung von SLE Patienten über die letzten 50 Jahre [27]; ausgedrückt als 5- und 10-Jahres-Überlebensraten.

wartung darstellen, weiter zu vermindern. Als ganz wesentlicher Risikofaktor wurde dabei in den letzten Jahrzehnten die Zunahme von Krankheitsschaden erkannt, vor allem bedingt durch den Langzeiteinsatz von Glukokortikoiden [36].

1.7 Klinik

Jeder Lupus-Patient erzählt seine ganz eigene Geschichte. Die Liste möglicher Symptome und Manifestationen ist so lang wie bei kaum einer anderen Erkrankung, letztlich ist kein Organ ausgespart. Es gilt bei jeder Anamnese genau hinzuhören, zumal man von jedem Patienten etwas Neues lernen kann. Es sind die klassischen Befunde wie ein Schmetterlingserythem und eine Arthritis plus Pleuritis, die schnell die Richtung weisen, ohne letztlich wirklich beweisend zu sein (siehe Case 1). Deutlich schwieriger wird die Ausrichtung, wenn die drei häufigsten, aber unspezifischen Frühzeichen eines SLE, nämlich Fieber, Müdigkeit und Abgeschlagenheit das Bild prägen.

Letztlich sieht man bei dem einzelnen Lupus Patienten immer nur Teile des Gesamtbildes Lupus, und es ist dann die Aufgabe des Arztes aus diesen Teilen das richtige Bild zu erkennen – wie bei einem Puzzle. Je prominenter die Bildteile sind, die man sieht, d. h. je spezifischer die Befunde, desto einfacher ist die Diagnose. Ein klassisches Beispiel ist eine Lupus-Nephritis, die fast schon allein für die Diagnose steht (die Urinuntersuchung ist ein wesentlicher Bestandteil der Abklärung von Case 1), was ja letztlich auch die Klassifikationskriterien belegen [2,3]. Bei anderen Manifestationen muss man das Gesamtbild des Puzzles schon deutlich besser kennen, um die Befunde einem Lupus zuordnen zu können. Aber selbst die histologischen Hinweise auf eine Lupus-Nephritis brauchen zur Sicherung der Diagnose noch den Nachweis von antinukleären Antikörpern (ANA), die mit den heutigen Tests eigentlichen bei allen Patienten mit einem aktiven SLE nachweisbar sein sollten (s. u.; ein seronegativer SLE sollte immer in Frage gestellt werden) (Abb. 1.4).

Eine frühzeitige Diagnosesicherung ist für den gezielten Therapieeinsatz essentiell, eine übereilte Diagnose kann auf der anderen Seite viel Schaden nach sich ziehen. Die aktuelle britische Leitlinie zum Management des SLE empfiehlt daher eine frühzeitige Abklärung durch einen Spezialisten [37]. Eine solche sollte zumindest bei Patienten erfolgen, bei denen Unklarheiten und Zweifel bestehen.

Gerade in den ersten Jahren nach der Diagnose entwickeln viele SLE Patienten weitere neue Symptome und Manifestationen der Erkrankung. Im weiteren Verlauf wird das Krankheitsbild eher stabiler, Schübe werden seltener, neue Manifestationen können aber auch weiter auftreten. Das heißt letztlich für die Klinik, dass bei jedem Patienten eine Diagnostik kontinuierlich betrieben werden muss. Nicht immer werden neue Krankheitsausprägungen direkt klinisch manifest. Diese kontinuierliche Diagnostik wird dadurch kompliziert, dass Menschen mit Lupus mindestens genauso oft andere Erkrankungen entwickeln wie die normale Bevölkerung; Infektionen treten wegen der oft notwendigen Immunsuppression sogar häufiger auf. Dann gilt es zu klären, welche der neuen Symptome dem SLE zuzuordnen sind und welche eine andere Genese haben. Diese Differenzierung ist gerade bei Infektionen, mit allgemeinen Symptomen wie Fieber und Abgeschlagenheit, die auch zum SLE selbst gehören können, oft schwierig. Hier gilt: Wenn eine Infektion als Ursache der aktuell bestehenden Klinik nicht sicher ausgeschlossen werden kann, muss zunächst wie bei einer Infektion behandelt werden (nicht selten führt eine solche Infektion sekundär dann aber auch noch zu einer Krankheitsaktivierung des SLE, was im klinischen Verlauf beachtet werden muss).

Für das Management des SLE sind Symptome, Organmanifestationen und Laborbefunde richtungsweisend, die im Folgenden aufgeführt sind. Über die Art der Behandlung entscheidet letztendlich die aktuelle Krankheitsausprägung, nicht die Diagnose „SLE". Deshalb wird die Aktivität der Erkrankung zum besseren Monitoring mit Scores wie ECLAM oder SLEDAI (s. u.) erfasst, die auch in der klinischen Routine regelmäßig erhoben werden sollen [38]. Daneben gilt es, die Krankheitsaktivität von bereits eingetretenem Schaden (syn: *Damage*, s. u.) abzugrenzen. Damit bezeichnet man irreversible Folgen der Erkrankung oder der Therapie, die wie z. B. Narben an der Haut nicht mehr auf eine immunsuppressive Therapie ansprechen können. Das therapeutische Konzept muss vielmehr darauf ausgerichtet sein, weiteren Schaden, z. B. eine terminale Niereninsuffizienz, zu verhindern. Denn progredienter Schaden ist nicht nur ein Zeichen für reduzierte Lebensqualität, sondern auch für eine schlechte Prognose [35].

1.7.1 Allgemeinsymptome und Verlauf

Klassischerweise wird der SLE als schubartig verlaufende Systemerkrankung beschrieben. Patienten erfahren durchschnittlich einen Schub pro Jahr, bei etwa jedem 4. Patienten führt dieser zur stationären Aufnahme [39]. Zumeist werden Schübe als Anstieg in den Aktivitäts-Scores (siehe Kap. 1.7.4); SLEDAI (≥ 4 Punkte) oder BILAG (ein neuer BILAG A oder B Score) definiert, eine eindeutige, gültige Definition für einen Schub gibt es allerdings nicht. Im klinischen Alltag verstehen jeder Arzt und jeder Patient etwas anderes unter einem Schub.

Es gibt aber auch eine große Zahl von Patienten, deren Krankheitsverlauf nicht schubartig ist, sondern es besteht eine kontinuierliche Krankheitsaktivität mit einem SLEDAI ≥ 4 [40]. Selten sind Verläufe (< 2 %), in denen die Betroffenen nur einmal einen Schub haben und danach über viele Jahre inaktiv sind. Leider gibt es bisher keine sicheren Prädiktoren für diese verschiedenen Verlaufsformen, das Labor ist dafür genauso wenig hilfreich wie die Klinik. Letztlich ist die Zahl der auftretenden Schübe auch mit der Entwicklung von Schaden und damit mit der Prognose assoziiert [41].

Gerade zu Beginn der Erkrankung und in Schüben ist die systemische Erkrankung an subfebrilen Temperaturen (selten Fieberschüben), Abgeschlagenheit, Appetitlosigkeit und Gewichtsverlust zu erkennen. Typisch für aktive Phasen des SLE ist eine sonst nicht erklärbare Müdigkeit, von der sich Patienten auch durch eigentlich ausreichende Ruhephasen nicht erholen. Diese Fatigue besteht bei über der Hälfte der Patienten auch in inaktiven Phasen der Erkrankung und beeinträchtigt die Lebensqualität der Betroffenen stark [42].

Häufigste klinische Symptome sind zu Beginn Arthralgien, Schleimhautentzündungen, Lymphadenopathie, verschiedenartige Hautveränderungen sowie Serositiden (Tab. 1.4) [43].

Bei vielen SLE Patienten in Europa bleibt es bei diesen unspezifischen Symptomen, ohne dass sich lebensbedrohliche Organbeteiligungen oder Risiken für Organfunktionsverlust entwickeln. Dann ist die Prognose günstig, was bei der therapeutischen Intervention berücksichtigt werden sollte (Case 1! s. u.). In diesen Fällen besteht dann ein deutliches Risiko für eine überzogene Therapie, die die Patienten mehr gefährdet als die Krankheit. Dies passiert häufig, weil die Lebensqualität vieler

Tab. 1.4: Krankheitsspezifische klinische Manifestationen an 1.000 Lupus Patienten (*Zahl der Patienten, die 1995 weiter an der Studie teilgenommen haben; p Werte zum Vergleich der beiden Zeitfenster) [42].

SLE Manifestation	1990–2000 (n = 1.000) No. (%)	1990–1995 (n = 1.000) No. (%)	1995–2000 (n = 840)* No. (%)	p Wert
Schmetterlingserythem	311 (31,1)	264 (26,4)	144 (17,1)	< 0,001
Diskoide Hautläsionen	78 (7,8)	54 (5,4)	50 (5,9)	
SCLE	67 (6,7)	46 (4,6)	21 (2,5)	0,023
Photosensitivität	229 (22,9)	187 (18,7)	112 (13,3)	0,002
Orale Ulcera	125 (12,5)	89 (8,9)	61 (7,3)	
Arthritis	481 (48,1)	413 (41,3)	240 (28,6)	< 0,001
Serositis	160 (16)	129 (12,9)	52 (6,2)	< 0,001
Nephropathie	279 (27,9)	222 (22,2)	57 (6,8)	< 0,001
Neurologische Beteiligung	194 (19,4)	136 (13,6)	97 (11,5)	
Thrombozytopenie	134 (13,4)	95 (9,5)	76 (9,0)	
Hämolytische Anämie	48 (4,8)	33 (3,3)	24 (2,9)	
Fieber	166 (16,6)	139 (13,9)	62 (7,4)	< 0,001
Raynaud Phänomen	163 (16,3)	132 (13,2)	74 (8,9)	0,003
Livedo reticularis	70 (7,0)	55 (5,5)	30 (3,6)	
Thrombose	92 (9,2)	72 (7,2)	41 (4,9)	0,049
Myositis	43 (4,3)	40 (4)	11 (1,3)	< 0,001

dieser sog. leichten Fälle häufig trotz fehlender offensichtlicher Krankheitsaktivität signifikant eingeschränkt ist, was dann nicht selten für den Behandelnden eine besondere Herausforderung darstellt.

1.7.2 Organbeteiligungen

Die Beteiligung lebenswichtiger innerer Organe bestimmt ganz wesentlich die Prognose der Erkrankten. Häufigste und damit bedeutsamste Organbeteiligungen sind eine Glomerulonephritis (Lupus-Nephritis) und eine Beteiligung des Zentralnervensystems (ZNS) mit ihren ganz verschiedenen Ausprägungen.

Für alle Organbeteiligungen gilt: Je länger die Entzündung besteht, ohne gezielt behandelt zu werden, desto größer ist das Risiko für einen Schaden, im schlimmsten Fall für einen Organfunktionsverlust (Case 2). Bei vielen Patienten besteht bereits zu Diagnosestellung ein beträchtlicher Schaden, der beachtet werden sollte. Am besten ist dieser Zusammenhang für die Nierenbeteiligung gezeigt (für gute replizierende Organe wie das Knochenmark gilt das eher nicht). Deshalb ist es wichtig, alle Organe regelmäßig auf eine mögliche Beteiligung zu „screenen", um eine Organbeteiligung frühzeitig zu erkennen, zu behandeln und so Schaden zu verhindern und die Prognose zu verbessern. Das „Screenen" kann sich auf klinische Symptome beschränken, z. B. bei Arthritis oder Pleuritis, oder auf gezielte Untersuchungen, z. B. des Urins auf Proteinurie und Erythrozyturie [37].

Mittlerweile gibt es viele Kohorten, in denen die Ausprägung des SLE in verschiedenen Regionen dieser Welt in den letzten Jahrzehnten erfasst wurde. Dabei wurde deutlich, dass sich Häufigkeit und Schwere der Organbeteiligung bei Lupus vor allem in verschiedenen Ethnizitäten unterscheiden. Das bedeutet, dass therapeutische Konzepte und Prognoseabschätzungen nicht vollständig übertragbar sind. Die Schwere der Krankheit ist bei Amerikanern schwarzafrikanischer bzw. hispanischer Abstammung durchschnittlich deutlich höher. Deswegen beziehen sich die weiteren Angaben zur Häufigkeit in diesem Kapitel weitgehend auf die größte europäische Kohorte (Tab 1.4) [42].

Haut

Häufig sind es Hautveränderungen, die zu Beginn der Erkrankung zu der Verdachtsdiagnose SLE führen; allerdings tritt das klassische, namensgebende Schmetterlingserythem nur in etwa 30 % der Fälle auf (Abb. 1.6). Die Sensitivität dieses Befundes ist damit schlecht, die Spezifität allerdings hoch, wenn nicht andere Befunde wie eine Rosazea fehlinterpretiert werden. Im Lauf der Erkrankungen entwickeln mehr als die Hälfte aller Patienten spezifische Hautveränderungen.

Erytheme können beim SLE an verschiedenen Körperstellen auftreten. Das schmetterlingsförmige Gesichtserythem auf Wangen und Nasenrücken gehört zu den

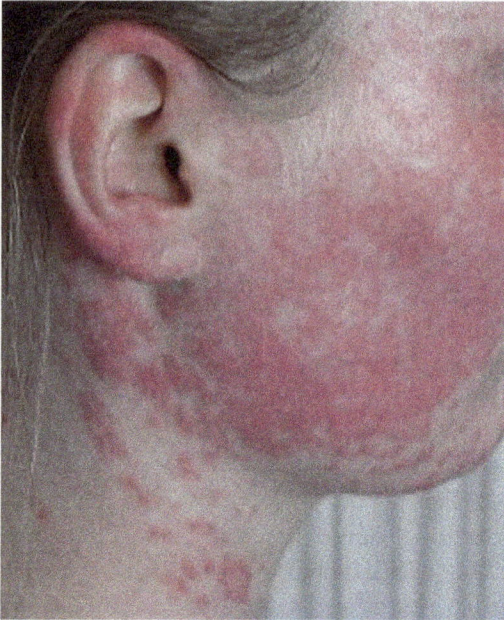

Abb. 1.6: Klassisches Schmetterlingserythem, typischerweise inhomogene
Ausprägung, mit Beteiligung der Ohr-
muschel und Inseln im Gesunden.

akut kutanen Hautmanifestationen und ist typisch für den systemischen Lupus erythematodes. Typischerweise spart das Schmetterlingserythem die nasolabiale Falte
aus und hat erythematöse Inseln in gesunder Haut. Nicht selten tritt es nach Sonnenexposition auf und kann ein konfluentes Erythem sein, aber auch aus verschiedenen
kleinen makulären und papulösen Läsionen zusammengesetzt sein. Diese erythematösen Hautveränderungen klingen im Gegensatz zu den chronisch diskoiden Läsionen (Kap. 2.4) meist ohne Narbenbildung ab.

Papulosquamöse und anuläre Hautveränderungen, besonders an Hals, Dekolleté
und Oberarmen, kennzeichnen eine besondere kutane Verlaufsform des SLE, den
subakut kutanen LE (SCLE). Die Effloreszenzen heilen meist ohne Narbenbildung ab,
hinterlassen allerdings nicht selten eine Hypopigmentierung und Teleangiektasien
[44]. Diese Hautveränderungen können isoliert als Hautlupus-Entität vorkommen
(siehe Kap. 2), typische weitere Symptome wie Arthralgien, Myalgien und eine Photosensitivität können die Abgrenzung zum SLE erschweren. Nieren- oder ZNS-Beteiligung sind bei dieser Hautmanifestation eher selten [45]. Diese Verlaufsform findet
sich gehäuft in einer Assoziation zu HLA-B8 und -DR3. 50 % der Patienten weisen
SS-A (Ro)-Antikörper auf.

Eine seltene, besondere Verlaufsform ist der Lupus profundus, eine lokalisierte
Pannikulitis, die als subkutaner Knoten/indurierte Fläche imponiert [46]. Sie kommt
bei < 2 % der Patienten mit SLE vor, spricht gut auf eine Glukokortikoid Therapie
kann, kann aber auch zur Atrophie des Unterhautfettgewebes führen. An Druck-ex-

ponierten Stellen, z. B. dem Gesäß, fehlt dann möglicherweise das nötige Polster, so dass es sich keineswegs um ein rein kosmetisches Problem handelt.

Chronisch diskoide Veränderungen der Haut mit erythematösen Plaques, die anfangs eine zentrale Hyperkeratose und später eine Atrophie aufweisen, können auch ohne andere systemische Erkrankungssymptome beobachtet werden (diskoider Lupus; DLE, siehe Kap. 2). Treten solche Hautveränderungen im behaarten Kopfbereich auf, führen sie auch zur Destruktion der Haarfollikel und damit zu permanenten Haarverlust. Ein diffuser Haarausfall oder eine lokalisierte Alopezie sind ein häufiges Symptom bei einer aktivierten Erkrankung SLE und in der Regel reversibel (Ausnahme DLE).

Hautulzera, periunguale Erytheme und punktförmige Nekrosen – z. B. am Nagelfalz – können Zeichen einer Vaskulitis sein, die bei vielen Patienten in aktiven Phasen der Erkrankung nachweisbar ist. Ein Raynaud-Phänomen und eine Livedo reticularis treten ebenfalls gehäuft beim SLE auf, können aber auch Hinweis auf ein Sharp-Syndrom bzw. ein Anti-Phospholipid-Syndrom sein.

Schleimhautläsionen werden oft am harten Gaumen und an der bukkalen Mucosa gefunden, sie beginnen häufig als eine Petechie und werden etwa 1–2 cm im Durchmesser groß. Sie sind meist sehr schmerzhaft. Viele Patienten entwickeln auch eine Gingivitis mit großen Problemen mit der dentalen Hygiene, häufig liegt dann eine Sicca-Symptomatik (ein sekundäres Sjögren-Syndrom) zugrunde.

Gelenke

Gelenkschmerzen sind das häufigste klinisch fassbare Symptom beim SLE; 90 % der am SLE Erkrankten klagen darüber, konstant oder intermittierend. Arthralgien können sich in jeder Krankheitsphase entwickeln und treten in wechselnder Intensität auf. Synovitiden/Arthritiden sind mit etwa 40 % deutlich seltener. Da die proliferative Komponente der Synovialitis meist fehlt, differenzieren weder Aktivitäts-Scores noch Klassifikationskriterien stringent zwischen Arthralgie und Arthritis.

Vom Befallsmuster der Gelenke (ein Differenzierungsmerkmal für rheumatische Erkrankungen) besteht kein Unterschied zur rheumatoiden Arthritis (RA): im Vordergrund stehen die Fingermittel- und Fingergrundgelenke und die Handgelenke. Nicht selten sieht man eine angedeutete Schwellung der gesamten Hand, der Befall einzelner Gelenke ist dann nicht so deutlich. Auch kleine Zehengelenke oder Knie- und Kiefergelenke können betroffen sein. Klinisch imponiert eher eine leichte Rötung mit mildem Gelenkerguss. Das Fehlen einer proliferierenden Synovialitis ist wohl die Erklärung dafür, dass radiologisch auch im Verlauf typischerweise keine Gelenkdestruktionen nachweisbar sind. Allein bezogen auf die Gelenke lässt sich der Befund von einer RA klinisch allerdings sicher nicht differenzieren, so dass man immer das ganze Bild, den gesamten Menschen betrachten muss.

Ossäre Destruktionen der Gelenke schließen eine Klassifikation als SLE-Beteiligung per definitionem eigentlich aus [1]. Klinisch bereits deutliche Deformitäten,

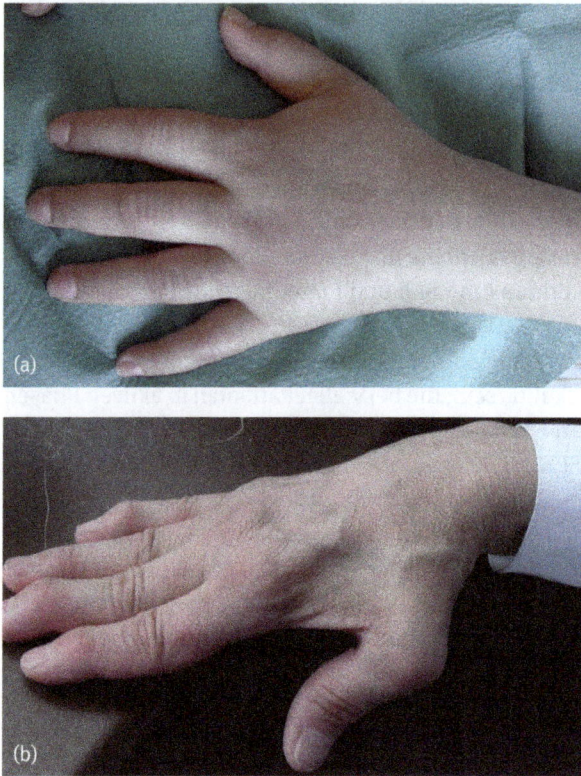

Abb. 1.7: (a) Aktive Arthritis bei SLE, im Vergleich zu einer RA kaum proliferative, eher diffuse Schwellung (hier ausgeprägt) als denn einzelne Gelenke prominent. (b) Klassische Jaccoud-Arthropathie, „Damage"-Form der Lupusarthritis mit Schwanenhalsdeformitäten und 90/90 Daumen.

wie Ulnardeviation, Schwanenhals- oder Knopflochdeformität oder eine Z-Deformität im Daumen können aber auch Folge einer Jaccoud-Arthropathie sein (Abb. 1.7). Im Gegensatz zu den optisch primär gleich aussehenden Veränderungen bei der RA sind diese beim SLE passiv reponierbar. Auch wenn in der sensitiveren MRT bei fast allen Patienten dann doch einzelne Erosionen detektiert werden können, wird dort sichtbar, dass die Beteiligung von Kapsel- und Bandapparat mit nachfolgender Subluxation die Funktion der Hand drastisch einschränkt (Abb. 1.8) und nicht eine Destruktion der knöchernen Gelenkanteile (wie typischerweise bei der RA) [47].

Der Verlauf der Gelenkbeteiligung bei SLE macht den oben bereits angesprochenen klinisch so wichtigen Unterschied zwischen Aktivität (vor allem Gelenkschwellung) und Schaden (= Deformitäten) deutlich. Das konventionelle Röntgenbild ist zur Verlaufsbeurteilung ungeeignet, weil keine Erosionen auftreten. Die MRT oder auch die Sonographie werden noch nicht breit genug für die Verlaufsbeurteilung genutzt, könnten aber ein geeignetes Monitor- und Outcome-Instrument sein. Auch wenn die Arthritis nicht die Lebenserwartung beeinträchtigt wie andere Organbeteiligungen, so kann sie doch zu deutlicher Einschränkung der Funktion, der Erwerbsfähigkeit und der Lebensqualität führen und benötigt deshalb viel Aufmerksamkeit und kon-

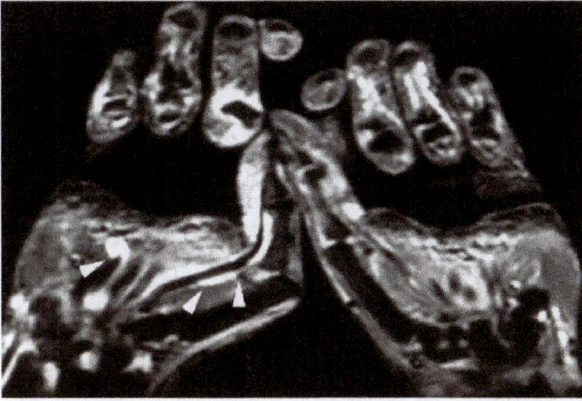

Abb. 1.8: Jaccoud-Arthropathie in der MRT (STIR-Sequenz); deutliche Sehnenscheidenbeteiligung (Pfeile) und Kapsulitis (z. B. PIP III links).

sequente Therapie. Das Outcome sollte hier zumeist der Erhalt der Funktionsfähigkeit der Gelenke, meist die Handfunktion sein.

Muskulatur

Diffuse Myalgien begleiten die Erkrankung häufig, bis zu 80 % der Patienten berichten darüber. Entzündliche Muskelveränderungen mit CPK-Erhöhungen sind dagegen eher ungewöhnlich (siehe Tab. 1.3). Entsprechend selten zeigen sich auch im EMG spezifische Veränderungen; histologisch finden sich vereinzelt Zeichen einer interstitiellen Myositis. Selten sind dementsprechend Muskelmanifestationen für die Therapie leitend, Myalgien können allerdings eine therapeutische Herausforderung darstellen.

Treten im Krankheitsverlauf neue Muskelbeschwerden auf, muss man diese zudem von unerwünschten Wirkungen unter Glukokortikoiden (Steroidmyopathie), Antimalariamitteln und Statinen abgrenzen. Gelingt dies anamnestisch (klinisch/zeitlich) nicht, besteht die Indikation zur histologischen Abklärung.

Knochen

Die häufigste Knochenerkrankung im Rahmen des SLE ist ein Schaden: die Osteoporose wird begünstigt durch Glukokortikoide, Inaktivität, eine Nierenbeteiligung, vorzeitige Menopause und einen Vitamin D Mangel, der durch die notwendige UV-Protektion weiter begünstigt wird. Deshalb gilt es von Beginn der Erkrankung eine Prävention zu betreiben, zumal viele Menschen schon einen Vitamin D Mangel haben.

Auch avaskuläre Knochennekrosen werden häufig durch den Einsatz von hohen Glukokortikoid-Dosen begünstigt, auch wenn der Krankheitsprozess (Assoziation zum Raynaud-Syndrom und zu Antiphospholipid-Antikörpern) ebenfalls pathophysiologisch bedeutsam ist. Die Lokalisationen sind Hüftgelenk und seltenen auch Knie-, Ellenbogen-, Schulter- und Handgelenke; in vielen Fällen sind mehrere Lokalisationen betroffen. Zur frühen Sicherung einer Knochennekrose bei eher unspezifischen Symptomen ist eine MRT angeraten.

Nieren

Eine Nierenbeteiligung, die maßgeblich die Prognose des SLE bestimmen kann, lässt sich in der europäischen Lupus-Bevölkerung etwa bei jedem 2.–3. Patienten klinisch nachweisen. Eine britische Studie belegt dabei den großen Unterschied verschiedener Rassen für die Entwicklung einer Lupus-Nephritis: die Prävalenz bei Frauen lag für Chinesinnen 110,3 pro 100,000 Einwohner, bei 99,2 für afro-karibische Patienten im Vergleich zu 5,6 bei weißen Frauen [48].

In Biopsien, die ja meist einer klinischen Indikation folgen (z. B. neu aufgetretene Proteinurie, Erythrozyturie), und in älteren Untersuchungen am Sektionsgut sind in fast allen untersuchten Organen Ablagerungen von Immunglobulinen und Komplement im Nierengewebe im Sinne einer Immunkomplexnephritis nachzuweisen.

Warum einige Patienten eine Lupus-Nephritis entwickeln ist nicht geklärt. Pathophysiologisch werden in diesem Kontext alle Aspekte der Entwicklung einer Autoimmunität diskutiert. Offensichtlich spielen bei der Nierenbeteiligung hoch avide Antikörper gegen dsDNA eine entscheidende Rolle. So haben z. B. Patienten mit hohen Antikörperkonzentrationen gegen dsDNA (und erniedrigtem C3 Komplement) ein erhöhtes Risiko für eine Lupus-Nephritis [49]. Ursächlich werden dafür verschiedene Prozesse diskutiert: die Kreuzreaktivität von Antikörpern gegen dsDNA mit renalen Antigenen, die Bindung an Chromatin in Glomerula und der Einfluss unterschiedlicher Antikörper-Aviditäten für dsDNA, Chromatinfragmente oder kreuzreagierende Antigene [50]. Die verschiedenen Expressionsformen der Nierenbeteiligung (s. u.) lassen verschiedenartige pathophysiologische Prozesse der Nierenerkrankung bei Lupus nicht gänzlich ausschließen.

Leitsymptom der Lupus-Nephritis sind ein nephritisches oder ein nephrotisches Sediment, was letztlich von der Art der Nierenbeteiligung abhängt. Zum Monitoring von Lupus-Patienten [37] gehört daher regelhaft die Untersuchung des Spontanurins, da die Betroffenen häufig lange Zeit nichts von der Nierenbeteiligung bemerken (eine Glomerulonephritis ist im Gegensatz zur Pyelonephritis nicht schmerzhaft) und auch ein Anstieg harnpflichtiger Substanzen im Blut wird erst relativ spät sichtbar. Hinweis auf eine Nierenbeteiligung sind eine Proteinurie (100 %), in etwa 50 % liegt ein nephrotisches Syndrom vor, 80 % haben eine mikroskopische Hämaturie (eine sichtbare Blutung [Makrohämaturie] ist eine Rarität), jeweils etwa 30 % haben Erythrozytenzylinder oder andere Urinzylinder [51]. Dysmorphe Erythrozyten oder Akanthozyten sind ebenfalls Hinweis auf eine glomeruläre Schädigung. Eine rasche Abnahme der Nierenfunktion ist selten, 30 % entwickeln bereits zu Beginn einen hohen Blutdruck.

Jedes Zeichen für eine Nierenbeteiligung, wie eine Proteinurie > 0,5 g/d oder eine Erythrozyturie stellt gemäß den Empfehlungen der EULAR eine Indikation zur Nierenbiopsie dar [48] (Case 2). Mit der histologischen Begutachtung lassen sich die verschiedenen Formen der Glomerulonephritis (GN) beim SLE und auch bei anderen Erkrankungen differenzieren. Wichtig ist dies, weil die verschiedenen GN Typen durchaus unterschiedliche Prognosen haben und unterschiedlich behandelt werden.

Die histologischen Befunde erlauben neben der Feststellung der Art der Nierenbeteiligung eine Aussage über das Ausmaß der Entzündung bzw. der Aktivität und der bereits eingetretenen chronischen Strukturveränderungen (und ggf. die differentialdiagnostischen Befunde [Hochdruck, Diabetes]). Entsprechend den histologischen und immunologischen Befunden lassen sich nach einem Vorschlag der *International Society of Nephrology/Renal Pathology Society* (ISN/RPS) im Wesentlichen sechs Klassen der Lupus-Nephritis unterscheiden [52], die im Verlauf der Erkrankung Übergänge zeigen können:

a. minimal mesangiale Lupus-Nephritis,
b. mesangiale proliferative Lupus-Nephritis,
c. fokale Lupus-Nephritis,
d. diffus segmentale (IV-S) oder globale (IV-G) Lupus-Nephritis,
e. membranöse Lupus-Nephritis,
f. fortgeschrittene sklerosierende Lupus-Nephritis.

Klinisch imponiert bei den Typen III und IV eher die nephritische Manifestation, Typ V ist häufig von einem nephrotischen Syndrom begleitet. Bei der Typ II GN sind die Befunde eher milder ausgeprägt und bei Typ VI finden sich meist bereits Nierenfunktionseinschränkungen. Vor allem für die Nephritis vom Typ III und IV wird dann noch nach aktiven und chronischen Läsionen mit und ohne Narbe unterschieden, für Typ V gibt es Überlappungsformen mit den Typen III und IV. Die häufigste und prognostisch bedeutsamste Form ist die Lupus-Nephritis Typ IV, dabei hängt die Prognose vor allem vom bereits eingetretenen irreversiblen Schaden sowohl im glomerulären als auch tubulo-interstitiellen Bereich ab.

Die Therapieentscheidung stützt sich häufig auf diese histologische Einteilung, die auch von der EULAR empfohlen wird [48]. Allerdings soll diese Klassifikation schon seit mehreren Jahren überarbeitet werden, weil selbst die Klassifikation durch Experten nur eine geringe Reproduzierbarkeit aufweist. Vor allem die Überstimmung in der Klassifikation zwischen Typ III und IV ist schlecht, etwas besser die für Aktivitäts- und Chronizitäts-Scores [53].

Dies stellt vor allem die Indikation für wiederholte Biopsien in Frage, auch wenn die EULAR sie in ausgewählten Fällen von unzureichendem Ansprechen und Rezidiven empfiehlt [48].

Wichtig sind in jedem Fall die frühzeitige diagnostische Sicherung und dann sofortige Therapie, um irreversiblen Schaden zu verhindern (Case 2). Denn nicht die Nierenbeteiligung an sich verschlechtert die Prognose (Lebenserwartung) sondern der irreversible Schaden, dessen Risiko mit langen Phasen inadäquater Behandlung bzw. unzureichender Kontrolle der Aktivität steigt.

Vor allem im Zusammenhang mit dem Anti-Phospholipid-Syndrom gibt es eine Sonderform der Nierenbeteiligung mit den Zeichen der thrombotischen Mikroangiopathie. Sie hat eine deutlich schlechtere Langzeitprognose [54].

Herz

Kardiovaskuläre Manifestationen sind in den letzten Jahren in den Fokus der Behandlung von Patienten mit SLE gerückt, sie sind nach einer Krankheitsdauer von 5 Jahren die häufigste Todesursache der Betroffenen. Zugrunde liegt selten eine der spezifischen Beteiligungen des Herzkreislaufsystems durch den Lupus, sondern meist eine beschleunigte Arteriosklerose (s. u.). Bereits 25-Jährige können Koronarkalk aufweisen. Wegen des hohen Risikos einer frühzeitigen Koronarsklerose muss auch schon bei jüngeren Lupus Patienten bei entsprechender Klinik eine invasive Diagnostik betrieben werden.

Die häufigste typische spezifische kardiale Manifestation eines Lupus ist die Perikarditis, die bei etwa jedem 4. SLE-Patienten auftritt. Sie führt äußerst selten zu einer Perikardtamponade und ist einfach über eine Ultraschalldiagnostik anhand des begleitenden Ergusses zu sichern. Zumeist besteht keine Klinik dazu; typisch sind retrosternale, thorakale Schmerzen, die durch forcierte Atmung und Husten verstärkt werden können und bei nach vorne Beugen im Sitzen abnehmen.

Eine Myokarditis kommt beim SLE in 10 % der Fälle vor. Der Verlauf ist nicht selten asymptomatisch, schwere Verläufe sind prognostisch ungünstig. Echokardiographisch erste Zeichen einer Myokarditis sind regionale Wandbewegungsstörungen, der Goldstandard für den Nachweis einer Myokarditis ist die Myokardbiopsie. Auch mittels MRT können Veränderungen des Myokards, vor allem *„delayed enhanced images"* (*Late Gadolinium Enhancement*; LGE; Abb. 1.9), nachgewiesen werden. Die Sensitivität für geringe Entzündungen ist allerdings begrenzt. Auch gelingt keine Sicherung der Genese der Myokarditis (SLE versus z. B. viral), diese ist aber besonders bei immunsupprimierten Patienten essentiell für die Therapieentscheidung.

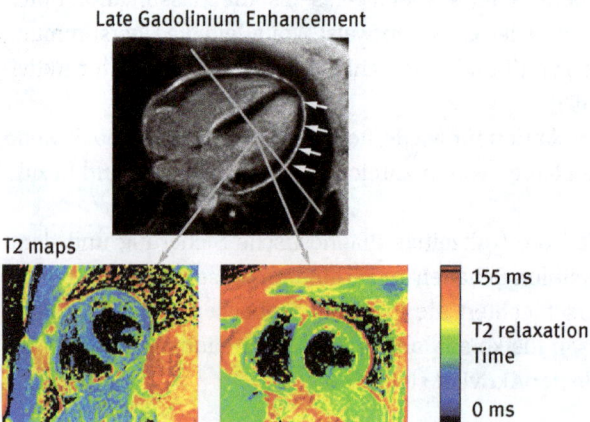

Late Gadolinium Enhancement

T2 maps

155 ms

T2 relaxation Time

0 ms

Abb. 1.9: Oben: Kontrast verstärkte Kardio-MRT: Perikarderguss und perimyokardiale Kontrastmittelaufnahme. Unten: Verteilung der myokardialen T2 Relaxation (links Kontrolle, rechts Lupus Patient): Erhöhte T2 Werte (grün) bei diffusem myokardialem Ödem rechts.

Von der verrukösen Endokarditis (Libman-Sacks) ist am häufigsten die Mitral-
klappe betroffen, oft findet sie sich in Zusammenhang mit einem sekundären Anti-
Phospholipid-Syndrom (APS).

Gefäße

Gefäße sind eine primäre Zielstruktur sowohl des entzündlichen Geschehens beim
SLE als auch hinsichtlich des Schadens durch die progrediente Arteriosklerose. Vas-
kulitiden betreffen vor allem kleine Gefäße und sind besonders häufig an den Hand-
innenflächen und Fußsohlen zu erkennen.

Arterielle und venöse Gefäßverschlüsse sind zumeist Hinweis auf ein sekundäres
APS. Neben rezidivierenden Thrombosen und auch Schlaganfällen gehören multiple Aborte zum klinischen Erscheinungsbild des APS (Kap. 4). Für die angemessene
Therapie und Prognose der Betroffenen ist es wichtig, diese Symptome richtig zuzuordnen. Hierbei ist die Differenzialdiagnose im Fall der cerebralen Vaskulitis besonders wichtig, denn entzündliche und thrombotische Pathologien werden sehr
unterschiedlich therapiert.

Lunge

Die typische Erscheinung eines aktiven SLE im Bereich der Lunge ist die Pleuritis,
die teilweise zu einer erheblichen Ergussbildung führen kann. In den meisten Fällen
berichten die Patienten über atem- und lageabhängige Schmerzen, bei größeren Er-
gussmengen auch über eine Belastungsdyspnoe. Bei einigen Patienten findet sich ein
Pleuraerguss auch als ein Zufallsbefund in der Sonographie.

Häufig übersehen, weil sie erst spät durch die Zeichen der Rechtsherzbelastung
auffällt, wird eine andere wichtige Form der Lungenbeteiligung beim SLE, die pulmonale Hypertonie, die gehäuft bei Patienten mit Raynaud-Syndrom vorkommt. Bei dem
Verdacht auf eine pulmonale Hypertonie ist zur endgültigen Sicherung ein Rechts-
herzkatheter erforderlich.

Eher selten, in akuten Phasen aber durchaus lebensbedrohlich, ist die Lupus-
Pneumonitis, die sich in Form einer unspezifischen interstitiellen Pneumonie prä-
sentiert und in der CT vornehmlich basal nachweisbar ist. Bevor eine solche Diagno-
se definitiv gestellt wird, muss eine grundsätzlich viel wahrscheinlichere infektiöse
Genese der vorliegenden pulmonalen Symptomatik, z. B. über eine bronchoalveoläre
Lavage, ausgeschlossen werden.

Neben der Lunge kann selten auch das Zwerchfell im Rahmen eines SLE betroffen
sein, was auch als *„shrinking lung"* bezeichnet wird. Klinisch steht hierbei eine Dyspnoe im Vordergrund, die sich im Liegen und vor allem auch unter Belastung verstärkt.

GI-Trakt

Zwar können auch alle Organe des Gastrointestinaltrakts prinzipiell vom SLE betroffen sein, eine Manifestation ist aber, mit Ausnahme der Serositis, eher selten. Auf der anderen Seite werden immer wieder Fälle beschrieben, in denen eine Beteiligung des Darms oder des Pankreas klinisch führend ist. Die diagnostische Sicherung ist hier nicht anders als bei anderen Ursachen.

Bei etwa 30 % der Patienten mit SLE werden, in Abhängigkeit von der Aktivität der Erkrankung, mehr oder weniger deutliche Leberenzymerhöhungen nachgewiesen. Eine klinisch relevante Hepatitis tritt aber dabei kaum auf. Die lupoide Hepatitis (heute Autoimmunhepatitis Typ I) ist keine Manifestation eines SLE, auch wenn dabei gehäuft ANA nachweisbar sind.

Lymphknoten und Milz

Eine meist indolente, zum Teil generalisierte, histologisch unspezifische Lymphadenopathie kann im Verlauf eines SLE bei jedem 2. Patienten, meist in Schubsituationen deutlicher ausgeprägt, gefunden werden. Ist die Lymphadenopathie einziges klinisches Zeichen ist eine sorgfältige Differenzialdiagnose zwingend erforderlich, da nicht nur andere Kollagenosen, sondern auch virale Infektionen, Lymphome oder auch eine Kikuchi Lymphadenopathie in Frage kommen. Letztere ist auch histologisch durch die vermehrte Apoptose nicht von einem SLE zu unterscheiden.

Gelegentlich wird auch eine Splenomegalie im Rahmen des SLE festgestellt, die evtl. durch eine bestehende Hämolyse oder Autoimmunthrombozytopenie noch verstärkt wird.

Nervensystem

SLE-Patienten haben ein erhöhtes Risiko für neuropsychiatrische Manifestationen: etwa 50 % der Patienten mit SLE entwickeln solche Lupus-assoziierten Symptome. Die EULAR hat Empfehlungen für Diagnose, Prävention und Behandlung dieser Manifestationen herausgegeben [55].

Die ACR definiert 19 verschiedene neuropsychiatrische Manifestationen: (a) ZNS: zerebrovaskuläre Erkrankungen, demyelinisierendes Syndrom, Kopfschmerz (inkl. Migräne und benigner intrakranieller Hochdruck), Chorea, Myelopathie, akute Konfusion, Angststörung, kognitive Dysfunktion, Stimmungsstörung. Psychose; (b) PNS: Guillain-Barré Syndrom, autonome Störungen, Mononeuropathie (single/multiplex), Myasthenia gravis, kraniale Neuropathie, Plexusbeteiligung und Polyneuropathie [56]. Vor allem der besondere, dem SLE zuzuordnende Kopfschmerz wird immer wieder als eigenständige Manifestation in Frage gestellt.

Neu auftretende akute zentralnervöse Manifestationen können Erstsymptom eines bis dahin noch nicht diagnostizierten SLE sein. Denn viele der zerebralen Symptome manifestieren sich bereits zum Beginn der Erkrankung.

Zerebrovaskuläre Erkrankungen und Krampfanfälle sind dabei am häufigsten. Risikofaktoren für das Auftreten einer der verschiedenen Manifestationen sind: allgemeine Lupusaktivität, eine Vorgeschichte für zerebrale Manifestationen und das Vorliegen von anti-Phospholipid-Antikörpern.

Die EULAR empfiehlt im diagnostischen Workup neuer neuropsychiatrischer Manifestationen ein identisches Vorgehen wie bei Nicht-Lupus Patienten. Zusätzlich zu der Bestimmung von anti-Phospholipid-Antikörpern umfasst dieses eine Lumbalpunktion mit Liquoranalyse zum Ausschluss von Infektionen, ein EEG, im Bedarfsfall auch eine neurokognitive Testung, weitere neurophysiologische Untersuchungen und gezielte Bildgebung (MRT). Trotz immenser Fortschritte in der Bildgebung sind viele MRT Befunde unspezifisch und eine Genese ist nicht sicher feststellbar. Am Ende bedarf es häufig der Gesamtbeurteilung der Krankheitssituation zur Einschätzung der Behandlungsnotwendigkeit.

Speichel und Tränendrüsen

Ein „sekundäres" Sjögren-Syndrom mit Sicca-Symptomatik unterschiedlicher Ausprägung wird im Zusammenhang mit einem SLE gehäuft beobachtet (siehe Kap. 3). Ausgeprägte Speicheldrüsenschwellungen sind allerdings selten.

Bei einigen Patienten liegt auch ein Überlappungsbild zum Sjögren-Syndrom vor. Diese zumeist SS-A/Ro- und SS-B/La-Antikörper (s. u.) positiven Patienten leiden häufig unter der wechselnden Diagnose, die sicher nicht zielführend ist, da diese Patienten zumeist keine typischen Organkomplikationen des SLE entwickeln.

1.7.3 Laborparameter

Entzündungsparameter

Letztlich sucht man bei jeder Erkrankung nach geeigneten Laborparametern zur einfachen und eindeutigen Beurteilung der Krankheitssituation. Leider stehen solche Biomarker für den SLE trotz sehr intensiver Forschung und Investitionen in den letzten Jahren bis heute nicht zur Verfügung.

Trotz der offensichtlich entzündlichen Genese der meisten Manifestationen des SLE eignen sich allgemeine Entzündungsparameter wie Blutkörperchensenkungsgeschwindigkeit (BSG) und CRP zur Aktivitätsbeurteilung beim SLE nur sehr begrenzt. Zwar kann die BSG beim SLE besonders in Schüben deutlich ansteigen, dies kann aber auch Folge einer Infektion sein. Bei einigen Patienten mit ausgeprägter polyklonaler Hypergammaglobulinämie ist die BSG unabhängig von der Aktivität des SLE konstant erhöht.

Grundsätzlich ist es wichtig zu wissen, dass das CRP, auch im Schub eines SLE, meist im Normbereich liegt. Dies kann vor allem bei klinisch noch unklaren akuten Krankheitsbildern sogar ein Hinweis auf eine Kollagenose sein. Das CRP steigt bei

Kollagenosen oft erst bei Komplikationen durch andere Erkrankungen, wie bakterielle Infektionen, signifikant an. Im Rahmen von SLE-Aktivierungen werden deutlich erhöhte CRP-Serumspiegel eigentlich nur bei Serositiden und weniger ausgeprägt bei Arthritiden gefunden.

Hämatologische Befunde

Veränderungen des Blutbildes sind bei Patienten mit Lupus häufig. Weil diese zum Teil relativ spezifisch für den SLE sind, finden sie sich auch in den ACR-Klassifikationskriterien wieder [1,2,3]. Da die Analyse des peripheren Blutbildes zur allgemeinen Routinediagnostik gehört, finden sich hier häufig erste konkrete laborchemische Hinweise auf einen Lupus.

Anämie: Eine normochrome Anämie als Zeichnen einer verminderten Erythropoese ist beim SLE häufig. Hämolytische Anämieformen durch erythrozytäre Antikörper – teilweise mit positivem Coombs-Test – sind seltener, können aber durch die resultierende Anämie zu bedrohlichen klinischen Situationen führen.

Thrombozytopenie: Antikörperbedingte Thrombozytopenien mit Werten um 100.000/µl sind relativ häufig, eine thrombozytopenische Blutungsneigung tritt aber nur selten auf. Neben dem Bild einer klassischen idiopathischen thrombozytopenischen Purpura (ITP) können Thrombozytopenien auch Hinweis auf ein anti-Phospholipid-Syndrom sein. Beim APS ist die Reduktion der Thrombozyten in der Mehrzahl eher gering ausgeprägt, eine Blutungsneigung tritt nicht auf.

Leukozytopenie: Eine Leukozytopenie mit Werten unter 4.000/µl kann bei jedem 5. SLE-Patienten festgestellt werden. Hierbei ist eine absolute Lymphozytopenie charakteristisch. Gerade fieberhafte Erkrankungen mit relativer Leukozytopenie sollten den Verdacht auf einen SLE lenken – spätestens, wenn sich kein Erreger nachweisen lässt.

Im Krankheitsverlauf ist es immer wieder schwierig zwischen der unerwünschten Wirkung einer immunsuppressiven Therapie und der Aktivierung eines SLE als Ursache einer Leukozyto-/Lymphozytopenie zu unterscheiden. Dies hat erhebliche therapeutische Implikationen mit weitgehend gegensätzlichen Konsequenzen: Pausieren versus einer möglichen Intensivierung der Immunsuppression. Beides hat erhebliche Konsequenzen.

LE-Zellen: LE-Zellen – Phagozytosezellen mit homogenen Kerneinschlüssen phagozytierter Zellen – waren in der Zeit vor einer differenzierten Autoantikörperdiagnostik ein hoch spezifisches diagnostisches Kriterium für einen SLE, welches bei aktivem Krankheitsverlauf bei 70 % der Patienten im Blut oder auch im Knochenmark nachgewiesen werden konnte. Da diese LE-Zellen unter Kortison relativ schnell nicht mehr nachweisbar sind und das Nachweisverfahren methodisch anfällig ist, wird diese Analyse heute kaum noch durchgeführt.

Antikörper gegen Gerinnungsfaktoren: Koagulopathien durch Antikörper gegen einzelne Gerinnungsfaktoren (besonders Faktoren VIII, IX und XII) treten beim SLE gelegentlich auf. Vor allem vor operativen Eingriffen müssen klinisch relevante Probleme in diesem Zusammenhang ausgeschlossen werden.

Eine Verlängerung der partiellen Thrombinzeit (PTT) kann ein Hinweis auf vorhandene Phospholipidantikörper sein. Untersuchungen auf Cardiolipin- oder β2-Glykoprotein 1-Antikörper und das Lupus-Antikoagulans helfen vor allem bei entsprechender Klinik in der Differenzierung weiter (siehe Kap. 4).

Immunologische Befunde

Zellkern-Antikörper: Die Bestimmung von anti-nukleären Antikörpern (ANA) ist das zentrale laborchemische Screening-Verfahren bei Verdacht auf eine Kollagenose. Im Serum von Patienten mit einem aktiven SLE können in der indirekten Immunfluoreszenz auf HEp-2-Zellen in über 99 % ANA nachgewiesen werden (Abb. 1.1). Ein negativer ANA-Befund schließt einen SLE (eigentlich) aus. Anhand verschiedener Fluoreszenzmuster können unterschiedliche zelluläre Autoantigene differenziert werden (Abb. 1.4), die mit spezifischen anderen Testverfahren (RIA [dsDNA], Crithidien-IFT [dsDNA], ELISA [dsDNA, ENA], Immunoblot [ENA]) bestätigt werden können.

Die (im RIA und Crithidien-IFT relativ spezifischen) Antikörper gegen native dsDNA werden in etwa 50 % der Seren von SLE-Patienten gefunden. Im ELISA gelingt der Nachweis von ds-DNA Antikörpern mit höherer Sensitivität, die Methode ist allerdings dafür auch deutlich weniger spezifisch (d. h. es gibt deutlich mehr falsch positive Befunde). Dies muss bei der Gesamteinschätzung der Situation berücksichtigt werden.

Von den zahlreichen Autoantikörpern variieren nur dsDNA-Antikörper in der Titerhöhe in Abhängigkeit von der klinischen Aktivität, vor allem dsDNA-Antikörper mit hoher Avidität (gemessen im RIA) erlauben damit eine gewisse Krankheitsaktivitätsabschätzung.

Die sehr spezifischen Antikörper gegen das Sm (Smith)-Antigen kommen bei etwa 20 % der SLE-Patienten vor. Deutlich häufiger lassen sich SS-A(Ro)- und SS-B(La)-Antikörper nachweisen, die auch bei Patienten mit Sjögren-Syndrom häufig detektiert werden. Weitere häufig bestimmte Antikörper beim SLE richten sich gegen U1-RNP (auch bei Mischkollagenosen/MCTD nachweisbar) und das ribosomale P-Protein.

Die einmalige Analyse dieses Autoantikörper-Profils zu Beginn der Erkrankung ist sinnvoll. Da die meisten Werte im Verlauf relativ konstant bleiben und nicht die Krankheitsaktivität widerspiegeln, empfiehlt die EULAR nur vor einer geplanten Schwangerschaft eine Kontrolle des ENA-Befundes (wegen der Assoziation von SS-A/Ro-Antikörpern mit einem neonatalen Lupus) [37].

Komplementsystem: Das Komplementsystem spielt in der Pathogenese des SLE eine bedeutende Rolle – dies zeigt sich unter anderem auch in der genetischen Disposition zu Komplementdefekten (siehe Kap. 1.5). Die Bestimmung von Komplementfaktoren im Serum – vor allem C3c – eignet sich zur Aktivitätseinschätzung des Lupus, da Komplement im Rahmen der Aktivierung des Immunsystems verbraucht wird und damit die Serumkonzentration fällt. Eine besonders deutliche Verminderung des C3-Komplements wird als Risiko für die Entwicklung einer Nierenbeteiligung gesehen. Dauerhaft erniedrigte C4 Konzentrationen sind dagegen eher ein Hinweis auf einen genetischen Komplement-Defekt.

Rheumafaktoren: Rheumafaktoren werden bei über einem Drittel der Patienten festgestellt, helfen in der Diagnostik allerdings kaum weiter. Die RA-spezifischeren ACPA finden sich dagegen nur selten, am ehesten bei sekundärem Sjögren-Syndrom.

Urinanalyse

Proteinurie: Die Untersuchung des Urins ist bei Patienten mit möglichem oder gesichertem SLE obligat (Case 2)! Eine Proteinurie kann ein wichtiges Signal für eine Nierenbeteiligung im Rahmen eines SLE sein. Bei der Erstbeurteilung einer neuen Proteinurie und für die therapeutische Entscheidung sollte das Ausmaß der Eiweißausscheidung im 24-Stunden-Urin bestimmt werden. Als normal gelten in der Regel Werte < 150 mg/l, über 500 mg/l ist der Wert sicher pathologisch. Nach den Empfehlungen der EULAR reicht zum reinen Monitoring eine Bestimmung von Urin-Protein/Urin-Kreatinin aus [37].

Im Urinsediment ist der Nachweis von Akanthozyten (dysmorphen Erythrozyten) ein Hinweis auf eine glomeruläre Hämaturie. Sie sind ebenso wie die verschiedenen Urinzylinderformen Hinweis auf eine Glomerulopathie. Das Wiederauftreten von zellulären Zylindern im Urinsediment hat eine sehr große Sensitivität und Spezifität für einen renalen Schub der Erkrankung.

Das Serum-Kreatinin ist nur ein sehr schlechter Indikator für eine Nierenbeteiligung beim SLE, weil signifikante Funktionseinschränkungen der Niere zum Glück selten im Frühstadium der Erkrankung auftreten (Case 2). Auch im Verlauf sollte besser die sensitivere glomeruläre Filtrationsrate zur Beurteilung genutzt werden. Sie sagt allerdings eher etwas über den Schaden als über die Aktivität der Lupus-Nephritis aus.

1.7.4 Monitoring

Die Herausforderung im Monitoring des SLE besteht darin, dass
- jedes Körperorgan betroffen sein und werden kann,
- eine aktive Erkrankung von einem nicht mehr reversiblen Schaden zu unterscheiden ist,
- die Patienten verschiedene weitere Einschränkungen der Lebensqualität erfahren, die nicht direkt einer Organbeteiligung zugeordnet werden können und schwierig einzuschätzen sind,

– die Prognose der Patienten im Wesentlichen durch schwerwiegende Infektionen und eine beschleunigte Arteriosklerose determiniert ist,
– spezifische Surrogatparameter für die Einschätzung fehlen und
– nicht alle Ursachen für den progredienten Schaden bekannt sind.

Die grundlegenden, zurzeit als relevant angesehenen Stellgrößen in der Versorgung von SLE Patienten sind damit benannt (Tab. 1.5):

Tab. 1.5: Dimensionen der Therapiesteuerung.

Krankheitsaktivität	SLEDAI 2k, BILAG, SLAM, ECLAM,
Ausprägung der Erkrankung	
Begleiterkrankungen/Komorbiditäten	
Schaden	SDI
Lebensqualität	SF-36, LupusQoL [57], SLEQOL [58], Lupus-PRO

Klinische Krankheitsaktivität

Für die meisten dieser Steuerungsgrößen stehen validierte Scores zur Verfügung (Tab. 1.5). Solange wir den SLE nicht heilen können, besteht die Hauptaufgabe in der Sekundärprävention von neuen Krankheitsschüben und -ausprägungen und damit von Schaden nicht nur durch Immunsuppression, sondern auch durch eine optimale begleitende Therapie. Dazu gehört ganz vordringlich das frühzeitige Erkennen von neu aufgetretenen Organmanifestationen.

Die Grundvoraussetzung für eine adäquate Behandlung von SLE-Patienten besteht daher vor allem in einem regelmäßigen, systematischen Monitoring gefolgt von einer zielgerichteten Therapiestrategie, die auf den erhobenen Befunden – Lupus- als auch nicht Lupus-assoziiert – und identifizierten Risikofaktoren basiert und die Vorgeschichte und das Umfeld des Patienten berücksichtigt. Da wir unsere Therapie zumeist von den aktuell nachweisbaren Organmanifestationen abhängig machen, laufen wir leider mit der Therapie bereits eingetretenen Krankheitsmanifestationen hinterher.

Das Monitoring muss zwangsläufig einer gewissen Hierarchie folgen, da die ärztliche Hauptaufgabe erst einmal darin besteht, Organfunktionsverlust zu verhindern. In den meisten Fällen kann man davon ausgehen, dass die Symptome und Beschwerden der Erkrankten dieses Monitoring leiten, z. B. durch Schmerzen, Dyspnoe oder auch Schwäche. Eine besondere Aufmerksamkeit gilt danach den Prozessen, die erst bei größerem Schaden klinisch manifest werden, z. B. einer Nierenbeteiligung oder der fortschreitenden Arteriosklerose. Dabei ist in Anbetracht der möglichen Nierenbeteiligung und des erhöhten kardiovaskulären Risikos auch die optimale Begleittherapie von Hypertonus und Lipidstoffwechselstörungen wichtig. Sogar unabhängig von jeder Organbeteiligung und Krankheitsaktivität sollte das Monitoring dann die Einhaltung der BASICs (B[one] = Knochenschutz; A = Antimalariamittel; S = Sonnenschutz; I = Impfschutz; C[ardiovascular] = Arterioskleroseprävention) erfassen (siehe Therapie). Bereits zu Beginn der Behandlung sollten zusätzlich mögliche kardiovaskuläre Risikofaktoren (z. B. auch Bewegungsmangel) erfasst (viele Patienten haben schon zu Beginn der Erkrankung solche Risikofaktoren) und die Patienten auf chronische Virusinfektionen und Tuberkulose untersucht werden, da solche Erkrankungen das therapeutische Vorgehen beeinflussen können. Zusätzlich ist der Impfstatus zu erfassen, ggfs. muss der Impfschutz optimiert werden. Dies ist nicht zuletzt auch für eine spätere B- bzw. Plasmazell-gerichtete Therapie von Bedeutung.

Die Empfehlungen der EULAR zum Monitoring des SLE geben zunächst einmal vor, dass die Überwachung bei jeder Vorstellung eine Anamnese und eine körperliche Untersuchung wie bei jedem anderen Patienten ohne Lupus umfasst [37]. Dabei muss berücksichtigt werden, dass Lupus-Patienten mindestens genauso häufig andere Erkrankungen erleiden können wie andere Menschen, bestimmte Krankheiten wie Infektionen und kardiovaskuläre Manifestationen sogar häufiger. Es ist zu einfach, jedes Symptom eines Lupus-Patienten dem Lupus zuzuordnen.

Basierend auf erhobenen Befunden soll eine Dokumentation der Krankheitsaktivität mittels eines der validierten Standardinstrumente (siehe Tab. 1.5) vorgenommen werden, die im Wesentlichen auf den oben gelisteten Symptomen und Befunden basieren [37]. Die standardisierte Dokumentation bietet zunächst einmal eine gewisse Sicherheit, möglichst breit alles hinterfragt und erfasst zu haben, zudem ermöglicht sie eine sichere Verlaufsbeurteilung eines Patienten, was besonders für die heute geforderte zielgerichtete Therapiestrategie dringend erforderlich ist. Man sollte sich dabei ein Instrument auswählen, das man beherrscht und mit dem man ein Gefühl für die Krankheitssituation bekommt. Das kann für jeden Behandler (besser jedes Zentrum) ein anderes Instrument sein. Für den Unerfahrenen ist sicher ein komplexes Instrument, was möglichst viel differenziert erfasst, wie BILAG oder SLAM, eine sehr gute Option, auch wenn der BILAG eine gewisse Einarbeitungszeit benötigt. Denn der BILAG basiert in seiner komplexen Graduierung der Notwendigkeit zur Änderung der immunsuppressiven Therapie, also letztendlich auf der Arzteinschätzung. Der SLEDAI umfasst die Ausprägungen der Erkrankung ohne Gradierung der Aktivität der Ausprägung, was für die Anwendung in der Routineversorgung eigentlich zu oberflächlich ist. Der ECLAM verwendet einen komplexeren Algorithmus, der hinterlegt sein muss, ist aber durch seine Gesamtausprägung zwischen Null und maximal Zehn in der Beurteilung gut einschätzbar. Der SLAM bietet die größte Ausgewogenheit in der Information für die Routine, ist aber nicht sehr verbreitet, da er in Studien kaum Anwendung findet. Alle validierten Instrumente korrelieren in ihrer Aussage, wenn man die Ergebnisse einer Population betrachtet, auf der Einzelebene können sie doch sehr stark variieren. Dies ist ein weiterer Grund in der Routine immer das gleiche Instrument zu verwenden.

Die Krankheitsaktivität ist Basis des aktuell auch für den SLE diskutierten „*treat to target*" Konzepts. Diese Therapiestrategie hat sich bei anderen Erkrankungen wie Hypertonus (Zielgröße normaler Blutdruck), Diabetes mellitus (HbA1c) und rheumatoide Arthritis (DAS28) sehr bewährt. Dafür wurden erstmalig auch für den SLE Krankheitssituationen wie Remission und niedrige Krankheitsaktivität definiert [59,60]. Es konnte gezeigt werden, dass Patienten, die in diesen Stadien der Erkrankung sind, eine deutlich bessere Prognose haben und weniger Schaden akquirieren. Weitere Analysen und Studien sind notwendig, um zu überprüfen, ob es auch sinnvoll diese Stadien gezielt anzustreben. Hier besteht zumindest auch das Risiko der Übertherapie wie vergleichsweise beim Diabetes mit der Unterzuckerung. Im Falle des Lupus und einer immunsuppressiven Therapie wären das dann Infektionen. Nichtsdestotrotz sollte es auch heute schon das Ziel sein, eine möglichst niedrige Krankheitsaktivität zu erreichen.

Labormonitoring

Bei Diagnosestellung sollte einmal der komplette ANA Status plus anti-Phospholipid-Antikörper analysiert werden. Danach reichen jährliche ANA Bestimmungen mehr als aus, wenn man sie denn ohne klinische Änderung überhaupt benötigt, weil sich das Profil kaum ändert und die Titerhöhe der meisten Antikörper keine Aussage macht.

Wenn bei den Erkrankten dsDNA-Antikörper vorliegen, sollten diese regelmäßig kontrolliert werden, da sie zusammen mit C3 und C4 die besten laborchemischen Aktivitätsmarker darstellen. Die übrigen Autoantikörper müssen nur im Bedarfsfall, d. h. bei Vorliegen einer Indikation bzw. bei anzunehmenden therapeutischen Konsequenzen (OP, thromboembolisches Ereignis, geplante Schwangerschaft) wiederholt werden.

Zum Monitoring gehört selbstverständlich die regelmäßige Überwachung der Organfunktionen (inkl. Urinanalyse!). Ein differenziertes Monitoring benötigen vor allem die beteiligten Organe wie Herz, Lunge oder Niere, um die Effektivität der Therapie zu beurteilen. Darüber hinaus werden laborchemische Untersuchungen vor allem zur Überwachung unter bestimmten Therapieformen, z. B. Transaminasen oder Blutbild bei den meisten Immunsuppressiva, benötigt. Surrogatmarker für die Krankheitsaktivität in bestimmten Organen oder global für den SLE werden weiter intensiv gesucht.

Schaden

Einmal jährlich wird zusätzlich der bereits eingetretene Krankheitsschaden mittels des SDI erfasst [61]. In diesen Score gehen irreversible Veränderungen der Erkrankung als auch der Therapie wie Katarakt, Herzinfarkt oder auch ein terminaler Nierenschaden ein. Die jährliche Erfassung dieses Scores ist vergleichbar der jährlichen radiologischen Kontrolle bei der rheumatoiden Arthritis, denn hier wird der Erfolg der bislang durchgeführten Therapie abschließend bewertet. Ein Anstieg dieses Wertes ist somit ein Hinweis auf eine nicht oder nicht gänzlich erfolgreiche Therapie und sollte ggf. Anlass zu einer möglichen Änderung bzw. Ergänzung der Therapie geben. Ein Anstieg des SDI ist leider auch ein prognostisch ungünstiges Zeichen, denn es ist z. B. nicht die akute Lupus-Nephritis, welche die Prognose verschlechtert, sondern erst der eingetretene Nierenfunktionsschaden. Untersuchungen an der SLICC-Inzeptionskohorte zeigen, dass mit zunehmendem Schaden das Risiko für weiteren Schaden, aber auch für Mortalität steigen [35]. Die Daten zeigen auch, dass zunehmender Schaden auch die Lebensqualität der Betroffenen signifikant verschlechtert.

Lebensqualität

Zunehmend an Bedeutung gewinnen die vom Patienten direkt berichteten Outcome-Instrumente, da die Lebensqualität der Betroffenen letztlich der wichtigste Outcome-Parameter einer medizinischen Intervention ist [37]. Deswegen empfiehlt die EULAR auch die regelmäßige Erfassung der gesundheitsbezogenen Lebensqualität, wofür eine visuelle Analogskala (VAS) im klinischen Alltag ausreichend ist. Patienten haben dabei zum Teil andere Stellgrößen als ihre behandelnden Ärzte, was gerade beim Lupus eine besondere Herausforderung darstellt. Denn die Lebensqualität von Lupus-Patienten lässt sich nur zum kleineren Teil von Krankheitsaktivität und eingetretenem Schaden erklären, vielmehr dominieren hier Schmerzen und Fatigue, die bisher nur zum Teil therapeutisch zugängig sind. Aus diesem Grund ignorieren viele Ärzte diese Befunde, was aber nicht die Lösung sein kann.

1.8 Therapie

Case 2
Sie betreuen seit einigen Jahren eine Lupus Patientin (35 Jahre, Kaukasierin). Die im Vordergrund stehenden Arthritiden haben sie erfolgreich mit Hydroxychloroquin behandelt, das sie auch gut verträgt. Das Routinelabor ist im Wesentlichen unauffällig, dsDNA Antikörper bestehen unverändert wie auch ein vermindertes C3 und C4 Komplement. Die Patientin hat einen bisher unerfüllten Kinderwunsch. ENA Antikörper und anti-Phospholipid Antikörper sind nicht nachweisbar.
Bei einer Routinekontrolle fällt eine Proteinurie auf, im 24 Stunden Urin findet sich eine Eiweißausscheidung von 800 mg. Im Urinsediment ist eine Erythrozyturie nachweisbar. Diese Befunde bestätigen sich in einer Kontrolluntersuchung eine Woche später.
– Sie halten den Befund für grenzwertig und empfehlen eine Kontrolle in drei Monaten, weil andere Krankheitszeichen fehlen und die Nierenfunktion normal ist …
– Sie beginnen eine Therapie nach dem Eurolupus Protokoll …
– Sie beenden die Antimalariamittel Therapie, da jetzt eine Organmanifestation vorliegt und bei Nierenfunktionseinschränkung Antimalariamittel eine erhöhte Toxizität haben …
– Sie veranlassen eine Nierenpunktion zur Einschätzung der Entzündung und des Schadens …
– Sie beginnen eine Therapie mit Mycophenolat, da bei der Patientin ein Kinderwunsch besteht …

Die Auflösungen für die Spiegelstriche finden sich im Text

Für die Behandlung des SLE gibt es allgemeine Empfehlungen der EULAR [62]. Für neuropsychiatrische Manifestationen [54], die Lupus-Nephritis [48] und Familienplanung [63] gibt es spezifische Empfehlungen. Die medikamentöse Therapie von SLE-Patienten lässt sich danach in 2 Grundkonzepte einteilen [64]:

1. Die Basis-Behandlung mit Antimalariamitteln, die bei jedem Patient mit SLE ab dem Zeitpunkt der Diagnosestellung indiziert ist, wenn keine Kontraindikation besteht, gemeinsam mit der Prophylaxe des kardiovaskulären, infektiösen und Osteoporose-Risikos sowie der UV-Protektion.
2. Die weitergehende immunsuppressive Therapie, die von der Krankheitsausprägung abhängt.

Die beiden Kategorien unterscheiden sich insofern, als die 1. benannten Therapieanteile unabhängig von der Krankheitsaktivität und -dauer auf jeden Erkrankten Anwendung finden sollen. Dabei gibt es zu den Antimalariamitteln bisher keine wirkliche Alternative, die ergänzende Sekundärprävention wird auch in Abhängigkeit von dem bereits eingetretenen Schaden modifiziert. Dieses Konzept lässt sich unter dem Begriff BASIC (s. o.) zusammenfassen [61].

Die Krankheitsaktivitäts- und -ausprägungsabhängige Immunsuppression (2.) richtet sich in ihrer Intensität danach aus, ob eine Organfunktions- oder lebensbedrohliche Situation vorliegt oder nicht (s. u.).

1.8.1 „BASIC"

Nachdem früher vornehmlich Gelenk- und Hautveränderungen eine Indikation für den Einsatz von Antimalariamittel darstellten, wurden in den letzten Jahrzehnten vornehmlich über Kohortenstudien viele zusätzliche positive Effekte dieser Medikamente belegt [65]. Am besten gesichert sind globale Wirkungen auf die Krankheitsaktivität, die Verhinderung von Schaden und damit insgesamt ein bedeutender positiver Einfluss auf die Mortalität. Wichtig sind auch die antithrombotischen und die lipidsenkenden Eigenschaften des Präparats.

Über die immunmodulierenden Eigenschaften, die primär wohl über Effekte am angeborenen Immunsystem entstehen, besteht eine Indikation bei allen Lupus-Patienten. Bei einer guten Versorgung in einem entsprechenden Zentrum erhalten heute maximal ⅔ aller Betroffenen diese Medikation und von denen nehmen wohl höchstens die Hälfte ihre Antimalariamittel einigermaßen regelmäßig ein. Dies hat verschiedene Ursache, von denen die Angst vor einer Erblindung (s. u.) am häufigsten benannt wird. Andere Ursachen, die dringend in der Aufklärung der Patienten angesprochen werden sollten, sind, dass die Patienten meist keine unmittelbare Wirksamkeit der Substanz spüren, zumindest dann, wenn sie keine unerwünschten Wirkungen entwickeln. Es dauert bis zum maximalen Wirkungseinsatz möglicherweise sechs Monate; da die Wirkung meist sukzessive einsetzt, bekommt der Betroffene davon auch nicht viel mit, selbst wenn der Hautbefund kontinuierlich deutlich gebessert wird. Denn für die Überbrückung zum Wirkungseintritt wurde der Betroffene meist mit Glukokortikoiden behandelt. Eine gute Möglichkeit die Therapie mit Antimalariamitteln besser zu steuern ist, die Blutspiegel der Substanz regelmäßig zu bestimmen. Das gilt es natürlich vorab mit dem Patienten zu besprechen, damit der nicht die Kontrolle fürchtet.

Dem großen Nutzen von Antimalariamitteln steht das Risiko einer toxischen Retinopathie gegenüber. Dieses ist allerdings bei Einhaltung der an das Körpergewicht (Berechnungsgrundlage ist das reale Körpergewicht und nicht mehr das Idealgewicht) angepassten täglichen Dosierung von max. 5 mg/kg/d für Hydroxychloroquin und max. 2,3 mg/kg/d Chloroquin sehr gering. Das Risiko für eine Toxizität beträgt nach 5 Jahren etwa ein Prozent und steigt nach 10-jähriger Einnahme auf etwa 2 % an. Eine Fundus-Untersuchung sollte im ersten Jahr durchgeführt werden, um eine vorbestehende Makulopathie auszuschließen. Danach reicht nach Empfehlungen der Amerikanischen und Britischen Ophthalmologischen Gesellschaft eine erste Kontrolle mittels Gesichtsfelduntersuchung und optischer Kohärenztomographie erstmals nach 5 Jahren aus [66,67]. Anschließend werden jährliche Kontrollen empfohlen.

Früher häufiger eingesetzte höhere Dosen des Antimalariamittels erhöhen das Risiko für eine Makulopathie signifikant und sollten deshalb sicher vermieden werden, da mit ihnen auch kein größerer oder schnellerer Nutzen besteht. Dosisanpassungen können bei Nierenfunktionseinschränkungen oder gleichzeitiger Therapie mit Tamoxifen erforderlich sein. In diesen Fällen wird empfohlen, die Blutspiegel des Antimalariamittels zu bestimmen (Case 2).

Die Therapie mit Antimalariamitteln kann für die Kontrolle der Krankheitsaktivität eines SLE völlig ausreichend sein, wenn keine aktiven Organbeteiligungen z. B. von Niere, ZNS oder Lunge vorliegen, d. h. für Patienten mit mildem Lupus ohne Risiko Organfunktionsverlust. Für diese Patienten ist dann auch keine Glukokortikoid-Therapie erforderlich! Kortison einsparen oder eine max. tägliche Dosis von 6 mg Prednisolon-Äquivalent sind ein erster Schritt zur Arteriosklerose-, Infektions- und auch Osteoporoseprophylaxe.

Zur Prävention der beschleunigten Arteriosklerose, der Haupttodesursache von Lupus-Patienten heute, ist es wichtig die klassischen Risikofaktoren zu reduzieren (die krankheitsinhärenten Faktoren durch den SLE sind bisher nur unzulänglich fassbar). Dazu gehören im Weiteren insbesondere das Beenden des Rauchens, das zusätzlich einen negativen Einfluss auf die Krankheitsaktivität und die Wirksamkeit von Antimalariamitteln hat, und eine Gewichtskontrolle (insbesondere auch unter Glukokortikoid-Therapie). Zudem sollten sich die Patienten ausreichend bewegen, was den Betroffenen bei Gelenkbeschwerden und einer häufig stark einschränkenden Müdigkeit schwerfallen kann. Hier ist Aufklärung dringend angeraten.

In Abhängigkeit von der individuell notwendigen Therapie und der klinischen Situation sollten niedrig-dosierte Acetylsalicylsäure, Calcium/Vitamin D, Statine und Antihypertensiva erwogen werden. ACE Inhibitoren oder Angiotensin Rezeptor

Blocker sind auch bei Patienten mit Proteinurie als Prävention angeraten (Case 2). Zusätzlich sollten alle Patienten eine ausreichend UV-Protektion betreiben.

Die Behandlung der Komorbiditäten ist essentieller Bestandteil jeder Versorgung von Lupus-Patienten. Dabei sind nicht nur Medikamenten-Interaktionen, sondern auch die Besonderheiten der Unverträglichkeiten einzelner Substanzen bei Lupus-Patienten zu beachten.

1.8.2 Stadienadaptierte Therapie

Der zweite Teil der Therapie richtet sich an den Manifestationen des SLE aus. Dabei ist prinzipiell eine einfache Unterscheidung für alle Krankheitsausprägungen hilfreich, die auch in der britischen Leitlinie empfohlen wird [36]:

a. mild: es besteht keine Organgefährdung
b. „moderate": eine Organfunktionsgefährdung liegt (auch langfristig) vor
c. „severe": es besteht eine lebensbedrohliche Situation

Diese einfache Einteilung verdeutlicht klar, welche Schritte erforderlich sind. Für „mild" benötigt man meist keine Immunsuppression über BASIC hinaus, für „moderate" besteht die meiste Evidenz für eine Immunsuppression und für „severe" gibt es eigentlich keine Daten über Kasuistiken hinaus. Anhalte für die verschiedenen Ebenen gibt Tab 1.6.

Tab. 1.6: Beispiele für die Zuordnung in eine stadienadaptierte Therapie (KOF: Körperoberfläche).

mild	„moderate"	„severe"
Arthralgien	Polyarthritis	Koma
Erythem (< 20 % KOF)	Glomerulonephritis	Rapid progressive Glomerulonephritis
erhöhte Temperatur (max. 38,5°)	Hyperviskositäts-Syndrom	transverse Myelitis
Müdigkeit ohne Einschränkungen	Enzephalopathie	zerebrale Vaskulitis
seltene & leichte Kopfschmerzen	Thrombozytopenie (15–30.000/µl)	Leukozyten (< 1.000/µl))
Gewichtsabnahme (< 10 %)	Pneumonitis	pulmonale Blutung
Atemnot bei Belastung (klin. o. B.)	Myokarditis	Perikard-Tamponade

1.8.2.1 Glukokortikoide

In der lebensbedrohlichen Situation besteht nahezu immer eine Indikation für Glukokortikoide, auch wenn sie einen signifikanten Beitrag zur Entwicklung von Infektionen leisten. Im klinischen Alltag nehmen etwa ²/₃ der Patienten mit SLE regelmäßig Glukokortikoide ein. In akuten Krankheitssituationen ist eine Kortisontherapie sicher wirksam und grundsätzlich sinnvoll. In akuten Fällen und allgemeinen Schubsituationen sind Glukokortikoide in Dosierungen von 20–100 mg Prednisonäquivalent/d das Mittel der Wahl. Eine optimale Startdosis wurde bisher nicht evaluiert und definiert – sie hängt im Wesentlichen von der potentiellen Gefahr der akuten Situation und der Erfahrung des Behandlers ab. Bei besonders schweren Fällen wird auch eine Infusionsstoßtherapie mit 500–1.000 mg Prednison/d über 3 Tage gegeben, ohne dass dafür eine breite Evidenz vorliegt. Es gibt Hinweise darauf, dass damit insgesamt die kumulative Gesamtdosis von Kortison reduzierbar ist.

Nach Beherrschung der akuten Krise sollte die Glukokortikoiddosis je nach Persistenz der Krankheitsaktivität möglichst bald (in jedem Fall auf ≤ 6 mg Prednison/d) reduziert und besser komplett abgesetzt werden. Die Diagnose SLE per se ist keine Indikation zu einer dauerhaften Kortisontherapie! In inaktiven Phasen des SLE sind oft keine Glukokortikoide erforderlich! Da es gute Hinweise darauf gibt, dass die Prednisontherapie einer der treibenden Faktoren für die beschleunigte Arteriosklerose der Lupus-Patienten ist, die für die langfristige Prognose der Betroffenen so bedeutsam ist, sollte es das Ziel sein, die Notwendigkeit für eine Glukokortikoid-Therapie immer wieder zu hinterfragen.

Gelenkschwellungen sind oft durch nicht-steroidale Antiphlogistika allein ausreichend zu bessern, bei deren Einsatz die bestehenden Kontraindikationen zu beachten sind. Die Aktivierung eines SLE im Sinne eines DIL unter NSAR ist eine Rarität.

Erlaubt die Klinik keine Reduktion des Prednisons zumindest auf unter 7,5 mg/d und ist eine andere Ursache der Beschwerden bzw. ein Compliance-Problem ausgeschlossen, dann besteht auch ohne weitere Organbeteiligung die Indikation zu einer weitergehenden immunsuppressiven Therapie [59]. In Deutschland ist für diese Indikation nur Azathioprin zugelassen, die EULAR empfiehlt zusätzlich Mycophenolat Mofetil (MMF) und Methotrexat, auch wenn die Evidenzlage für alle Substanzen für diese Krankheitssituation begrenzt ist. Azathioprin ist ein schon lange zugelassenes Purinanalogon, wobei für die heutige Entwicklung adäquate Studien fehlen. MMF wurde in der Indikation Kortison-sparend in Studien kaum geprüft, d. h. vergleichende Studien werden benötigt. Eine weitere Therapieoption ist heute in dieser Indikation Belimumab, ein monoklonaler Antikörper gegen BAFF, der sich in zwei großen internationalen Studien als effektiv erwiesen hat [68,69]. Dieser Antikörper gegen einen B-Lymphozyten Wachstumsfaktor ist sehr gut verträglich und steht jetzt auch zur subkutanen Anwendung zur Verfügung [70]. Diese Studiendaten belegen den Glukokortikoid-sparenden Effekt von Belimumab vor allem auch in Patienten mit hoher Krankheitsaktivität.

1.8.2.2 Therapie der Lupus-Nephritis

Am besten untersucht ist die Behandlung des SLE in der Indikation Lupus-Nephritis. Der Goldstandard „Cyclophosphamid-Therapie" wurde in den letzten Jahren deutlich modifiziert: zunächst von einer oralen Dauertherapie auf eine intravenöse Bolustherapie, und diese wurde dann zunächst in ihrer Dosis und zuletzt auch in ihrer Dauer deutlich reduziert, um garantierte Langzeitschäden durch die Medikation zu vermeiden.

Man unterscheidet heute die Induktionstherapie von einer Erhaltungstherapie, auch wenn es sich zum Teil um die gleiche Medikation und Dosierung handelt [48]. Diese Induktionstherapie ist der erste Schritt zu einer zielgerichteten Therapie.

Die EULAR empfiehlt bei Klasse IIIA (oder IIIA/C [± V]) und Klasse IVA (oder IVA/C [± V]) Glomerulonephritis MMF (oder dosisäquivalent andere Mycophenolsäure-Substanzen [MPA]) mit einer Zieldosis von 3 g/d für 6 Monate oder Cyclophosphamid 3 g über 3 Monate (Eurolupus-Protokoll: 6 × mg 500 mg in 14-tägigen Intervallen) als Induktionstherapie (höhere Dosierungen können bei schlechten prognostischen Parametern indiziert sein). Diese Therapie soll jeweils von einer Glukokortikoidtherapie begleitet werden. Das Eurolupus-Protokoll sieht dafür 3 Pulse Methylprednisolon mit 750 mg, anschließend orale Therapie startend mit 0,5 mg/kgKG/d und langsamer Reduktion vor [71]. Andere Regime starten mit 60 mg Prednisolon oral. Es gibt jedoch keine wirklich gute Evidenz dafür, ob und wenn ja welche Kortisontherapie bei Klasse III und IV Glomerulonephritiden wirklich erforderlich ist.

Die Erhaltungstherapie bei Lupus-Nephritis sollte in MMF (2 g/d) bestehen, wenn die Patienten primär auf MMF angesprochen haben, sonst ist gleichwertig auch Azathioprin (2 mg/kgKG/d) möglich. (In der Indikation Lupus-Nephritis besteht heute eine Erstattungsfähigkeit von MMF und einigen anderen Mycophenolsäure-Substanzen in Deutschland.)

Langfristiges Ziel der Therapie ist der Erhalt der Nierenfunktion. Dafür sollte ein komplettes renales Ansprechen angestrebt werden, d. h. UPCR < 50 mg/mol und normale (oder konstante) Nierenfunktion. Zumindest ein partielles Ansprechen (= ≥ 50 % Reduktion der Proteinurie in einen nicht mehr nephrotischen Bereich und [fast] normale Nierenfunktion) sollte am besten nach 6 Monaten, spätestens aber nach 12 Monaten erreicht werden. Evaluationen von Langzeituntersuchungen haben gezeigt, dass ein frühes Ansprechen ein prognostisch günstiges Zeichen ist und dass bei einer Restproteinurie von maximal 700 mg langfristig eine gute Prognose zum Erhalt der Nierenfunktion besteht [72]. Indikatoren für die Krankheitsaktivität bei der Lupus-Nephritis sind neben den genannten organbezogenen Laborbefunden die Titer der dsDNA Antikörper sowie die Konzentrationen an C3 und C4 Komplement.

Für Patienten, die auf die gewählte Primärtherapie nicht ansprechen, wird ein Wechsel auf das jeweils andere Therapieregime (Cyclophosphamid/MMF) oder auch auf Rituximab empfohlen, auch wenn die kontrollierten Studien die an vielen Einzelfällen gesehene Effektivität nicht bestätigt haben [73,74]. Alternativen zeichnen sich möglicherweise mit Voclosporin (was zunächst hauptsächlich bei chinesischen Patienten eingesetzt wurde) und mit weiteren Biologika (z. B. gegen APRIL oder auch Belimumab) ab.

Die reine Klasse V Nephritis (membranöse Lupus-Nephritis) soll initial mit Glukokortikoiden plus MPA behandelt werden, um Kortison zu sparen. Alternativen bei Kontraindikationen oder unzureichendem Ansprechen sind Calcineurin-Inhibitoren (Cyclosporin oder Tacrolimus) oder auch Rituximab. Calcineurin-Inhibitoren sind auch zur Erhaltungstherapie der Klasse V Nephritis geeignet.

Wie auch für die Typ III und IV Glomerulonephritis gibt es keine ausreichenden Daten zur notwendigen Länge der Immunsuppression bei Lupus-Nephritis Typ V (insgesamt gibt es zum Absetzen oder zur Reduktion der Immunsuppression bisher wenig Daten, was das Risiko der Akkumulation verstärkt).

In jedem Fall besteht neben der immunsuppressiven Therapie auch eine Indikation zu einer Begleittherapie (s. o.). So sollte für Patienten mit einer APS assoziierten Nephropathie eine Antimalariamittel-Therapie und/oder eine Antikoagulation erwogen werden [48].

Bei terminalem Nierenversagen sind alle Methoden der Nierenersatztherapie möglich. Bei Patienten, die aus extra-renaler Indikation weiter eine immunsuppressive Therapie benötigen, ist die Peritonealdialyse mit einem erhöhten Infektionsrisiko verbunden. Eine Nierentransplantation ist besonders erfolgversprechend bei kontrollierter Krankheitsaktivität und einer Lebendorganspende [48].

1.8.2.3 Immunsuppression bei nicht-renaler Organbeteiligung

Die immunsuppressive Therapie für andere Organbeteiligungen beim SLE ist deutlich weniger gut geprüft und folgt daher aber im Wesentlichen dem gleichen Schema. Immer richtet sich die Art der Immunsuppression am bestehenden Risiko für eine Organschädigung und einen drohenden Organverlust aus. In jedem Fall ist eine Differenzierung der Genese der Organmanifestation erforderlich: SLE (= Immunsuppression) oder APS (= Antikoagulation) oder eine andere, z. B. infektiöse Genese. Auch ein bereits eingetretener Schaden und dessen Ausmaß am Befund müssen sicher abgegrenzt werden, da der Schaden definitionsgemäß nicht mehr durch eine Immunsuppression veränderbar ist.

Peripheres und zentrales Nervensystem

Für die neuro-psychiatrischen Manifestationen akute Konfusion, aseptische Meningitis (wenn sie nicht durch eine NSAR-Therapie ausgelöst wurde), transverse Myelitis, kranialer und peripherer Neuropathie und Psychosen wird eine Immunsuppression empfohlen [54]. Die zugrundeliegende Evidenzlage für die einzelne Manifestation ist jedoch eher gering. Bei ZNS-Manifestationen, die eher einem anti-Phospholipid-Syndrom zuzuordnen sind, besteht die Indikation zur Immunsuppression nicht. Diese Patienten profitieren eher von einer oralen Antikoagulation. Zusätzlich bedarf es immer einer ergänzenden symptomatischen Therapie, z. B. ggfs. den Einsatz von Antidepressiva oder Antikonvulsiva.

Herz

Die Myokarditis bei Lupus ist ebenfalls Indikation für eine immunsuppressive Therapie (nach Ausschluss einer viralen Genese). Die Perikarditis ist häufig mit NSAR ausreichend gut behandelt, ausgeprägte Ergüsse bedürfen einer vorübergehenden Kortikoidtherapie, ggfs. begleitet von einer Entlastungspunktion. Die nicht-bakterielle Endokarditis, wenn sie noch nicht zu deutlichen funktionellen Klappenveränderungen geführt hat, bedarf am ehesten einer Thrombozytenaggregationshemmung, da sie zumeist an eine APS assoziiert ist. Bei fortgeschrittenen Veränderungen und Funktionsstörungen sind wie auch bei nicht Lupus-Patienten Interventionen angeraten. Die Hauptmanifestation am Herzen ist die beschleunigte Arteriosklerose mit koronarer Herzerkrankung. Neben der oben angesprochenen kontinuierlichen Prophylaxe von Beginn der Erkrankung an, ist für potentielle Interventionen vor allem von Bedeutung daran zu denken, dass die Lupus-Patienten bereits in jungen Jahren eine deutliche Koronarsklerose entwickelt haben können.

Lunge

Die Lupuspneumonitis ist eine akut lebensbedrohliche Manifestation und damit eine Indikation zu einer sofortigen Glukokortikoidtherapie; zusätzlich wird eine Immunsuppression gestartet, um den Kortisonbedarf möglichst rasch zu reduzieren. Die Höhe der initialen Prednisolondosis beträgt zumeist mindestens 1 mg/kg Körpergewicht; auch eine kurzzeitige Stoßtherapie, z. B. 250 mg Methylprednisolon an drei aufeinanderfolgenden Tagen, ist möglich. Eine wirkliche Dosisfindung hat dazu nicht stattgefunden; das größte Risiko besteht in der Regel in der sekundären, meist bakteriellen Pneumonie, die durch die Immunsuppression begünstig wird.

Interstitielle Pneumonien sind eine im Vergleich zur RA oder der progressiven Systemsklerose eher seltene Manifestation eines SLE. Auch bei dieser Manifestation ist wegen der Gefährdung der Organfunktion eine langfristige Immunsuppression erforderlich.

Die Pleuritis wird vergleichbar der Perikarditis behandelt: meist reichen NSAR aus oder auch eine niedrige Kortisondosis.

Eine pulmonale Hypertonie wird mit Endothelin Rezeptor Antagonisten, Phosphodiesterase 5 Inhibitoren und Prostacyclin oder Analoga behandelt, bei embolischer Genese z. B. im Rahmen eines Anti-Phospholipid-Syndroms auch mit Antikoagulation.

Zytopenien

Bei Immunzytopenien hängt die immunsuppressive Therapie im Wesentlichen vom Ausmaß und damit vom Risiko der bestehenden Zellverminderung ab (siehe Tab. 1.5). Dabei gilt es vor allem die optimale Balance zwischen Immunsuppression und möglicher Myelosuppression durch die immunsuppressive Medikation zu finden. Substanzen mit einem geringen Risiko für eine Knochenmarkstoxizität erscheinen in dieser Indikation deshalb einfacher zu handhaben. Deshalb bieten sich in diesen Indikationen Kortison, Calcineurin-Inhibitoren, Belimumab und Rituximab besonders an, auch wenn dazu im Einzelnen kontrollierte Studien fehlen. Bevor diese Substanzen eingesetzt werden, muss vor allem geprüft werden, ob überhaupt eine Indikation zur Korrektur der Zytopenie besteht und ob diese wirklich Folge einer Lupusaktivität ist. Milde Leukozytopenien bedürfen keiner Therapie, wenn hierdurch, was eher selten ist, nicht Infektionen begünstigt werden. Milde Thrombozytopenien (> 30.000 µl) können z. B. Ausdruck eines APS sein und benötigen keiner Korrektur, sofern keine Blutungszeichen bestehen. Auch bei einer gering ausgeprägten autoimmunhämolytischen Anämie mit (fast) normalem Hämoglobingehalt kann meist auf eine ergänzende Immunsuppression verzichtet werden.

Haut

Einige Besonderheiten hat die Therapie der verschiedenen Hautveränderungen beim SLE [75]. Lokal helfen Kortison und Calcineurin-Inhibitoren (Tacrolimus, Pimecrolimus), systemisch sind Antimalariamittel am besten geprüft. Neben den anderen systemischen Immunsuppressiva, die bereits oben genannt wurden, steht für bullöse Hautreaktionen die Lupus-Pannikulitis und SCLE auch noch Dapson als Therapieoption zur Verfügung. Auch ein kurzzeitiger Einsatz von Thalidomid kann bei schweren Hautbeteiligungen erfolgreich sein.

Alternativen

Es ist keine Seltenheit, dass die klassischen geprüften und zugelassenen Medikamente für den SLE bei Lupus Patienten ausgeschöpft sind. Entweder helfen die genannten Standardtherapien nicht – die ja teilweise schon off-label sind – oder die Patienten vertragen die Medikation nicht oder nicht mehr. Für diese Patienten gibt es eine Reihe von weiteren Substanzen, die im Einzelfall kontrolliert eingesetzt werden. Rituximab zeigte in zahlreichen unkontrollierten Studien eine hohe Effektivität, die durchgeführten kontrollierten Studien verfehlten leider ihr primäres Therapieziel.

Weitere Biologika, die vornehmlich wie Belimumab und Rituximab gegen B-Zellen gerichtet sind oder den Interferon alpha Signalweg blockieren, und Kinase-Inhibitoren sind in der Effektivitätstestung. Allerdings sind die meisten neuen Therapiestudien in den letzten Jahren spätestens in der Phase 3 gescheitert. Das Problem vieler klinischer Studien bei Lupus ist es, die richtigen Patienten zu finden, die gesund genug sind, in Placebo-kontrollierte Studien eingebracht werden zu können, und krank genug, um ein klinisches Ansprechen sicher festzustellen. Der letztere Punkt ist dabei von besonderer Bedeutung, weil mit Placebo in der Regel *„standard of care"* gemeint ist, also auch unter „Placebo" bereits meist eine deutliche Immunsuppression besteht.

Kontrazeption

SLE-Patientinnen wurde früher oft von der sichersten Verhütungsmethode, der Antibabypille (Kombination aus Gestagen und Östrogen) abgeraten, da man eine Aktivierung der Erkrankung über die darin enthaltenen Östrogene befürchtete. Daten einer doppelblinden, randomisierten Studie (SELENA Studie; Östrogen-Gestagen-Kombinationspräparat versus Placebo) an 183 SLE-Patientinnen mit inaktiver bzw. stabiler Erkrankung (Ausschlusskriterium waren aPL und eine vorangegangene Thrombose) zeigten allerdings nach 12 Monaten keinen Unterschied hinsichtlich der Schubrate in beiden Gruppen [76]). In einer stabilen Situation kann daher mit gutem Gewissen entschieden werden, einer SLE-Patientin die „Pille" zu verschreiben. Auch bei Frauen, die langjährig die „Pille" ohne Probleme einnehmen und bei denen dann ein SLE diagnostiziert wird, muss diese nicht abgesetzt werden. Wir empfehlen dies allerdings Patientinnen, bei denen ein relativ enger zeitlicher Zusammenhang mit der Ersteinnahme und Krankheitsbeginn liegt. Bei Frauen mit Thromboserisiko (aPL!) und bei Raucherinnen über 35 Jahren ist eine östrogenhaltige „Pille" kontraindiziert.

Die EULAR empfiehlt bei fehlenden gynäkologischen Kontraindikationen primär den Einsatz eines intrauterinen Device (IUD) [60]. Dabei sollten Levonorgestrel-haltige IUD nur dann verwendet werden, wenn der Nutzen durch die Hormonfreisetzung (z. B. Verminderung der menstrualen Blutung bei Antikoagulation) größer ist als das Risiko einer Thromboseentwicklung.

Therapie in der Schwangerschaft

Eine Schwangerschaft bei einer SLE-Patientin kann mit Auswirkungen auf die werdende Mutter und das ungeborene Kind einhergehen. Wegen eines hohen Risikos wurde früher Lupus Patientinnen generell von einer Schwangerschaft abgeraten. Zahlreiche Kohortenstudien aus den letzten zwei Jahrzehnten haben die Evidenzlage deutlich verändert. Heute stehen EULAR Empfehlungen für diesen Themenkomplex zur Verfügung [60]. Vor allem Beratung und Planung vor einer Schwangerschaft scheinen den Ausgang einer Schwangerschaft bei SLE deutlich zu verbessern.

Die Fertilität ist bei milden Erkrankungsverläufen und suffizienter Krankheitskontrolle nicht eingeschränkt. Dazu kommt es aber bei schwerer Niereninsuffizienz oder nach Cyclophosphamid-Therapie. Unregelmäßige Menstruationszyklen werden zudem bei aktiver SLE-Erkrankung und unter hohen Steroiddosen beobachtet und beeinflussen die Fertilität so zumindest zeitweise. Daneben tragen die mit Antiphospholipid-Antikörpern (aPl) assoziierten Aborte zu einer verringerten Anzahl an Lebendgeburten bei.

Krankheitsschübe sind in der Schwangerschaft etwas häufiger, verlaufen aber meist eher ohne Organmanifestationen. Das Risiko für einen Schub in der Schwangerschaft ist abhängig von der Erkrankungsaktivität zum Zeitpunkt der Konzeption: beschrieben ist ein bis zu siebenfach erhöhtes Risiko für einen Schub, wenn vor der Schwangerschaft ein aktiver SLE bestand. Bei Frauen, deren Erkrankung 6 Monate vor Konzeption in klinischer Remission ist, besteht dagegen kein erhöhtes Schubrisiko. Eine Schwangerschaft bei SLE sollte besser für stabile Erkrankungsphasen geplant werden, um Exazerbationen und negative Auswirkungen auf den Schwangerschaftsverlauf zu vermeiden.

Obwohl auch Antimalariamittel in der Schwangerschaft formal kontraindiziert sind, wirkt sich ein Absetzen eher ungünstig auf die Schubrate aus. Frauen, die eine Antimalariamittel-Therapie in der Schwangerschaft fortsetzen, weisen eine niedrigere SLE-Aktivität auf und benötigen zum Zeitpunkt der Geburt niedrigere Kortisondosen. Deswegen wird geraten, die Antimalariatherapie in der Schwangerschaft fortzusetzen.

Die Intensität einer Immunsuppression sollte bei Konzeptionswunsch nicht reduziert werden. Neben Antimalariamitteln können in der Schwangerschaft bei entsprechender Indikation Glukokortikoide, Azathioprin, Calcineurin-Inhibitoren, Immunglobuline und niedrig dosiertes ASS (bei aPl positiven Frauen und zur Verringerung eines Präeklampsie-Risikos bei Frauen mit Nierenbeteiligung) eingesetzt werden. Mycophenolsäure, Cyclophosphamid und Methotrexat sind kontraindiziert und müssen bei Planung einer Schwangerschaft abgesetzt bzw. umgestellt werden (Case 2). Zu den Biologika (Rituximab, Belimumab) fehlen aktuell Daten.

Eine regelmäßige interdisziplinäre Betreuung (rheumatologisch und gynäkologisch) in der Gravidität ist zu empfehlen. Frauen mit einem aktiven SLE, insbesondere aber mit einer Nierenbeteiligung und Frauen mit Antiphospholipidantikörpern, haben ein erhöhtes Risiko für Schwangerschaftskomplikationen (Aborte, Präeklampsie, intrauterine Wachstumsretardierung, Frühgeburten) und sollten in der Schwangerschaft besonders engmaschig kontrolliert werden. Auch medizinische Komplikationen (thromboembolische Ereignisse, Blutungen, Infektionen) treten in einer Lupus-Schwangerschaft gehäuft auf. Lebensbedrohliche mütterliche Komplikationen sind allerdings selten geworden.

Bei Frauen mit Antikörpern gegen SS-A/Ro besteht ein erhöhtes Risiko für einen so genannten neonatalen LE. Diese Kinder können z. B. LE-ähnliche Hauterscheinungen aufweisen (10–20 %), teils Zytopenien (bis zu 27 %) oder eine Hepatosplenomegalie. Diese Symptome sind in den ersten 6 Lebensmonaten mit Elimination der mütterlichen Antikörper reversibel. Meist irreversibel ist dagegen ein kongenitaler AV-Block. Das Risiko liegt bei ca. 2 %, das Rezidivrisiko bei 15–20 %. Bei ca. 70 % der Kinder mit AV-Block III° ist frühzeitig oder im Verlauf eine Schrittmacher-Behandlung erforderlich. Die Gesamtmortalität liegt bei etwa 20 %. Da ein AV-Block schon pränatal durch Doppler diagnostizierbar ist, sollte eine fetale Ultraschall-Untersuchung ab der 16. SSW wöchentlich, zwischen der 26. und 32. SSW alle zwei Wochen erfolgen.

Da die Chance auf vollständige oder partielle Reversibilität des Herzblocks besteht, wird bei einem unvollständigen AV-Block bzw. bei Hinweisen auf eine Myokarditis, Aszites oder Hydrops eine Therapie mit fluorierten Steroiden, welche die Plazentaschranke passieren können, empfohlen. Eine vorbeugende Behandlung AK-positiver Schwangerer wird aufgrund des geringen Risikos und der möglichen Komplikationen der Steroidtherapie nicht empfohlen. Möglicherweise wirkt sich Einnahme von Antimalariamitteln auf das Risiko für einen AV-Block günstig aus.

1.9 Ausblick

Aktuelle Studien zeigen, dass die gewünschte Leitlinien-gemäße standardisierte Überwachung der Lupus Patienten bisher kaum Anwendung findet. Hierüber ließe sich sicher eine deutliche Verbesserung des Outcomes erzielen. Zusätzlich wird eine zielgerichtete Therapie mit möglichst wenig Kortisoneinsatz die Lebensqualität der Betroffenen weiter verbessern. Dafür gilt es eindeutige Strategien zu entwickeln und vor allem die Patienten in den Prozess mit einzubeziehen. Dazu bedarf es sicher einer intensiven Schulung der Patienten. In ein solches Konzept lassen sich dann die erweiterten Optionen durch neu zugelassene Biologika und *„small molecules"* integrieren.

Literatur

[1]   Tan EM, Cohen AS, Fries JF, et al. The 1982 revised criteria for the classification of systemic lupus erythematosus. Arthritis Rheum. 1982;25:1271–1277.

[2]   Petri M, Orbai AM, Alarcón GS, et al. Derivation and validation of the Systemic Lupus International Collaborating Clinics classification criteria for systemic lupus erythematosus. Arthritis Rheum. 2012;64:2677–2686.

[3]   Aringer M, Costenbader K, Daikh D, et al. 2019 European League Against Rheumatism/American College of Rheumatology classification criteria for systemic lupus erythematosus. Ann Rheum Dis. 2019;78:1151–1159

[4]   Arbuckle MR, McClain MT, Rubertone MV, et al. Development of autoantibodies before the clinical onset of systemic lupus erythematosus. N Engl J Med. 2003;349:1526–1533.

[5]   Rees F, Doherty M, Lanyon P, et al. Early Clinical Features in Systemic Lupus Erythematosus: Can They Be Used to Achieve Earlier Diagnosis? A Risk Prediction Model. Arthritis Care Res. 2017;69:833–841.

[6]   McCarty DJ, Manzi S, Medsger TA Jr, et al. Incidence of systemic lupus erythematosus. Race and gender differences. Arthritis Rheum. 1995; 8:1260–1270.

[7]   Brinks R, Fischer-Betz R, Sander O, et al. Age-specific prevalence of diagnosed systemic lupus erythematosus in Germany 2002 and projection to 2030. Lupus. 2014;23:1407–1411.

[8]   Borchers AT, Naguwa SM, Shoenfeld Y, Gershwin ME. The geoepidemiology of systemic lupus erythematosus. Autoimmunity Reviews. 2010;9:A277–A287.

[9]   López P, Mozo L, Gutiérrez C, Suárez A. Epidemiology of systemic lupus erythematosus in a northern Spanish population: gender and age influence on immunological features. Lupus. 2003;12:860–865.

[10] Tsokos GC. Systemic lupus erythematosus. N Engl J Med. 2011;365:2110–2121.

[11] Webb R, Kelly JA, Somers EC, et al. Early disease onset is predicted by a higher genetic risk for lupus and is associated with a more severe phenotype in lupus patients. Ann Rheum Dis. 2011;70:151–156.

[12] Slingsby JH, Norsworthy P, Pearce G, et al. Homozygous hereditary C1q deficiency and systemic lupus erythematosus. A new family and the molecular basis of C1q deficiency in three families. Arthritis Rheum. 1996;39:663–670.

[13] Ghodke-Puranik Y, Niewold TB. Immunogenetics of systemic lupus erythematosus: A comprehensive review. J Autoimmunity. 2015;64:125–136.

[14] Orcesi S, La Piana R, Fazzi E. Aicardi-Goutieres syndrome. Br Med Bull. 2009;89:183–201.

[15] Bronson PG, Chaivorapol C, Ortmann W, Behrens TW, Graham RR. The genetics of type I interferon in systemic lupus erythematosus. Curr Opin Immunol. 2012;24:530–537.

[16] Lausch E, Janecke A, Bros M, et al. Genetic deficiency of tartrate-resistant acid phosphatase associated with skeletal dysplasia, cerebral calcifications and autoimmunity. Nat Genet. 2011;43:132–137.

[17] Kariuki SN, Franek BS, Kumar AA, et al. Trait-stratified genome-wide association study identifies novel and diverse genetic associations with serologic and cytokine phenotypes in systemic lupus erythematosus. Arthritis Res Ther. 2010;12:R151.

[18] Saeed M. Lupus pathobiology based on genomics. Immunogenetics. 2017;69:1–12.

[19] Hedrich CM, Mäbert K, Rauen T, Tsokos GC. DNA methylation in systemic lupus erythematosus. Epigenomics. 2017;9:505–525.

[20] Gatto M, Zen M, Ghirardello A, et al. A. Emerging and critical issues in the pathogenesis of lupus. Autoimmun Rev. 2013;12:523–536.

[21] Liu Z, Davidson A. Taming lupus-a new understanding of pathogenesis is leading to clinical advances. Nat Med. 2012;18:871–882.

[22] Yusof MYM, Psarras A, El-Sherbiny YM, et al. Prediction of autoimmune connective tissue disease in an at-risk cohort: prognostic value of a novel two-score system for interferon status. Ann Rheum Dis. 2018;77(10):1432–1439.

[23] Furie R, Khamashta M, Merrill JT, et al. Anifrolumab, an Anti-Interferon-α Receptor Monoclonal Antibody, in Moderate-to-Severe Systemic Lupus Erythematosus. Arthritis Rheumatol. 2017;69:376–386.

[24] Sanchez-Guerrero J, Karlson EW, Liang MH, et al. Past use of oral contraceptives and the risk of developing systemic lupus erythematosus. Arthritis Rheum. 1997;40:804–808.

[25] Kuhn A, Krammer PH, Kolb-Bachofen V. Pathophysiology of cutaneous lupus erythematosus-novel aspects. Rheumatology. 2006;45(3):iii14-16.

[26] Dalle Vedove C, Simon JC, Girolomoni G. Drug-induced lupus erythematosus with emphasis on skin manifestations and the role of anti-TNFα agents. J Dtsch Dermatol Ges. 2012;10:889–897.

[27] Xiao X, Chang Ch. Diagnosis and classification of drug-induced autoimmunity (DIA) J Autoimmunity. 2014;48–49:66–72.

[28] Mak A, Cheung MW, Chiew HJ, Liu Y, Ho RC. Global trend of survival and damage of systemic lupus erythematosus: meta-analysis and meta-regression of observational studies from the 1950 s to 2000 s. Semin Arthritis Rheum. 2012;41:830–839.

[29] Urowitz MB, Gladman DD, Tom BD, Ibañez D, Farewell VT. Changing patterns in mortality and disease outcomes for patients with systemic lupus erythematosus. J Rheumatol. 2008;35:2152–2158.

[30] Manger K, Manger B, Repp R, et al. Definition of risk factors for death, end stage renal disease, and thromboembolic events in a monocentric cohort of 338 patients with systemic lupus erythematosus. Ann Rheum Dis. 2002;61:1065–1070.

[31] Mok CC, Kwok RC, Yip PS. Effect of renal disease on the standardized mortality ratio and life expectancy of patients with systemic lupus erythematosus. Arthritis Rheum. 2013;65:2154–2160.

[32] Yen EY, Singh RR. Lupus—An Unrecognized Leading Cause of Death in Young Females: A Population-Based Study Using Nationwide Death Certificates, 2000–2015. Arthritis Rheumatology. 2018;70:1251–1255.

[33] Bernatsky S, Boivin JF, Joseph L, et al. Mortality in systemic lupus erythematosus. Arthritis Rheum. 2006;54:2550–2557.

[34] Urowitz MB, Bookman AA, Koehler BE, et al. The bimodal mortality pattern of systemic lupus erythematosus. Am J Med. 1976;60:221–225.

[35] Nikpour M, Gladman DD, Urowitz MB. Premature coronary heart disease in systemic lupus erythematosus: what risk factors do we understand? Lupus. 2013;22:1243–1250.

[36] Bruce IN, O'Keeffe AG, Farewell V, et al. Factors associated with damage accrual in patients with systemic lupus erythematosus: results from the Systemic Lupus International Collaborating Clinics (SLICC) Inception Cohort. Ann Rheum Dis. 2015;74:1706–1713.

[37] Gordon C, Amissah-Arthur MB, Gayed M, et al. British Society for Rheumatology Standards, Audit and Guidelines Working Group. The British Society for Rheumatology guideline for the management of systemic lupus erythematosus in adults. Rheumatology. 2018;57:e1–e45.

[38] Mosca M, Tani C, Aringer M, et al. European League Against Rheumatism recommendations for monitoring patients with systemic lupus erythematosus in clinical practice and in observational studies. Ann Rheum Dis. 2010;69:1269–1274.

[39] Cervera R, Doria A, Amoura Z, et al. Patterns of systemic lupus erythematosus expression in Europe. Autoimmunity Rev. 2014;13:621–629.

[40] Nikpour M, Urowitz MB, Ibanes D, Gladman D. Frequency and Determinants of Flare and Persistently Active Disease in Systemic Lupus Erythematosus Arthritis & Rheumatism (Arthritis Care & Research). 2009;61:1152–1158.

[41] Ugarte-Gil MF, Acevedo-Vásquez E, Alarcón GS, et al. The number of flares patients experience impacts on damage accrual in systemic lupus erythematosus: data from a multiethnic Latin American cohort. Ann Rheum Dis. 2015;74:1019–1023.

[42] Gordon C, Isenberg D, Lerstrøm K, et al. The substantial burden of systemic lupus erythematosus on the productivity and careers of patients: a European patient-driven online survey. Rheumatology. 2013;52:2292–301.

[43] Cervera R, Khamashta MA, Font J, et al. European Working Party on Systemic Lupus Erythematosus. Morbidity and mortality in systemic lupus erythematosus during a 10-year period: a comparison of early and late manifestations in a cohort of 1,000 patients. Medicine (Baltimore). 2003;82:299–308.

[44] Sontheimer RD, Thomas JR, Gilliam JN. Subacute cutaneous lupus erythematosus: a cutaneous marker for a distinct lupus erythematosus subset. Arch Dermatol. 1979;115:1409–1415.

[45] Alniemi DT, Gutierrez A Jr, Drage LA, Wetter DA. Subacute Cutaneous Lupus Erythematosus: Clinical Characteristics, Disease Associations, Treatments, and Outcomes in a Series of 90 Patients at Mayo Clinic, 1996–2011. Mayo Clin Proc. 2017;92:406–414.

[46] Kuhn A, Landmann A. The classification and diagnosis of cutaneous lupus erythematosus. J Autoimmun. 2014;48–49:14–19.

[47] Ceccarelli F, Perricone C, Cipriano E, et al. Joint involvement in systemic lupus erythematosus: From pathogenesis to clinical assessment. Semin Arthritis Rheum. 2017;47:53–64.

[48] Patel M, Clarke AM, Bruce IN, Symmons DPM. The Prevalence and Incidence of Biopsy-Proven Lupus Nephritis in the UK Evidence of an Ethnic Gradient. Arthritis Rheum. 2006;54:2963–2969.

[49] Bertsias GK, Tektonidou M, Amoura Z, et al. European League Against Rheumatism and European Renal Association-European Dialysis and Transplant Association. Joint European League

Against Rheumatism and European Renal Association-European Dialysis and Transplant Association (EULAR/ERA-EDTA) recommendations for the management of adult and paediatric lupus nephritis. Ann Rheum Dis. 2012;71:1771–1782.

[50] Rekvig OP, Thiyagarajan D, Pedersen HL, Horvei KD, Seredkina N. Future Perspectives on Pathogenesis of Lupus Nephritis: Facts, Problems, and Potenzial Causal Therapy Modalities. Am J Pathol. 2016;186:2772–2782.

[51] Almaani S, Meara A, Rovin BH. Update on Lupus Nephritis. Clin J Am Soc Nephrol. 2017;12:825–835.

[52] Weening JJ, D'Agati VD, Schwartz MM, et al. International Society of Nephrology Working Group on the Classification of Lupus Nephritis; Renal Pathology Society Working Group on the Classification of Lupus Nephritis. The classification of glomerulonephritis in systemic lupus erythematosus revisited. Kidney Int. 2004;65:521–530.

[53] Restrepo-Escobar M, Granda-Carvajal PA, Jaimes F. Systematic review of the literature on reproducibility of the interpretation of renal biopsy in lupus nephritis. Lupus. 2017;26:1502–1512.

[54] Pattanashetti N, Anakutti H, Ramachandran R, et al. Effect of Thrombotic Microangiopathy on Clinical Outcomes in Indian Patients With Lupus Nephritis Kidney Int Rep. 2017;2:844–849.

[55] Bertsias GK, Ioannidis JP, Aringer M, et al. EULAR recommendations for the management of systemic lupus erythematosus with neuropsychiatric manifestations: report of a task force of the EULAR standing committee for clinical affairs. Ann Rheum Dis. 2010;69:2074–2082.

[56] The American College of Rheumatology nomenclature and case definitions for neuropsychiatric lupus syndromes. Arthritis Rheum. 1999;42:599–608.

[57] McElhone K, Abbott J, Shelmerdine J, et al. Development and validation of a disease-specific health-related quality of life measure, the LupusQol, for adults with systemic lupus erythematosus. Arthritis Rheum. 2007;57:972–979.

[58] Leong KP, Kong KO, Thong BY, et al. Development and preliminary validation of a systemic lupus erythematosus-specific quality-of-life instrument (SLEQOL). Rheumatology. 2005;44:1267–1276.

[59] van Vollenhoven R, Voskuyl A, Bertsias G, et al. A framework for remission in SLE: consensus findings from a large international task force on definitions of remission in SLE (DORIS). Ann Rheum Dis. 2017;76:554–561.

[60] Franklyn K, Lau CS, Navarra SV, et al; Asia-Pacific Lupus Collaboration. Definition and initial validation of a Lupus Low Disease Activity State (LLDAS). Ann Rheum Dis. 2016;75:1615–1621.

[61] Gladman DD, Urowitz MB, Goldsmith CH, et al. The reliability of the Systemic Lupus International Collaborating Clinics/American College of Rheumatology Damage Index in patients with systemic lupus erythematosus. Arthritis Rheum. 1997;40:809–813.

[62] Fanouriakis A, Kostopoulou M, Alunno A, et al. 2019 update of the EULAR recommendations for the management of systemic lupus erythematosus. Ann Rheum Dis. 2019;78:736–745

[63] Andreoli L, Bertsias GK, Agmon-Levin N, et al. EULAR recommendations for women's health and the management of family planning, assisted reproduction, pregnancy and menopause in patients with systemic lupus erythematosus and/or antiphospholipid syndrome. Ann Rheum Dis. 2017;76:476–485.

[64] Aringer M, Schneider M. Management des systemischen Lupus erythematodes. Internist. 2016;57:1052–1059.

[65] Ruiz-Irastorza G, Ramos-Casals M, Brito-Zeron P, Khamashta MA. Clinical efficacy and side effects of antimalarials in systemic lupus erythematosus: a systematic review. Ann Rheum Dis. 2010;69:20–28.

[66] Marmor MF, Kellner U, Lai TY, Melles RB, Mieler WF; American Academy of Ophthalmology. Recommendations on Screening for Chloroquine and Hydroxychloroquine Retinopathy (2016 Revision). Ophthalmology. 2016 ;123:1386–1394.

[67] Yusuf IH, Foot B, Galloway J, et al. The Royal College of Ophthalmologists recommendations on .screening for hydroxychloroquine and chloroquine users in the United Kingdom: executive summary. The Royal College of Ophthalmologists 2018, doi.org/10.1038/s41433-018-0136-x

[68] Furie R, Petri M, Zamani O, et al. A phase III, randomized, placebo-controlled study of belimumab, a monoclonal antibody that inhibits B lymphocyte stimulator, in patients with systemic lupus erythematosus. Arthritis Rheum. 2011;63:3918–3930.

[69] Navarra SV, Guzmán RM, Gallacher AE, et al; BLISS-52 Study Group. Efficacy and safety of belimumab in patients with active systemic lupus erythematosus: a randomised, placebo-controlled, phase 3 trial. Lancet. 2011;377:721–731.

[70] Stohl W, Schwarting A, Okada M, et al. Efficacy and Safety of Subcutaneous Belimumab in Systemic Lupus Erythematosus: A Fifty-Two-Week Randomized, Double-Blind, Placebo-Controlled Study. Arthritis Rheumatol. 2017;69:1016–1027.

[71] Houssiau FA, Vasconcelos C, D'Cruz D, et al. The 10-year follow-up data of the Euro-Lupus Nephritis Trial comparing low-dose and high-dose intravenous cyclophosphamide. Ann Rheum Dis. 2010;69:61–64.

[72] Dall'Era M, Cisternas MG, Smilek DE, et al. Predictors of long-term renal outcome in lupus nephritis trials: lessons learned from the Euro-Lupus Nephritis cohort. Arthritis Rheumatol. 2015;67:1305–1313.

[73] Rovin BH, Furie R, Latinis K, et al. LUNAR Investigator Group. Efficacy and safety of rituximab in patients with active proliferative lupus nephritis: the Lupus Nephritis Assessment with Rituximab study. Arthritis Rheum. 2012;64:1215–1226.

[74] Merrill JT, Neuwelt CM, Wallace DJ, et al. Efficacy and safety of rituximab in moderately-to-severely active systemic lupus erythematosus: the randomized, double-blind, phase II/III systemic lupus erythematosus evaluation of rituximab trial. Arthritis Rheum. 2010;62:222–233.

[75] Chang AY, Werth VP. Treatment of cutaneous lupus. Curr Rheumatol Rep. 2011;13:300–307.

[76] Petri M, Kim MY, Kalunian KC, et al. Combined oral contraceptives in women with systemic lupus erythematosus. N Engl J Med. 2005;353:2550–2558.

2 CLE – Kutaner Lupus erythematodes

Matthias Schefzyk

2.1 Einleitung

Die Haut ist beim systemischen Lupus erythematodes (SLE) das am zweithäufigsten betroffene Organ [24] und in ca. 80 % beim SLE im Verlauf involviert [1]. Diese hohe Sensitivität führt dazu, dass Hautmanifestationen Teil der Klassifikationskriterien des SLE nach dem *American College of Rheumatology* (ACR) und den *Systemic Lupus International Collaborating Clinics* (SLICC)-Kriterien sind. Der Lupus erythematodes kann primär die Haut betreffen, vor Symptomen an anderen Organen, und kann auch isoliert die Haut befallen.

Die kutanen Manifestationen des Lupus erythematodes (engl. *„cutaneous lupus erythematosus"* = CLE) unterscheiden sich anhand ihrer Lokalisation am Integument, anhand der betroffenen Hautstrukturen und anhand des klinischen Verlaufes zum Teil erheblich. Entscheidend für die Prognose der Patienten mit CLE ist die Wahrscheinlichkeit eine systemische Manifestation zu entwickeln.

Diese Wahrscheinlichkeit korreliert mit dem zeitlichen Verlauf (der „Akutizität") der Hautveränderungen. Unter zusätzlicher Berücksichtigung des klinischen Aspektes und der betroffenen Hautstrukturen hat sich die folgende Klassifikation des CLE etabliert [4,5]:

– akut-kutaner Lupus erythematodes (ACLE)
– subakut-kutaner Lupus erythematodes (SCLE)
– chronisch-kutaner Lupus erythematodes (CCLE) und
– intermittierend-kutanem Lupus erythematodes (ICLE)

Ein Lupus erythematodes kann auch arzneimittelbedingt auftreten (engl. *„drug-induced cutaneous Lupus erythematodes"* = DI-CLE).

2.2 Akut-kutaner Lupus erythematodes (ACLE)

Der *akut-kutane Lupus erythematodes* (ACLE) ist häufig mit einer systemischen Beteiligung assoziiert. Typisch ist ein akutes Auftreten mit Persistenz für einige Tage bis wenige Wochen und eine hohe Photosensitivität, weshalb die Hautveränderungen seitens der Patienten mit einem Sonnenbrand verwechselt werden können. Man unterscheidet eine lokalisierte von den generalisierten Varianten.

Die lokalisierte Variante, das Schmetterlingserythem (Abb. 2.1) ist gekennzeichnet durch die Ausbildung von schmerzhaften bis juckenden flächigen, teils teleangiektatischen Erythemen im zentrofazialen Bereich (Stirn, Wangen, Nase, Kinn) und spart typischerweise die nasolabialen Falten aus. Im zeitlichen Verlauf können die

https://doi.org/10.1515/9783110550153-002

akuten Hautveränderungen Schuppungen, Erosionen und Verkrustungen aufweisen und zu Konfluenz neigen. Eine Vernarbung tritt in der Regel nicht auf. Begleitend kann eine deutliche Gesichtsschwellung zu beobachten sein.

Beim *generalisierten makulopapulösen exanthematischen ACLE* treten die Hautveränderungen in lichtexponierten Arealen, insbesondere den Streckseiten der Ober- und Unterarme sowie an den Dorsalseiten der Hände auf. Grundsätzlich kann das gesamte Integument betroffen sein, wobei zumeist die Haut oberhalb der Gürtellinie betroffen ist. Juckreiz, der in der Regel aber nicht zum Aufkratzen der Haut führt (klinisch keine Kratzexkoriationen sichtbar), ist typisch. Die generalisierte Form kann im Vergleich zum Schmetterlingserythem einen protrahierten klinischen Verlauf zeigen und mit Blasenbildung einhergehen (*bullöser LE*) oder ein toxisch-epidermale Nekrolyse (TEN)-artiges Erscheinungsbild bieten (*TEN-artiger SLE*).

Begleitend können beim ACLE auch unspezifische Hautveränderungen auftreten (siehe Unspezifische Hautmanifestationen), die auf einen SLE hinweisen.

Die differenzialdiagnostische Abgrenzung des Schmetterlingserythems zur Rosazea kann schwierig sein, da diese auch mit einer Photosensitivität einhergehen kann. Die Verschlechterung der Rosazea tritt allerdings in der Regel innerhalb eines Tages auf. Photosensitivität beim CLE zeigt sich in der Regel mit Verzögerung, im Mittel von 6 Tagen. Das akute Auftreten sowie die Begleitsymptome, die auf einen SLE hinweisen, helfen bei der Einordnung ebenso wie die mit der Rosazea assoziierte Seborrhoe (durch Talgproduktion glänzende, fettig imponierende Haut). In der Abgrenzung zu anderen Kollagenosen spart das Schmetterlingserythem im Gegensatz zur Dermatomyositis in der Regel die periorbitale Region aus. Die exanthematisch-generalisierte Variante des ACLE kann mit (para-)infektiösen oder arzneimittelbedingten Exanthemen verwechselt werden. Eine Überlappung mit einem Erythema exsudativum multiforme ist in Form des sogenannten Rowell-Syndroms beschrieben,

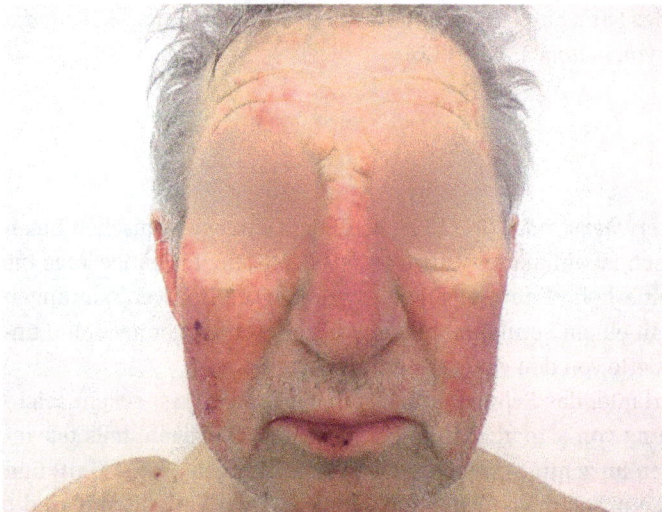

Abb. 2.1: Schmetterlingserythem.

bei dem Schießscheiben(= Kokarden)-artige Läsionen an Stamm und Extremitäten unter Einbeziehung der Palmae und Plantae auftreten können [20]. Bei der weiteren differenzialdiagnostischen Abgrenzung helfen neben serologischen Parametern die Histopathologie und Immunfluoreszenzdiagnostik (siehe Diagnostik).

2.3 Subakut-kutaner Lupus erythematodes (SCLE)

Der isolierte *subakut-kutane Lupus erythematodes* (SCLE) weist ein intermediäres Risiko (ca. 50 %) für den Übergang in einen SLE auf [5] und tritt bei ca. 15 % der Patienten mit CLE auf [25]. In seltenen Fällen kann der SCLE auch paraneoplastisch auftreten [9]. Er zeigt ebenfalls eine hohe Photosensitivität und tritt daher häufig in lichtexponierten Arealen am Integument in symmetrischer Verteilung auf. Die Hautveränderungen beinhalten zwei Varianten:
- papulosquamöse/psoriasiforme Variante (Abb. 2.2)
- polyzyklisch-anuläre Variante (Abb. 2.3).

Wobei Überlappungen zwischen beiden Varianten beschrieben sind [5]. Die Läsionen heilen in der Regel narbenlos ab, allerdings typischerweise unter Ausbildung von Dyspigmentierungen (Hypo- oder Hyperpigmentierungen) und kleinen Gefäßerweiterungen (Teleangiektasien). Sie zeigen sich an der vorderen und hinteren Schweißrinne in v-förmiger Anordnung, die daher auch als „V-Zeichen" bezeichnet wird (Abb. 2.4). Die Arme und der Bereich der Schultern über dem M. deltoideus können ebenfalls betroffen sein. Ein Befall des Gesichtes und der Kopfhaut ist seltener.

Differenzialdiagnostisch muss die Psoriasis vulgaris und auch das aerogene allergische Kontaktekzem vom SCLE abgegrenzt werden. Erstere lässt sich durch die Eigen- und Familienanamnese, die Prädilektionsstellen, Nagelveränderungen und Besserung durch UV-Licht abgrenzen. Letzteres weist einen meist quälenden Juckreiz

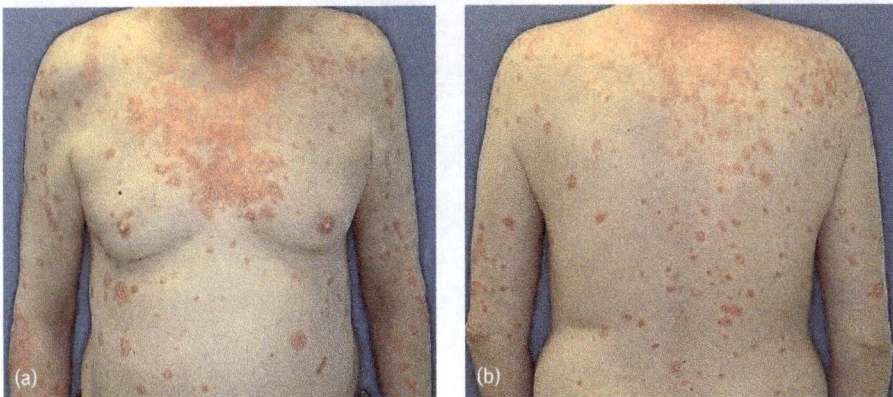

Abb. 2.2: Papulosquamöser SCLE.

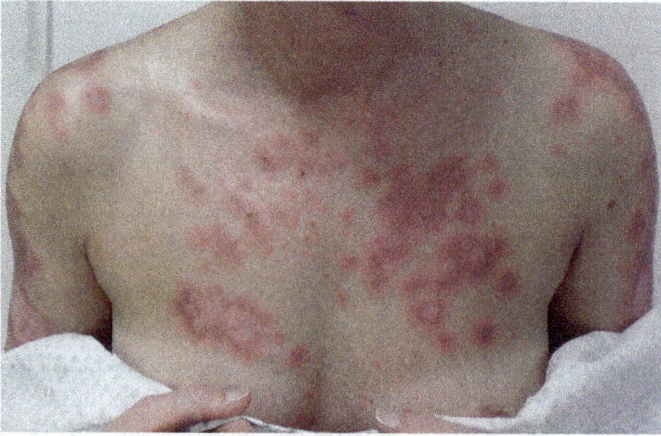

Abb. 2.3: Polyzy-klisch-anulärer SCLE.

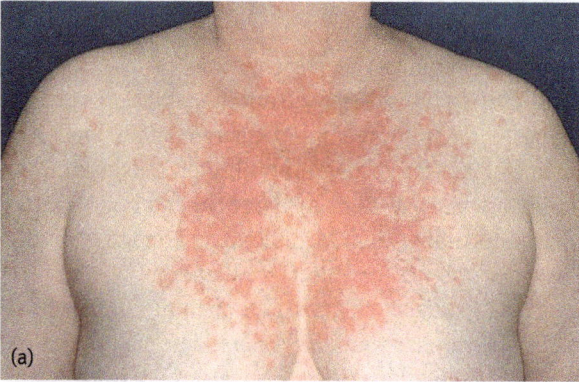

(a)

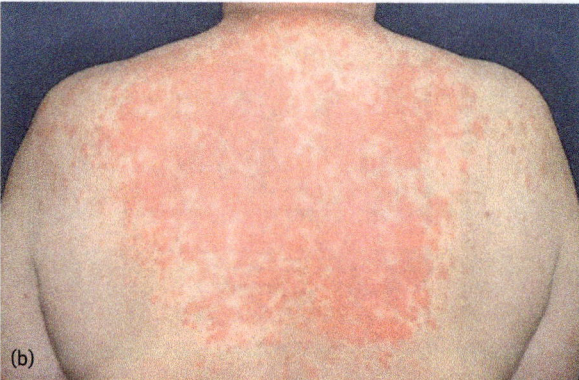

(b)

Abb. 2.4: V-Zeichen.

auf, der mitunter zu einer ausgeprägten mechanischen Manipulation führt (Kratzexkoriationen). Die Dermatomyositis, bei der ebenfalls ein „V-Zeichen" beschrieben ist, zeigt eine proximale symmetrische Muskelschwäche und Gottron´sche Papeln über den Dorsalseiten der Fingergelenke (Abb. 2.5), welche beim SCLE hingegen zwischen den Fingergelenken auftreten (Abb. 2.6).

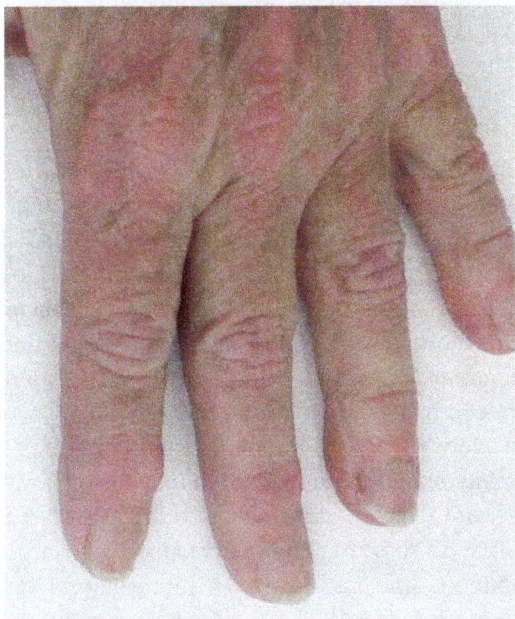

Abb. 2.5: Dermatomyositis.

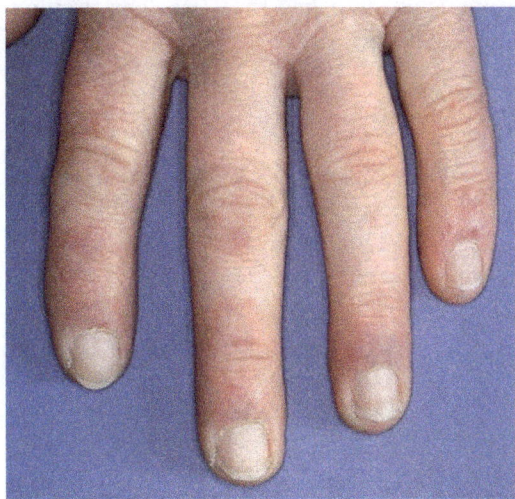

Abb. 2.6: Fingerbefall CLE

2.4 Chronisch-kutaner Lupus erythematodes (CCLE) und Chronisch-diskoider Lupus erythematodes (CDLE)

Der *chronisch-kutane Lupus erythematodes* (CCLE) weist eine geringe Assoziation mit dem SLE auf. Er wird anhand der Lokalisation und Morphologie der Hautveränderungen in weitere Subtypen unterteilt. Neben dem chronisch-diskoiden Lupus erythematodes lässt sich der Lupus erythematodes profundus, der hypertroph-kutane Lupus erythematodes und der Chilblain Lupus erythematodes abgrenzen.

Der *chronisch-diskoide Lupus erythematodes* (CDLE) ist der häufigste Subtyp des CLE und findet sich in 80 % der Fälle [25]. Klinisch ist er gekennzeichnet durch ein initiales Erythem mit Hyperkeratosen der Haarfollikelausgänge, welches bei tangentialem Scherstress (z. B. Haare waschen, Kontakt mit dem Holzspatel) schmerzhaft imponieren kann (T*apeziernagelphänomen*). Im Verlauf entwickeln sich scheibenartige (diskoide) erythematöse, teils indurierte Plaques, die unter Ausbildung entstellender Narbenbildung abheilen, teils eine ausgeprägte Hautatrophie zur Folge haben. Zentral zeigt sich häufig eine Depigmentierung, wohingegen die Peripherie der Läsionen hyperpigmentiert erscheinen kann [5]. Die Hautveränderungen treten häufig in der Gesichtsregion, an den Ohren, der behaarten Kopfhaut und dem Nacken auf. Perioral können grübchenartige teils akneiforme Narbenbildungen auftreten (Abb. 2.7).

Übergänge in einen SLE kommen in etwa 5 % der Fälle vor [5]. Ein erhöhtes Risiko hierfür zeigt sich bei einem disseminierten Befall des gesamten Integuments. Als Schwelle vom Übergang des lokalisierten CDLE zum disseminierten CDLE dient die Nackenregion, unterhalb derer ein CDLE als disseminiert bezeichnet werden kann. Als seltene Komplikation der Narbenbildung sind das Auftreten nicht-melanozytärer Hauttumoren in den Narbenbereichen beschrieben [6].

Differenzialdiagnostisch kann der zentrofaziale CDLE mit einem Schmetterlingserythem verwechselt werden. Hilfestellung liefern die Schuppung und Narbenbildung sowie die Persistenz der Hautveränderungen beim CDLE. Das Schmetterlingserythem weist eher einen ödematösen Aspekt auf. Der ACLE geht eher mit einem

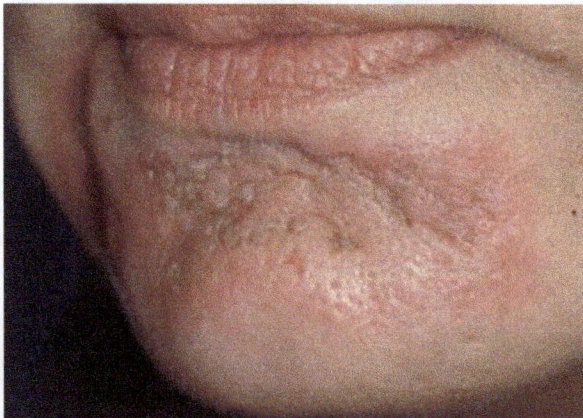

Abb. 2.7: Akneiforme/vermikuläre Narben CLE.

diffusen nicht-vernarbenden Haarausfall (Alopezie), der CDLE mit einem ausgeprägt vernarbenden Haarausfall einher.

2.5 Unterformen des CCLE

Eine weitere Unterform des CCLE ist der *Lupus erythematodes profundus* (LEP), der eine Fettgewebsentzündung (Panniculitis) darstellt. Klinisch zeigen sich schmerzhafte dermal-subkutan gelegene teils knotige, teils polsterartige Verhärtungen mit oder ohne sichtbare Farbveränderungen. Typischerweise sind die oberen Extremitäten und gelegentlich auch die Wangen betroffen. Der LEP heilt mit einer ausgeprägten Fettgewebsatrophie ab, die sich klinisch als Einziehungen der Haut zeigen können und entsprechend insbesondere im Gesichtsbereich zu stigmatisierenden Mutilationen führen. Der LEP kann auch begleitend zu einem CDLE oder SLE auftreten. Im Gegensatz zu anderen Pannikulitiden (z. B. Erythema nodosum) sind die unteren Extremitäten seltener betroffen. Die Abgrenzung zu anderen Pannikulitiden gelingt mittels Korrelation des klinischen, histologischen und autoimmunserologischen Befundes. Der Lupus profundus kann im zentrofazialen Bereich schwer von einer linearen zirkumskripten Sklerodermie abzugrenzen sein.

Eine weitere, sehr seltene Unterform des CCLE ist der *Hypertroph-kutane Lupus erythematodes* (HCLE). Namensgebend stehen die Hyperplasie und Hyperkeratose der entzündlichen Hautveränderungen im Vordergrund des klinischen und histologischen Aspektes, wodurch ein warzenartiger (verruciformer) Aspekt der Läsionen entstehen kann. Der HCLE tritt an den gleichen Körperregionen wie der CDLE auf, wobei die streckseitigen Extremitäten, der obere Rücken und das Gesicht am häufigsten betroffen sind. Bei palmoplantarer Beteiligung kann die Beweglichkeit der Hände und Füße durch die Hyperkeratosen stark beeinträchtigt sein.

Der *Chilblain Lupus erythematodes* (ChLE) ist ebenfalls eine seltene Variante des CLE und stark von äußeren Faktoren wie Kälteexposition, feuchter Witterung und Temperaturschwankungen abhängig. Er tritt symmetrisch verteilt, umschrieben akral, bevorzugt an Fingern und Zehen auf und kann insbesondere in der kalten Jahreszeit mitunter schwer von Frostbeulen (Perniones) zu unterscheiden sein. Klinisch zeigen sich knotige, teils lividrote meist deutlich druckdolente Schwellungen an Fingern und Zehen sowie gelegentlich Fersen, Knien, Ellenbögen, Nasenspitze und Ohren (Abb. 2.8). Im Verlauf können sich Erosionen und Hyperkeratosen ausbilden. Bei Befall der periungualen Region können ausgeprägte Nagelwachstumsstörungen auftreten. Die Schmerzhaftigkeit der Hautveränderungen führt meist zu einer deutlichen Einschränkung der Beweglichkeit im Alltag. Juckreiz kann ebenfalls auftreten. Als anamnestisches Kriterium in Abgrenzung zu Perniones kann das Fortbestehen der Hautveränderungen in den Sommermonaten gewertet werden. Die Diagnose eines CHLE kann bei Erfüllung *beider* Major- und mindestens *eines* Minorkriteriums gestellt werden. Das Risiko des Überganges in einen SLE liegt bei etwa 20 % [5].

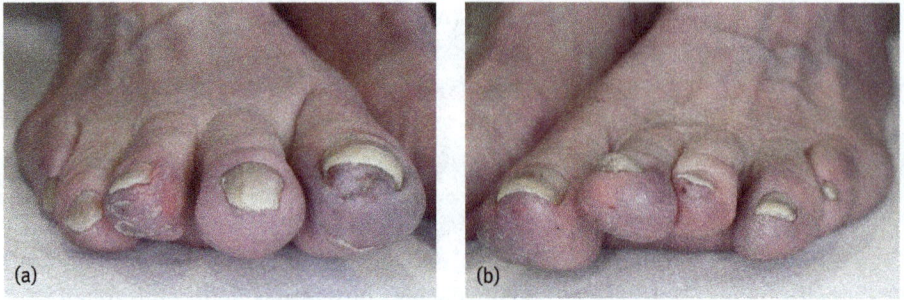

Abb. 2.8: Chilbalin-Variante CLE.

Majorkriterien (ChLE)

– akrale kälteinduzierte Läsionen
– das histologische Bild eines LE bzw. ein mit einem LE vereinbarer Befund der direkten Immunfluoreszenz.

Minorkriterien

– die Koexistenz eines SLE oder
– anderer kutaner LE-Formen
– ein Ansprechen auf eine LE-Therapie
– negative Kryoglobuline/-agglutinine

Der *intermittierend-kutane Lupus erythematodes* wird durch den *Lupus erythematodes tumidus* (LET) vertreten. Dieser geht mit einer hohen Photosensitivität einher und zeigt klinisch erythematöse Papeln und Plaques in lichtexponierten Arealen, die im Gegensatz zum SCLE und CCLE in der Regel keine epidermale Beteiligung (z. B. Schuppung, Krustenbildung, Erosion) aufweisen. Die Hautveränderungen zeigen zum Teil einen Quaddel-artigen (urtikariellen) Charakter.

Ein *arzneimittelbedingter kutaner Lupus erythematodes* (DI-CLE) kann sowohl systemisch als auch begleitend oder primär kutan auftreten und tritt üblicherweise nach Monaten oder Jahren der kontinuierlichen Therapie mit einem Arzneimittel auf. Bis zu 10 % der SLE-Fälle sind arzneimittelbedingt. Überdurchschnittlich häufig sind ältere Patienten hiervon betroffen. Gelenkbeteiligung ist häufig, allerdings milder als beim herkömmlichen SLE. Photosensitivität, orale Ulzerationen und Schmetterlingserythem sind seltener.

Typische auslösende Arzneimittel für einen SLE sind: Procainamid, Hydralazin, Isoniazid, Diltiazem, Minocyclin und andere (s. Kap. 1). Häufige Auslöser für einen CLE sind: Terbinafin, Griseofulvin, Diltiazem, Verapamil, Nifedipin und Nitrendipin, Oxprenolol, Acebutolol, Hydrochlorothiazid, Spironolakton, Docetaxel. TNF-alpha Inhibitoren können beide Formen des DI-CLE auslösen.

2.6 Klinisches Monitoring

Der (*revised*) *Cutaneous Lupus Erythematosus Disease Area and Severity Index* (CLASI oder rCLASI) ist ein nützliches Hilfsmittel für die Bestimmung der Aktivität und der Hautschädigung beim CLE [26,27]. Beurteilt werden spezifische und unspezifische Hautveränderungen *bei bereits gesicherter Diagnose* eines CLE: Rötung, Schuppung, Ödem, tiefe Infiltration inklusive Schleimhautläsionen und nicht vernarbender Alopezie (Aktivität) sowie Dyspigmentierungen, Narbenbildung und insbesondere vernarbender Alopezie (Hautschädigung). Die Hautschädigungen werden in allen Bereichen der Körperoberfläche bewertet. Einen besonders starken Einfluss auf diese Bewertung haben die kosmetisch sensiblen Hautpartien des Kopf-Gesichts-Bereiches.

2.7 Unspezifische Hautmanifestationen

Die unspezifischen Hautmanifestationen, die im Rahmen eines LE angetroffen werden, können im Unterschied zu den spezifischen Hautmanifestationen auch idiopathisch oder im Rahmen anderer Autoimmunerkrankungen auftreten.
- nasale und orale Ulzerationen (ACLE)
- (frontaler) diffuser Haarausfall mit feinen brüchigen Haaren (sogen. „*wooly hair*" oder Lupus-Haar; ACLE).
- periunguale Teleangiektasien (insbesondere der proximale Nagelfalz beim ACLE) (Abb. 2.9)
- Leukozytoklastische Vaskulitis (CAVE: histologischer Begriff)
- palpabler Purpura/Ulzerationen
- Urticariavaskulitis
- Livedo reticularis (Netzzeichnung) (Abb. 2.10)
- Calcinosis cutis

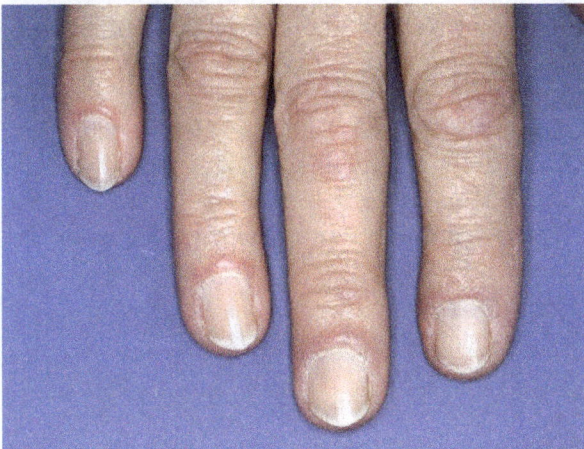

Abb. 2.9: Periunguale Teleangiektasien.

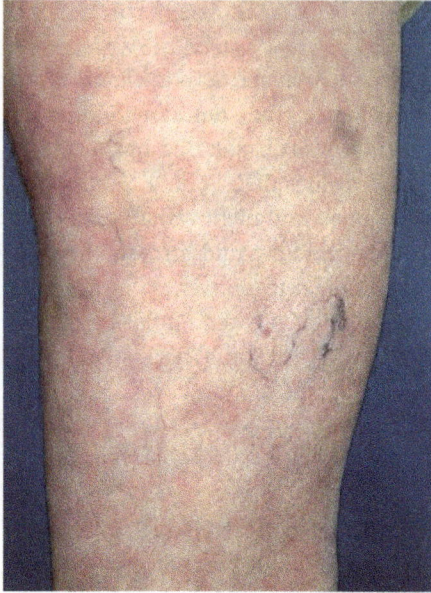

Abb. 2.10: Livedo reticularis.

- Raynaud-Syndrom
- Thrombophlebitis
- okklusive Vaskulopathie (Livedo racemosa)
- papulöse Muzinose

2.8 Anamnese

Aus den klinischen Manifestationsformen lassen sich wichtige Bestandteile der Anamneseerhebung ableiten, die zu einer Einordnung des CLE mit Subtypisierung und Abgrenzung zum SLE hilfreich sind. Wichtig ist die Frage nach einer vorausgegangenen Lichtexposition. Lichtabhängige (heliotrope) Hautveränderungen treten beim Lupus erythematodes im Mittel nach 6 Tagen auf und können mehrere Wochen persistieren. Die Vormedikation sollte auf potenzielle LE-auslösende Arzneimittel überprüft werden (siehe DI-CLE). Mögliche Zeichen eines SLE und somit wichtig für die Anamnese können unspezifische Hautsymptome sein, die nicht auf den ersten Blick sichtbar sind (z. B. die Frage nach diffusem Haarausfall mit Ausdünnung des Haupthaars und brüchigen Haaren).

2.9 Diagnostik

Hilfreich bei der weiterführenden CLE-Diagnostik ist neben der Serologie und der direkten Immunfluoreszenzdiagnostik vor allem die konventionelle Histopathologie, die auch zum pathophysiologischen Verständnis des CLE beitragen kann.

2.9.1 Histopathologie und Pathogenese

Die Histopathologie ist neben der Autoantikörperdiagnostik und dem klinischen Bild ein zentrales Hilfsmittel für die Diagnosestellung des CLE. Beurteilt werden formalin-fixierte Hautstanzbiopsate aus den Randbereichen läsionaler Haut. Eine wenige Millimeter durchmessende Stanzbiopsie ist in der Regel ausreichend. Bei Verdacht auf einen Lupus erythematodes profundus (LEP) sollte allerdings – wie grundsätzlich zur Abklärung einer Pannikulitis – eine tiefe Spindelbiopsie entnommen werden, um für die Beurteilung eine ausreichende Menge an subkutanem Fettgewebe zu gewinnen.

Das typische diagnostische Muster (*pattern*) in der Histolopathologie der meisten LE-Subtypen ist die sogenannte Interface-Dermatitis. Pathogenetisch entsteht diese durch eine Migration zytotoxischer Effektorzellen durch eine lokale Aktivierung des Interferon-Systems in der basalen Epidermis. Dort kommt es zu einer zytotoxischen Immunreaktion gegenüber basalen Keratinozyten und den von diesen exprimierten nukleären Antigenen, sodass die Keratinozyten apoptotisch werden und ihre Zell-Zell-Kontakte verlieren.

Auch die Histopathologie ist allerdings von dem klinischen Bild abhängig, da nicht bei allen Formen des LE eine Interface-Dermatitis zu finden ist. Beim Lupus erythematodes profundus (LEP) zeigt sich dem klinischen Bild entsprechend eine entzündliche Infiltration des subkutanen Fettgewebes (Pannikulitis). Der Lupus erythematodes tumidus weist eine Dermatitis meist ohne Interface-Veränderungen auf. Im Kontrast zu dem eindrücklichen klinischen Bild weist der akut-kutane Lupus erythematodes (ACLE) meist nur diskrete histologische Veränderungen auf. Im Gegensatz zu anderen LE-Subtypen sind dem Infiltrat gelegentlich neutrophile Granulozyten beigemengt. Differenzialdiagnostisch kann die Abgrenzung insbesondere gegenüber der Dermatomyositis erschwert sein, die isomorphe histologische Veränderungen zeigen kann [3].

2.9.2 Immunfluoreszenzdiagnostik

Die Immunfluoreszenzdiagnostik liefert einen nützlichen Beitrag zur Diagnosestellung des CLE und zur Abgrenzung vom SLE. Hierbei sind die Korrelation mit dem histopathologischen Bild und die Präanalytik entscheidend. Bei der LE-Diagnostik wird seitens dermatologischer Labore die *direkte* Immunfluoreszenz (DIF) genutzt, bei der gewebsständige Antikörper, Komplementfaktoren und Fibrinogen im Hautbiopsat nachgewiesen werden können.

Essentiell ist hierbei die sorgfältige Auswahl der Biopsiestelle. Diese sollte – im Gegensatz zur Immunfluoreszenzdiagnostik bei blasenbildenden Autoimmundermatosen – im Bereich der *läsionalen* Haut liegen. Eine Entnahme aus lichtexponierter Haut sollte nach Möglichkeit vermieden werden, da auch bei gesunden Individuen zum Teil LE-typische Veränderungen in lichtexponierter Haut nachgewiesen werden können. Das Biopsat (in der Regel eine wenige Millimeter messende Stanzbiopsie) kann in steriler 0,9 % Kochsalzlösung oder im modifizierten Michel Reagenz für bis zu 96 Stunden bei Raumtemperatur oder im Kühlschrank aufbewahrt werden. Eine Fixierung in formalinhaltigen Reagenzien wie im Bereich der konventionellen Histopathologie erfolgt nicht. Die aus dem Biopsat hergestellten unfixierten Gefrierschnitte werden mit einem Fluoreszenzfarbstoff gefärbt und dann innerhalb von 48 Stunden unter einem Durchlicht-Fluoreszenzmikroskop begutachtet.

Beim CLE sind hier insbesondere Fluoreszenzablagerungen an den oberflächlich dermal gelegenen Blutgefäßen, den Keratinozytenkernen und der dermoepidermalen Junktionszone (DEJ) nachweisbar, wobei letztere in der IgM-Färbung auch zu 10 % bei gesunden Individuen im Bereich der lichtexponierten Hautareale nachweisbar sind. Die Veränderungen an der DEJ sind nicht spezifisch für den LE, sondern können auch im Rahmen anderer entzündlicher Hautkrankheiten auftreten, die mit dem histologischen Bild einer Interface-Dermatitis einhergehen. Beispiele hierfür sind der Lichen ruber, das Erythema exsudativum multiforme und der Lichen sclerosus.

Zusammenfassend ist für die Einordnung der Wertigkeit der Histologie und Immunfluoreszenzdiagnostik bei der Diagnosestellung eines CLE eine sorgfältige Korrelation der Befunde mit dem klinischen Bild absolut entscheidend für die Diagnosestellung. Beide diagnostischen Hilfsmittel können hilfreich sein, sollten jedoch als Baustein und nicht als alleiniges Kriterium in die Diagnosestellung des CLE einbezogen werden [2].

2.9.3 Labordiagnostik

Antinukleäre Antikörper (ANA) sind Teil der ACR-Klassifikationskriterien für den SLE, treten aber ebenso beim CLE auf. Beim SLE sind ANA in der Regel nachweisbar [7]. Beim SCLE gelingt der ANA-Nachweis häufig und es lassen sich typischerweise auch Antikörper gegen -SSA (Ro)- oder gegen -SSB (La) differenzieren. Der CCLE weist selten ANA und noch seltener Antikörper gegen extrahierbare nukleäre Antigene (ENA) auf. Beim Arzneimittel-induzierten Lupus erythematodes (DI-CLE) können Anti-Histon-Antikörper nachgewiesen werden. Kälteagglutinine, Kryofibrinogen und Kryoglobuline sind beim ChLE *nicht* nachweisbar.

2.10 Therapie

Allgemein kann die Therapie des kutanen Lupus erythematodes (CLE) in die topische und die systemische Therapie unterteilt werden. *Zur Prophylaxe sollten* Auslöser wie UV-Licht, Kälte oder Hitze *gemieden werden*.

2.10.1 Lokaltherapie

Die Lokaltherapie hat sich sowohl als alleinige Therapieform als auch in Begleitung zur Systemtherapie als effektiv erwiesen. Wichtig ist neben der Auswahl der geeigneten Grundlage der Lokaltherapie die Auswahl des für die Körperregion am besten geeigneten Wirkstoffs. Topische Glukokortikoide stellen dabei den wichtigsten Wirkstoff dar. Im Zweifelsfall sollte die Auswahl der Grundlage und des Wirkstoffs der Lokaltherapie durch einen Dermatologen erfolgen.

Grundlagen

Die Grundlage bezeichnet das Vehikel, in dem der Wirkstoff gelöst wird. Grundsätzlich kann zwischen wässrigen, festen und fettbasierten Grundlagen sowie einer Kombination aus ihnen unterschieden werden. Die Auswahl der Grundlage sollte an die Körperregion und die Akutizität der Hautveränderungen angepasst werden.

Fettbasierte Grundlagen (z. B. Salben) sollten insbesondere für chronische und stark schuppende Läsionen zur Anwendung kommen. Dies hilft bei der Penetration des Wirkstoffes in die Haut und trägt die kosmetisch störenden Hyperkeratosen ab.

Wässrige Grundlagen (Gele, Lösungen) sollten im Bereich der Kopfhaut zur Anwendung kommen, da hier durch die Anwendung fetthaltiger Externa ein größerer Okklusionseffekt auftreten kann und zudem fetthaltigere Grundlagen leichter an den Haaren haften bleiben und schwerer auszuwaschen sind.

Für die Behandlung akuter Hautveränderungen haben sich Cremes oder Lotionen bewährt, die einen Kompromiss zwischen fettbasierter und wässriger Grundlage darstellen.

Topische Glukokortikoide

Topische Glukokortikoide (TGC) werden in die Klassen I–IV eingeteilt. Je nach Stärke weisen die TGC eine geringe (Klasse I), moderate (Klassen II–III) oder stärkere (Klasse IV) antientzündliche Wirksamkeit auf. Begrenzt ist ihre Anwendbarkeit zum einen durch örtliche Nebenwirkungen. Hierbei spielt vor allem im Gesichtsbereich die Hautatrophie mit Ausbildung persistierender Teleangiektasien eine Rolle. Des Weiteren kann eine Akne und auch Rosazea durch die prolongierte Anwendung von TGC begünstigt werden. Für den Gesichtsbereich sollten TGC somit nach Möglichkeit vermieden werden. Die Kopfhaut scheint deutlich weniger sensibel für TGC-induzierte

Nebenwirkungen zu sein, weshalb hier sogar Wirkstärken der Klasse IV zur Anwendung kommen können. Allenfalls geringe Wirksamkeit hat die äußere Anwendung im Bereich tiefer Läsionen, wie z. B. beim Lupus profundus und stark hyperkeratotischen Läsionen des hypertrophen LE. Hier kann eine intraläsionale Glukokortikoid-Injektion erwogen werden. Die Indikationsstellung sollte gleichwohl sorgfältig und insbesondere unter Einbeziehung einer alternativen Systemtherapie erfolgen.

Beispiele für die Wirkstoffklassen von TGC [28]:
-   Klasse I: Hydrokortison 0,5–1 %
-   Klasse II: Prednicarbat 0,25 %
-   Klasse III: Mometasonfuroat 0,1 %
-   Klasse IV: Clobetasolpropionat 0,05 %

Topische Calcineurinantagonisten

Pimecrolimus und Tacrolimus haben sich als wirksam in der lokalen Anwendung beim CLE gezeigt [15,16]. Da eine Zulassung für den CLE fehlt, sollten topische Calcineurinantagonisten (TCA) vor allem dort zur Anwendung kommen, wo TGC aufgrund ihres Nebenwirkungsprofils nicht oder nur zeitlich begrenzt angewendet werden können. Dies gilt insbesondere für den Gesichtsbereich, den Hals und das Dekolleté. Als Nebenwirkungen können in der ersten Anwendungswoche lokale Reizungen auftreten. Ferner kommen lokale Herpesinfektionen gehäuft nach Anwendung von TCA vor, daher sollten diese bei Auftreten einer Herpesinfektion unbedingt pausiert werden.

2.10.2 Chirurgische und physikalische Therapie

In ausgewählten Fällen lokaltherapierefraktärer solitärer Läsionen ist eine chirurgische Exzision möglich. Eine Kryotherapie und Lasertherapie ist zwar als erfolgreich beschrieben. Zu beachten ist hier allerdings der sogenannte isomorphe Reizeffekt, bei dem durch mechanische Reize (Verletzung, Kratzen, Druck, Infektionen, Hitze) neue Läsionen der entzündlichen Hauterkrankung hervorgerufen werden können [11–14]. Daher werden die Kryotherapie und Lasertherapie in der europäischen Leitlinie nicht als Behandlungsoption für den CLE empfohlen [17].

2.10.3 Systemische Therapie

Systemtherapeutika der ersten Wahl

Als etabliert in der Therapie des systemischen und kutanen Lupus erythematodes gelten die *Antimalariamittel* Chloroquin und Hydroxychloroquin (siehe auch Kap. 1). Erwähnenswert ist die Tatsache, dass Antimalariamittel nicht nur effektiv in der Therapie des primären CLE sind, sondern ebenfalls präventiv wirksam sind hinsichtlich der

Verhinderung einer systemischen Beteiligung [17]. Sie werden deswegen als Therapie der ersten Wahl und potenzielle Langzeittherapie empfohlen. Eine Kombination von Hydroxychloroquin und Chloroquin sollte dabei vermieden werden.

Bei Ineffektivität kann als Besonderheit beim CLE *Mepacrin* als Wirkverstärker der Basistherapie zusätzlich zu den Antimalariamitteln verordnet werden. Im englischsprachigen Raum ist dies auch unter dem Synonym Quinacrine bekannt. Es kann insbesondere dann zur Anwendung kommen, wenn die Monotherapie mit den konventionellen Antimalariamitteln nicht ausreichend effektiv ist [23] oder auch als Monotherapie eingesetzt werden, wenn eine Kontraindikation für Hydroxychloroquin und Chloroquin besteht.

Mepacrin erreicht nach 4 Wochen die erste sichtbare Wirksamkeit, ein optimaler therapeutischer Effekt ist meist erst nach 3–6 Monaten sichtbar. Der Haupteffekt von Mepacrin besteht in der Erhöhung der oralen Bioverfügbarkeit der Antimalariamittel ohne deren Toxizität zu erhöhen, wobei Mepacrin alleine ebenfalls eine antientzündliche [22] und auch antimikrobielle Wirksamkeit aufweist. Es wirkt sowohl beim CDLE als auch auf Läsionen des SCLE und hat sich sogar als wirksam bei Fieber, Lichtempfindlichkeit, Schleimhautläsionen, Alopezie, Arthritis, Kopfschmerzen, Fatigue und Serositis bei LE-Patienten erwiesen.

Glücklicherweise existieren keinerlei Hinweise für die Retinotoxizität von Mepacrin. Bei der Einleitung von Mepacrin weisen ca. die Hälfte der Patienten milde bzw. reversible Nebenwirkungen auf. Am häufigsten wird über Kopfschmerzen, Krankheitsgefühl und gastrointestinale Nebenwirkungen berichtet. Lediglich 20 % der Patientinnen und Patienten müssen die Behandlung mit Mepacrin aufgrund von Nebenwirkungen abbrechen. Als kosmetisch störend können Hyperpigmentierungen oder Gelbverfärbungen der Haut und Nägel wahrgenommen werden, die sogar die Skleren betreffen und so einen Ikterus imitieren können. Diese sind nach Dosisreduktion bzw. Absetzen von Mepacrin reversibel. Eine ernstzunehmende schwere Nebenwirkung von Mepacrin ist die aplastische Anämie (Inzidenz von 1:500.000). Das Blutbild sollte daher unter Mepacrintherapie alle 2–3 Monate überwacht werden.

Die anzustrebende Anfangsdosis beträgt 100 mg pro Tag und kann bei Erreichen einer klinischen Wirksamkeit um 1 Tablette pro Woche alle 2 Monate reduziert werden. Bei Auftreten von gastrointestinalen Nebenwirkungen oder Hyperpigmentierungen der Haut kann eine Dosisreduktion auf 25–50 mg pro Tag unternommen werden [8]. Mepacrin-Tabletten können (ggf. nach Beantragung einer Kostenübernahme beim Versicherungsträger) über die internationale Apotheke aus dem englischsprachigen Raum bezogen werden, da in Deutschland keine Zulassung besteht und es sich somit um eine off-label-Therapie handelt.

Systemische Glukokortikoide zeigen eine große Effektivität beim CLE [18], allerdings ist deren Anwendungsdauer aufgrund des hohen Nebenwirkungspotenzials begrenzt. Sie werden mit Dosierungen von 0,5–1 mg pro Kilogramm Körpergewicht Prednisolonäquivalent eingesetzt und innerhalb von 2–4 Wochen ausgeschlichen. Im Falle des fehlenden Ansprechens auf konventionelle topische und systemische Therapien hat sich auch eine Pulstherapie mit 1 g Methylprednisolon intravenös über 3 Tage als wirksam gezeigt. Systemische Glukokortikoide werden in Fällen von schwerem CLE zusätzlich zu Antimalariamitteln empfohlen mit dem Ziel der zeitnahen Reduktion und des Absetzens der systemischen Steroidtherapie.

Systemtherapeutika der zweiten und dritten Wahl

Second-line Therapieregime kommen zur Anwendung, wenn die first-line Therapie mit Antimalariamitteln und/oder systemischen Steroiden sowie der Lokaltherapie nicht oder nicht ausreichend wirksam sind. Nach Möglichkeit sollten diese unter Beachtung des Interaktionspotenzials *in Kombination* mit den Antimalariamitteln eingesetzt werden.

Als *second-line* Therapie für den CLE wird *Methotrexat* in einer Dosis bis 20 mg wöchentlich, vorzugsweise subkutan appliziert, empfohlen.

Bei therapierefraktären Läsionen des CLE – insbesondere der hypertrophen und diskoiden Form – sind orale Vitamin-A-Säure-Derivate (*Retinoide*) ebenfalls als wirksam beschrieben worden [19]. Zur Anwendung gekommen sind vor allem Acitretin und Isotretinoin, die in Dosierungen von 0,2–1,0 mg pro Kilogramm Körpergewicht verordnet werden. Aufgrund des breiten Nebenwirkungsprofils (Sicca-Symptomatik, Blutfettwerterhöhungen, Hypothyreose, Nierenfunktionsstörungen, Muskelbeschwerden, Leberwerterhöhungen) sollten Retinoide von Ärzten verordnet werden, die in der Anwendung erfahren sind.

Das aus der Lepratherapie stammende Diaminophenylsulfon (*Dapson*) hat sich beim SCLE, beim Lupus tumidus, bei oralen Ulzerationen und beim bullösen SLE als wirksam erwiesen [19]. Bei letzterem wird es sogar als first-line Therapie empfohlen [17]. Beim chronisch-diskoiden LE zeigt es hingegen keine ausreichende Wirksamkeit. Es werden Dosierungen von 25–100 mg pro Tag eingesetzt. Eine vorab Bestimmung der Glukose-6-Phosphat-Dehydrogenase-Aktivität im Serum wird empfohlen, um unter höheren Dosierungen (> 50 mg pro Tag) das Auftreten einer hämolytischen Anämie zu vermeiden. Ebenso sind Blutbildkontrollen und Bestimmung des Met-Hämoglobins sinnvoll. Dapson ist möglicherweise eine Therapiealternative bei fehlender Wirkung oder Nebenwirkungen unter Antimalariamitteln.

Thalidomid besitzt immunmodulatorische, antiinflammatorische und immunsuppressive Wirkung und wurde bereits bei kutanen Manifestationen des Lupus erythematodes erfolgreich eingesetzt. Aufgrund des Nebenwirkungsprofils (prothrombotisch, sedativ, Neuropathie), des aufwändigen Monitorings der Kontrazeption und der eingeschränkten Erhältlichkeit wird es selten eingesetzt. Am häufigsten kamen Dosierungen von 100 mg/Tag zur Anwendung. Neben der Teratogenität ist als Nebenwirkung auch eine periphere Polyneuropathie beschrieben worden. Als Ausgangsuntersuchung sollte eine Nervenleitgeschwindigkeit (NLG) des Nervus medianus, radialis und suralis bestimmt werden. Unter Therapie sollten 6-monatige Kontrollen der NLG erfolgen. Bei einer 50 %igen Abnahme der NLG muss Thalidomid abgesetzt werden. Thalidomid stellt vor allem bei refraktären CLE-Manifestationen unter konventionellen Therapieformen eine sinnvolle Alternative dar [21]. Das Strukturanalogon Lenalidomid wird zur Behandlung des CLE nicht empfohlen [17]. Bei Frauen im gebärfähigen Alter sollte Thalidomid nur nach sorgfältigster Prüfung der Compliance in der Kontrazeption und vorausgegangenem negativen Schwangerschaftstest eingesetzt werden. Unter der Therapie sind eine doppelte Kontrazeption sowie monatliche Schwangerschaftstests obligat.

Mycophenolat-Mofetil wird in Kombination mit Antimalariamitteln in Dosierungen von 1–3 g pro Tag als *third-line Therapie* empfohlen. Alternativ kann auch Mycophenolsäure Na eingesetzt werden.

Fumarsäureester sind in Deutschland unter den Namen „Fumaderm®" und „Fumaderm® initial" als Therapeutika für die Psoriasis (= Schuppenflechte) zugelassen und haben sich in einer Studie bei Patienten mit DLE bzw. SCLE ebenfalls als wirksam erwiesen. Sie sind allerdings hierfür noch nicht zugelassen und könnten ggf. eine zukünftige therapeutische Option darstellen, sofern die Wirksamkeit des Medikamentes in größeren Studien belegt werden kann.

Nicht empfohlen

Azathioprin, Cyclosporin und Cyclophosphamid werden für den *isolierten CLE* ohne systemische Beteiligung nicht als Therapieoptionen empfohlen [17]. Für intravenöse Immunglobuline, Rituximab, Belimumab und Anti-CD4-Antikörper wird ebenfalls als Therapieoption beim CLE ohne Systembeteiligung keine Empfehlung abgegeben.

Abgeraten wird von einer Therapie des CLE mittels Leflunomid, das einen SCLE auslösen kann. Obwohl die TNF-alpha Konzentrationen im Serum der CLE-Patienten erhöht sind, haben sich TNF-alpha-Antagonisten als nachteilig in der Therapie des CLE gezeigt, weshalb von ihrer Anwendung beim CLE abgeraten wird [17].

2.10.4 Therapie des kutanen Lupus erythematodes in der Schwangerschaft

In Schwangerschaft und Stillzeit wird Hydroxychloroquin als *first-line* Therapie für den CLE empfohlen [17]. Bei primärer Chloroquintherapie wird sogar der Wechsel auf Hydroxychloroquin empfohlen, da sich Chloroquin stärker in fetalen Geweben ablagert. Alternativ kann Dapson bei schwangeren Patientinnen oder in der Stillzeit zur Anwendung kommen. Systemische Steroide sollten nicht mit mehr als 10–15 mg Prednisolonäquivalent pro Tag eingesetzt werden.

2.11 Prophylaxe

Die *Photoprotektion* ist grundsätzlich für Lupus-Patienten zu empfehlen, da Photosensitivität auch erst im Verlauf der Erkrankung auftreten kann. Ferner treten UV-Licht bedingte Hautveränderungen im Mittel 6 Tage nach Sonnenexposition auf. Der Zusammenhang mit dem Sonnenlicht wird somit von den Patienten meist nicht hergestellt. Somit ist es wichtig die Patienten für UV-protektive Maßnahmen zu sensibilisieren. Da unterschiedliche Wellenlängen des UV-Lichtes in der Lage sind CLE-typische Hautveränderungen zu induzieren, sollte der aufgetragene physikalisch-chemische Lichtschutz in Form von Sonnencremes einen hohen Lichtschutzfaktor (LSF 50+) mit Protektion sowohl gegenüber UVA als auch UVB beinhalten. In einer Studie wurde gezeigt, dass Breitspektrum liposomaler UV-Schutz Läsionen von CLE effektiv verhindern konnte [10]. Unbedingt zu beachten ist sowohl die Anwendung einer ausreichenden Menge des Sonnenschutzes ($2\,g/cm^2$) als auch die Erneuerung des Sonnenschutzes im Tagesverlauf. Bei Patientinnen und Patienten mit hoher Photosensitivität sollte ebenfalls *UV-protektive Kleidung* getragen werden. Hier sind baumwollhaltige Textilien aufgrund des geringeren Okklusionseffektes den synthetischen Textilien vorzuziehen. Da sich aus konsequentem Lichtschutz ein Vitamin-D-Mangel ergeben kann, wird in der europäischen Leitlinie für den CLE für alle Patientinnen und Patienten eine *Vitamin-D-Prophylaxe* empfohlen. Chronischer Nikotinkonsum ist mit einer höheren Lupus-Aktivität assoziiert und vermindert zudem die Wirksamkeit der Antimalariamittel (s. o.). Somit ist ein *absoluter Nikotinverzicht* zu empfehlen. Wann immer ein *Arzneimittel* als potenzieller Auslöser eines CLE in Betracht kommt (siehe DI-CLE), sollte es abgesetzt werden.

Literatur

[1] Rothfield N, Sontheimer RD, Bernstein M. Lupus erythematosus: systemic and cutaneous manifestations. Clin Dermatol. 2006;24(5):348–362. doi:10.1016/j.clindermatol.2006.07.014

[2] Schmidt E, Zillikens D. Immunfluoreszenztechniken. In: Cerroni L, Garbe C, Metze D, Kutzner H, Kerl H (eds). Histopathologie der Haut. Springer Reference Medizin. Springer, Berlin, Heidelberg, 2016.

[3] Wenzel J. Entzündliche Dermatosen mit Interface-Dermatitis. In: Cerroni L, Garbe C, Metze D, Kutzner H, Kerl H (eds). Histopathologie der Haut. Springer Reference Medizin. Springer, Berlin, Heidelberg, 2016.

[4] Gilliam JN, Sontheiner RD. Distinctive cutaneous subsets in the spectrum of lupus erythematosus. J Am Acad Dermatol. 1981;4:471–475.

[5] Kuhn A, et al. Cutaneous Lupus erythematosus. Springer-Verlag Berlin, Heidelberg, 2005.

[6] Stavropoulos PG. LE-associated squamous cell carcinoma. Eur J Dermatol. 1996;6:48–50.

[7] Tebbe B. Markers in cutaneous lupus erythematosus indicating systemic involvement. A multicenter study on 296 patients. Acta DermVenereol. 1997;77:305–308.

[8] Ochsendorf F. Antimalarials. In: Cutaneous Lupus erythematosus. Springer-Verlag Berlin, Heidelberg, 2007.

[9]   Gantzer A, et al. Subacute cutaneous lupus erythematosus and cancer: two cases and literature review. Ann Dermatol Venereol 2011;138:409–417.

[10] Kuhn, A et al. Photoprotective effects of a broad spectrum sunscreen in ultraviolet induced cutaneous lupus erythematosus: A randomized, vehicle controlled double blind study. J Am Acad Dermatol. 2010;64:37–48.

[11] Ueki H. Kobner phenomenon in lupus erythematosus. Hautarzt. 1994;45;154–160.

[12] Lee NY, et al. Cutaneous lupus after herpes zoster: isomorphic, isotopic, or both? Pediatr Dermatol. 2013;30:e110–113.

[13] Bardazzi F, et al. Discoid chronic lupus erythematosus at the site of a previously healed cutaneous leishmaniasis: an example of isotopic response. Dermatol Ther. 2010;23(2):S44–46.

[14] Berger E, et al. Koebner phenomenon to heat in cutaneous (discoid) lupus erythematosus (lupus ab -igne). Dermatol Online J. 2012;18

[15] Barikbin B, et al Pimecrolimus 1 % cream versus betamethasonevalerate 0.1 % cream in the treatment of facial discoid lupus erythematosus: a double-blind, randomized pilot study. Clin Exp Dermatol. 2009;34:776–780.

[16] Pothinamthong P, et al. A comparative study in efficacy and safety of 0.1 % tacrolimus and 0.05 % clobetasol propionate ointment in discoid lupus erythematosus by modified cutaneous lupus erythematosus disease area and severity index. J Med Assoc Thai. 2012;95:933–940.

[17] European EDF S2k-guideline. Treatment of cutaneous Lupus erythematosus.

[18] Sigges J, et al. Therapeutic strategies evaluated by the European Society of Cutaneous Lupus Erythematosus (EUSCLE) Core Set Questionnaire in more than 1000 patients with cutaneous lupus erythematosus. Autoimmun Rev. 2013;12:694–702.

[19] Bacman D, Kuhn A, Ruzicka T. Dapsone and Retinoids. In: Kuhn A, Lehmann P, Ruzicka T, editors. Cutaneous Lupus Erythematosus. Berlin. Springer, 2004, 373–390.

[20] Roy M, et al. Rowell's syndrome: presenting features of systemic lupus erythematosus. Rheumatol Int. 2010;33:1075–1077.

[21] Chasset F, et al. Efficacy and tolerance profile of thalidomide in cutaneous lupus erythema-tosus: A systematic review and meta-analysis. J Am Acad Dermatol. 2018;78(2):342–350.

[22] Alves P, et al. Quinacrine Suppresses Tumor Necrosis Factor-α and IFN-α in Dermatomyositis and Cutaneous Lupus Erythematosus. J Investig Dermatol Symp Proc. 2017;18(2):S57-S63.

[23] Wallace DJ. Is there a role for quinacrine (Atabrine) in the new millennium? Lupus. 2000;9(2):81–82.

[24] Obermoser G, et al. Overview of common, rare and atypical manifestations of cutaneous lupus erythematosus and histopathological correlates. Lupus. 2010;19(9):1050–1070.

[25] Ribero S, et al. The Cutaneous Spectrum of Lupus Erythematosus. Clinic Rev Allerg Immunol. 2017;53:291–305.

[26] Albrecht J, et al. The CLASI (Cutaneous Lupus Erythematosus Disease Area and Severity Index): an outcome instrument for cutaneous lupus erythematosus. J Invest Dermatol. 2005;125(5):889–894.

[27] Kuhn A, et al. Revised Cutaneous Lupus Erythematosus Disease Area and Severity Index (RCLASI): a modified outcome instrument for cutaneous lupus erythematosus. Br J Dermatol. 2010;163(1):83–92.

[28] Niedner R, Schöpf E. Clinical efficacy of topical glucocorticoid preparations and other types of dermatics in inflammatory diseases, particularly in atopic dermatitis. Curr Probl Dermatol. 1993;21:157–169.

3 Sjögren-Syndrom

Torsten Witte

3.1 Definition

Das Sjögren-Syndrom ist eine Kollagenose, die zu einer chronischen Entzündung der Tränen- und Speicheldrüsen führt. In bis zu 50 % der Patienten können auch extraglanduläre Manifestationen auftreten. Während man ein Sjögren-Syndrom, welches ohne eine andere autoimmune Erkrankung auftritt, als primäres Sjögren-Syndrom bezeichnet, wird es im Rahmen anderer Autoimmunerkrankungen sekundäres Sjögren-Syndrom genannt.

3.2 Historie

Die Erkrankung wurde nach dem schwedischen Ophthalmologen Henrik Sjögren benannt, der sie 1933 klinisch und histologisch charakterisierte. Er nannte die Erkrankung Keratokonjunktivitis sicca, der Name Sjögren-Syndrom wurde erst einige Jahrzehnte später gebräuchlich.

3.3 Epidemiologie

Die Prävalenz des Sjögren-Syndroms wird je nach Studie und somit je nach unterschiedlichen Kriterien für das Sjögren-Syndrom sehr variabel angegeben [1–3]. In einer Metaanalyse verschiedener Studien wurde die Inzidenz der Erkrankung mit 7 pro 100.000 Einwohner und die Prävalenz mit 43 pro 100.000 Einwohner errechnet [3]. Die Inzidenz und Prävalenz lagen dabei in den Studien aus Europa und Asien höher als in den Untersuchungen auf anderen Kontinenten. Eigene Untersuchungen ergaben eine Prävalenz von ca. 500–1.000 pro 100.000 Einwohner, also 0,5–1 % [4].

3.4 Ursachen

Sowohl genetische als auch andere Faktoren können die Entstehung der Erkrankung begünstigen. Ca. die Hälfte des Erkrankungsrisikos führt man auf eine genetisch bedingte Genese zurück. Für die Beteiligung von genetischen Risikofaktoren sprechen besonders Familienstudien. Danach ist das Auftreten des Sjögren-Syndroms bei Geschwistern der Betroffenen ca. 19mal wahrscheinlicher als in der Bevölkerung [5].

Mittlerweile wurden in genomweiten Assoziationsstudien zahlreiche Risikogene identifiziert. Wie bei allen Kollagenosen üben HLA-Gene den stärksten Einfluss aus,

https://doi.org/10.1515/9783110550153-003

im Falle des Sjögren-Syndroms insbesondere HLA-DQA1 [6,7]. Weitere Risikogene des Sjögren-Syndroms wie z. B. BLK, STAT4, PTPN22, TNFRSF4 oder IL10 sind auch mit anderen Autoimmunerkrankungen assoziiert. So kann die klinische Beobachtung der häufigen Assoziation des Sjögren-Syndroms mit anderen Erkrankungen wie weiteren Kollagenosen oder der Autoimmunthyreoiditis erklärt werden.

Von den Risikogenen spielen die meisten eine Rolle bei der Regulation des Immunsystems, so dass der Begriff einer „Autoimmunerkrankung" im Sinne einer genetisch bedingten Fehlregulation des Immunsystems für das Sjögren-Syndrom zutrifft.

Auch Hormone, insbesondere die weiblichen Geschlechtshormone, haben einen stimulierenden Einfluss auf das Immunsystem. Sie können B-Zellen aktivieren und sich dadurch auf die Produktion von Autoantiköpern auswirken. Die Tränenproduktion wird jedoch von Östrogenen gehemmt. Schaumberg et al. zeigten ein 1,69-fach erhöhtes Risiko für Augentrockenheit bei postmenopausalen Frauen mit Hormonersatztherapie im Vergleich zu unbehandelten Frauen [8].

Weiterhin werden virale Infektionen als Auslöser des Sjögren-Syndroms vermutet. Mehrere Viren wie Epstein-Barr-Virus (EBV), Retroviren und Coxsackieviren wurden in den Drüsen der Patienten nachgewiesen [9,10]. Die Datenlage ist bislang aber nicht eindeutig.

3.5 Pathophysiologie/zeitlicher Ablauf der Drüsenerkrankung

Es handelt sich pathophysiologisch zunächst um eine Entzündung der glandulären Epithelzellen der Drüsen. Es ist noch unklar, ob diese Entzündung durch Virusinfektionen oder andere Umwelteinflüsse ausgelöst wird. Im Verlauf kommt es zur Produktion von Typ I-Interferonen als dominanten Zytokinen, die das spezifische Immunsystem stimulieren. Es werden u. a. Wachstumsfaktoren für Lymphozyten wie z. B. B-Zell-aktivierender Faktor (BAFF) gebildet und Lymphozyten wandern in die Drüsen ein. Es entsteht ein Infiltrat aus 75 % T-Zellen, vorwiegend Helferzellen, und ca. 10–15 % B-Zellen [11]. Diese differenzieren sich zu Plasmazellen und tragen zur Bildung von Keimzentren bei, in denen Autoantikörper produziert werden, die wiederum an der Pathogenese des Sjögren-Syndroms beteiligt sind. Obwohl die Drüsen histologisch noch fast intakt sind, ist die Tränen- und Speichelproduktion oft schon reduziert. Antikörper gegen muskarinerge Acetylcholinrezeptoren führen durch nervale Stimulation der Drüsen zu deren Blockierung und somit zur Minderfunktion [12].

Bei der extraglandulären Beteiligung kann man periepitheliale Infiltrationen, wie interstitielle Nephritis, Bronchiolitis und die Leberbeteiligung, von einer extraepithelialen Beteiligung mit Bildung von Immunkomplexen und Hypergammaglobulinämie unterscheiden. Hierzu zählt eine Vaskulitis mit palpabler Purpura, Polyneuropathie und Glomerulonephritis.

Obwohl hinsichtlich der Risikofaktoren und der Pathophysiologie Überlappungen mit dem SLE nachgewiesen wurden, unterscheiden sich die Erkrankungen kli-

nisch. Beim Sjögren-Syndrom spielt v. a. die lymphozytäre Infiltration, die sich phä-
notypisch als interstitielle Erkrankung darstellt (Pneumonitis, Nephritis), eine Rolle,
während es sich beim SLE um eine Autoantikörper- und Immunkomplex-vermittelte
Erkrankung handelt.

3.6 Klinik

Die Beschwerden des Sjögren-Syndroms sind sehr unspezifisch. Selbst die vermeint-
lich typische Sicca-Symptomatik stellt sich als ein sehr subjektives Krankheitszeichen
dar. Nur in wenigen Fällen korreliert sie mit einer objektivierbaren Augen- oder Mundtrockenheit. Bis zu 30 % der Bevölkerung klagen über trockene Augen oder Mundtrockenheit [13] bei jedoch meist objektiv normaler Tränen- und Speichelproduktion.
Eine Messung der Tränen- und Speichelproduktion zur Diagnostik des Sjögren-Syndroms ist somit zwingend erforderlich.

Bei ca. 50 % der Patienten, die einen rein glandulären Befall haben, verläuft die
Erkrankung eher blande, zusätzlich zur Trockenheit können noch Fatigue, Myalgien
oder Arthralgien auftreten. Bei einem extraglandulären Verlauf kann es z. B. zu Arthritis, Neuro- oder Nephropathien kommen. Oftmals klagen diese Patienten nicht
über eine Sicca-Symptomatik. Die extraglandulären Manifestationen können der objektivierbaren Trockenheit um Jahre voraus gehen, sodass bei entsprechender Klinik
(Tab. 3.1) auch bei fehlender Klage über eine Trockenheit eine Messung der Tränen-
und Speichelproduktion erfolgen sollte.

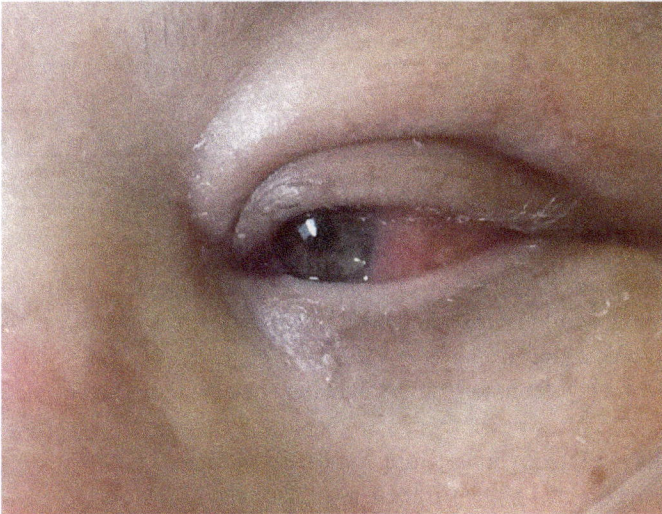

Abb. 3.1: Rotes Auge
bei einer 60jährigen
Patientin mit primä-
rem Sjögren-Syndrom.

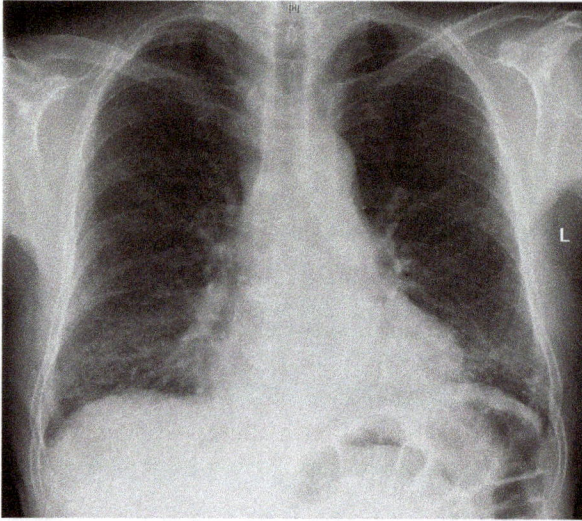

Abb. 3.2: Röntgen-Thorax bei einem 72jährigen Patienten mit primärem Sjögren-Syndrom und interstitieller Lungenerkrankung.

Tab. 3.1: Mögliche Manifestationen des Sjögren-Syndroms.

Glanduläre Manifestation	Extraglanduläre Manifestation
rezidivierende Konjunktivitis (Abb. 3.1)	Arthritis
Hornhauterosionen	Polyneuropathie
erhöhte Rate an Infekten der oberen Atemwege	Palpable Purpura
einseitige Parotis-Schwellung	Interstitielle Lungenerkrankung (Abb. 3.2)
Soor	Interstitielle Nephritis
Trockene Haut /Juckreiz	Myositis
	Hashimoto Thyreoiditis

3.7 Diagnostik

Für die Anamneseerhebung wurden zur Diagnostik der Mund- und Augentrockenheit standardisierte Fragen vorgeschlagen [14]:
– Leiden Sie seit mehr als 3 Monaten unter täglicher, belastender Augen- und Mundtrockenheit?
– Verspüren Sie häufig ein Fremdkörpergefühl (Sand) in den Augen?
– Benutzen Sie mehr als dreimal täglich Tränenersatzlösungen?
– Leiden Sie seit mehr als 3 Monaten unter täglicher Mundtrockenheit?

- Litten Sie als Erwachsener unter wiederkehrenden oder dauernden Schwellungen von Mundspeicheldrüsen?
- Müssen Sie zum Schlucken trockener Speisen etwas trinken?

Diese Fragen korrelieren jedoch, wie bereits beschrieben, nicht gut mit der objektivierbaren Trockenheit und sind somit zur Diagnostik nur bedingt geeignet. Unabhängig von den Klagen über eine Trockenheit ist es wichtig, bei den Symptomen aus Tab. 3.1 an ein mögliches Sjögren-Syndrom zu denken.

3.7.1 Tests zur Sicherung der Trockenheit

Schirmer-Test

Zur Messung der Tränenproduktion wird ein steriler Whatman-Filterpapier-Streifen im lateralen Drittel des Unterlids platziert. Nach 5 Minuten wird abgelesen, wie weit der Tränenfilm in das Papier eingedrungen ist (Norm ab 5 mm in 5 Minuten) [15].

Als Alternative steht der Bengalrosa-Test zur Verfügung. Bei diesem Verfahren werden durch den Farbstoff Bengalrosa devitalisierte Zellen angefärbt. Hierbei werden 10 µl einer 1%igen Bengalrosa-Lösung in das anästhetisierte Auge getropft und durch zweimaliges Blinzeln wird der Farbstoff verteilt. Mittels Spaltlampe kann der Augenarzt devitalisiertes Gewebe der Konjunktiva und Cornea anhand einer semiquantitativen Skala von 0 bis 9 bewerten [16,17]. Als pathologisch gelten mindestens 4 Punkte (der van Bijsterveld-Score). Der Bengalrosa Farbstoff kann auch durch den Farbstoff Lissamingrün ersetzt werden, welcher weniger Augenbrennen verursachen soll.

Die Farbstofftests waren in einer Studie der *Sjögren's International Collaborative Clinical Alliance* (SICCA) an über 1.500 Patienten mit V. a. Sjögren Syndrom dem Schirmer-Test aufgrund einer höheren Sensitivität überlegen [18]. Wegen der jedoch deutlich einfacheren Durchführung des Schirmer-Tests bleibt dieser auch weiterhin ein wichtiger Diagnostik-Bestandteil.

3.7.2 Tests für die Objektivierung der Mundtrockenheit

Sialometrie

Anhand der neuen gemeinsamen Klassifikationskriterien von ACR und EULAR sollte eine mögliche Mundtrockenheit mittels der Sialometrie objektiviert werden. Die Bestimmung sollte am besten zwischen 9 und 11 Uhr in einem ruhigen Raum erfolgen, da der Speichelfluss einer Tagesrhythmik unterliegt und durch Stress reduziert wird. Die Patienten sollten mindestens eine Stunde zuvor weder essen, trinken oder rauchen. Die Messung erfolgt im Sitzen und bei leicht nach vorn geneigtem Kopf.

Zur Bestimmung der unstimulierten Speichelflussrate sollte der Patient den Speichel vor Beginn der Messung herunterschlucken. Danach lässt der Patient den Speichel über einen Zeitraum von 15 Minuten ohne weitere Bewegungen in ein Sammelgefäß tropfen. Am Ende wird der Restspeichel in das Gefäß ausgespuckt. Durch Bestimmung des Speichelgewichts im Gefäß kann die Flussrate ermittelt werden, die für die unstimulierte Situation bei Gesunden mindestens 0,25 ml/min beträgt. Eine Flussrate von unter 0,1 ml/min gilt als eindeutige Hyposalivation.

Saxon-Test

Die Speichelflussrate kann mit Hilfe des Saxon-Tests noch einfacher bestimmt werden. Dieser Test sollte wie die Sialometrie auch möglichst vormittags zwischen 9 und 11 Uhr erfolgen. Zur Quantifizierung der Speichelproduktion kaut der Patient 2 Minuten lang auf einer zweimal gefalteten 7,5 × 7,5 cm Kompresse. Die Gewichtsdifferenz vor und nach dem Kauen entspricht der in zwei Minuten produzierten Speichelmenge. Speichelmengen ab 2,75 g/2 min gelten als normal [19]. Nach unseren Erfahrungen sollte der Normwert allerdings etwas höher bei 3,5 g/2 min liegen.

Speicheldrüsen-Szintigraphie und Sialographie

In den mittlerweile veralteten US-Europäischen Konsensuskriterien zur Klassifikation des Sjögren-Syndroms [20] wurden anstatt des Saxon-Tests die Speicheldrüsen-Szintigraphie und die Sialographie zur Sicherung der Mundtrockenheit empfohlen. Mittels Szintigraphie kann die Funktion aller großen Speicheldrüsen beurteilt werden. Eine verminderte Aufnahme des Radionuklids ist zwar sehr spezifisch für das Sjögren-Syndrom, sie wird aber nur bei schwerer Drüsendysfunktion und somit nur bei ca. einem Drittel der Patienten beobachtet [21].

Die Sialographie wurde mittels retrograder öliger Kontrastmittel-Füllung der Speichelgänge der Gl. parotis und der Gl. submandibularis durchgeführt. Beim Sjögren-Syndrom zeigt sich eine Rarefizierung der Speichelgänge (Bild des „entlaubten Baumes"). Im Vergleich zur Szintigraphie korreliert die Sialographie schlechter mit der Drüsenfunktion. In der Praxis wird die Untersuchung heute wegen der fehlenden Invasivität meist als MR-Sialographie durchgeführt [22].

Aufgrund der aufwändigen Untersuchungsmethode werden beide Verfahren im Vergleich zum Saxon-Test eher selten eingesetzt.

3.7.3 Autoantikörper

Die Bestimmung von Antikörpern ist ein wichtiger Bestandteil in der Diagnostik des Sjögren-Syndroms und hilft oft bei der Diagnosestellung.

Antinukleäre Antikörper (ANA)

ANA spielen bei der Diagnostik von Kollagenosen eine wichtige Rolle und gehörten in Verbindung mit einem positiven Rheumafaktor zu den früheren ACR-Kriterien für das Sjögren-Syndrom (Tab. 3.3) [18]. Indirekte Immunfluoreszenztests werden beim Nachweis der ANAs bevorzugt. Sie werden derzeit mit Hilfe von HEp2-Zellen durchgeführt. ANA liegen bei über 80 % der SLE-Patienten vor, treten aber auch bei anderen Autoimmunerkrankungen und sogar bei Gesunden auf.

SS-A-Antikörper, SS-B-Antikörper

Es wurde eine Assoziation des Sjögren-Syndroms mit Antikörpern gegen SS-A und SS-B (früher auch La genannt) gesehen. Die Prävalenz der Antikörper gegen SS-A liegt beim Sjögren-Syndrom bei 50–60 % [23]. SS-A Antikörper werden jedoch auch bei 50 % der SLE Patienten und ca. 1 % der Blutspender nachgewiesen, sodass die Spezifität für das Sjögren-Syndrom im Vergleich zu den SS-B Antikörpern nicht sehr hoch ist. SS-B Antikörper sind spezifischer, treten allerdings nur bei 25–30 % der Patienten und meist in Kombination mit SS-A-Antikörpern auf.

Rheumafaktoren

Rheumafaktoren sind Autoantikörper gegen das Fc-Fragment des IgG. Sie sind nur bei 30–40 % der Patienten nachweisbar und relativ unspezifisch. Zusammen mit einem ANA-Titer von mindestens 1:320 bildeten sie eines der ACR-Kriterien für das Sjögren-Syndrom (Tab. 3.3) (s. auch unter ANA).

Antikörper gegen alpha-Fodrin

Bei 64 % der Patienten mit einem primären Sjögren Syndrom konnten IgA-Antikörper gegen alpha-Fodrin nachgewiesen werden, bei 50 % IgG-Antikörper gegen alpha-Fodrin [24]. Beide sind nicht mit SS-A oder SS-B assoziiert.

IgA-Antikörper gegen alpha-Fodrin ergänzen die Antikörper Diagnostik zusätzlich zu SS-A und SS-B. Bei positiven IgA-Antikörpern gegen alpha-Fodrin und negativen SS-A/SS-B empfehlen wir eine Speicheldrüsenbiopsie zur Diagnosesicherung.

3.7.4 Weitere Labordiagnostik

Hypergammaglobulinämie

Ein weiterer Hinweis für ein Sjögren-Syndrom kann eine Hypergammaglobulinämie als Hinweis auf eine erhöhte B-Zellaktivität sein. In einer Studie des *National Institutes of Health* (NIH) war eine polyklonale Erhöhung des IgG im Serum mit hoher Spezifität (97 %), allerdings recht geringer Sensitivität (40 %) mit dem Sjögren-Syndrom assoziiert [25].

3.7.5 Weitere diagnostische Untersuchungen

Speicheldrüsenbiopsie

Die Speicheldrüsenbiopsie dient als weiterführende Diagnostik bei fehlendem Nachweis von SS-A und SS-B Antikörpern und anhaltendem Verdacht auf ein Sjögren-Syndrom. Die Biopsie kann aus der Gl. parotis oder aus labialen Speicheldrüsen erfolgen. Aufgrund höherer Komplikationsraten, wie der Bildung von Speicheldrüsenfisteln, Schädigung peripherer Nerven oder Infektionen bei Gl. parotis Biopsie, wird die labiale Speicheldrüsenbiopsie trotz etwas niedrigerer Sensitivität meist bevorzugt. Die diagnostische Qualität steigt mit der Erfahrung des ausführenden Arztes und des beurteilenden Histopathologen. Dieser wertet quantitativ die Ausprägung lymphozytärer Infiltrate in den Speicheldrüsen aus und teilt sie nach dem Graduierungsschema von Chisholm und Mason (Tab. 3.2) ein:

Tab. 3.2: Graduierungsschema zur histologischen Einstufung nach Chisholm und Mason [26].

Histologische Merkmale	Grad
keine Lymphozyten in 4 mm^2 Speicheldrüsengewebe	0
geringes lymphozytäres Infiltrat	1
mäßig *oder* weniger als 1 Fokus	2
1 Fokus	3
mehr als 1 Fokus	4

Der Nachweis einer fokalen lymphozytären Sialadenitis mit mindestens einem lymphozytären Focus (definiert als Aggregat von mindestens 50 Lymphozyten und Histiozyten) pro 4 mm^2 (dem Gesichtsfeld des Mikroskops) des beurteilten Drüsengewebes, entspricht mindestens einem Grad 3 nach Chisholm und Mason und ist mit einer Sensitivität von 60–90 % und einer Spezifität von 80–90 % mit dem Sjögren-Syndrom assoziiert [27]. Aus diesem Grund wurde die Speicheldrüsenbiopsie mit mindestens einem Focus pro 4 mm^2 als ein Kriterium für die Klassifikation des Sjögren-Syndroms aufgenommen (Tab. 3.3).

Sonographie

Die Sonographie der Speicheldrüsen ist eine kostengünstige und einfache, gut verfügbare diagnostische Methode um parenchymale Inhomogenitäten nachweisen zu können (Abb. 3.3a und b). Die Sensitivität der Untersuchung in der Diagnostik des primären Sjögren-Syndroms lag bei 63 %, die Spezifität bei 99 % [28]. In Studien wurde die diagnostische Sensitivität beim primären Sjögren-Syndrom durch die Anwendung der Sonographie der großen Speicheldrüsen zusätzlich zur Standarddiagnostik um

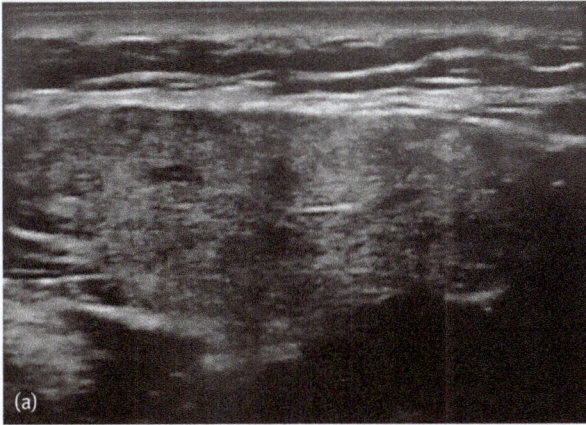

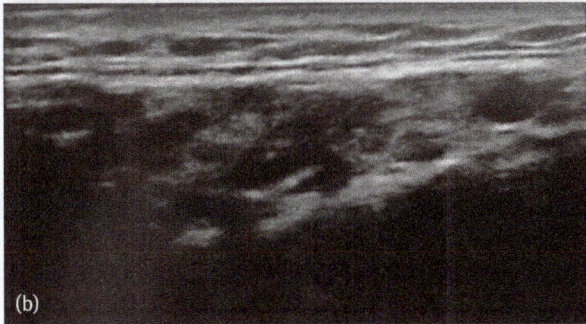

Abb. 3.3: Ultraschallbild der Gl. parotis eines Patienten mit Sjögren-Syndrom (b) im Gegensatz zu der gesunden Kontrolle (a); erkennbar sind multiple hypoechogene Areale mit einem Durchmesser von mehr als 6 mm.

ca. 10 % erhöht, ohne dass die Spezifität vermindert wurde [29]. Es ist daher wahrscheinlich, dass die Sonographie der Speicheldrüsen in der Diagnostik des Sjögren-Syndroms in Zukunft eine breite Anwendung finden wird.

Magnetresonanztomographie (MRT) der Gl. parotis

Mittels MRT der Gl. parotis lassen sich Parenchym-Inhomogenitäten, Dilatationen und Strikturen der Speichelgänge sowie auch Speichelsteine darstellen. Meistens wird ein noduläres Muster beobachtet, das durch ein Nebeneinander von hypo- und hyperintensen Arealen charakterisiert ist. Das Ergebnis des MRT korreliert mit dem der Speicheldrüsenbiopsie [30].

In einer kleinen Vergleichsstudie der Sonographie versus MRT der Speicheldrüsen betrugen die Sensitivität und Spezifität der Sonographie 78 % und 94 %, und die der MRT 81 % und 100 % (wobei aber nur 7 Kontrollen untersucht wurden [30]).

3.8 Klassifikationskriterien

Es gab zwischen 1965 und 2002 insgesamt 11 Versuche, allgemein anerkannte Klassifikationskriterien des Sjögren-Syndroms zu definieren. Mit den *„American-European Consensus Group* (AECG)"-Kriterien [20] schien das Ziel international gemeinsamer Kriterien endlich erreicht worden zu sein. Das *American College of Rheumatology* formulierte aber in der Folge neue, nicht von der EULAR anerkannte, Kriterien. Erst 2016 gelang es wieder, gemeinsame Kriterien der EULAR und des ACR zu formulieren [31].

ACR/EULAR Klassifikationskriterien des primären Sjögren-Syndroms
Für die Anwendung der Kriterien müssen die Einschlusskriterien erfüllt sein. Dazu muss entweder mindestens eine der folgenden Fragen bejaht werden:
- Haben Sie seit mindestens drei Monaten jeden Tag persistierende Probleme mit trockenen Augen?
- Hatten Sie das wiederkehrende Gefühl von Sand in den Augen?
- Benutzen Sie täglich mindestens dreimal künstliche Tränen?
- Haben Sie seit mindestens drei Monaten jeden Tag ein Gefühl der Mundtrockenheit?
- Müssen Sie häufig trinken, um trockene Speisen zu schlucken?

Alternativ zu den o. g. Fragen kann der Verdacht auf ein Sjögren-Syndrom auch anhand des *European League Against Rheumatism SS Disease Activity Index questionnaire* entstehen.

Zudem dürfen keine Ausschlusskriterien vorliegen:
- vorherige Radiatio von Kopf und/oder Hals
- aktive Hepatitis C Virus-Infektion (durch PCR gesichert)
- HIV-Infektion
- Amyloidose
- Sarkoidose
- Graft-versus-host disease
- IgG4-assoziierte Erkrankung

Bei Patienten, die anticholinerge Medikamente einnehmen, sollten die Funktionstests der Drüsen erst nach einer ausreichenden Pausierung dieser Medikamente erfolgen, so dass sie keinen Einfluss mehr auf die Drüsenfunktion haben können.

Ein primäres Sjögren-Syndrom wird angenommen, wenn der Gesamtscore aus den Kriterien mindestens 4 beträgt.

Tab. 3.3: ACR-Kriterien für das Sjögren-Syndrom.

Kriterium	Score
Speicheldrüsenbiopsie aus der Unterlippe mit fokaler lymphozytärer Sialadenitis und Fokuscore mit ≥ 1 Fokus/4 mm²	3
Nachweis von anti-SSA/Ro	3
Ocular Staining Score ≥ 5 (oder van Bijsterveld Score ≥ 4) in mindestens 1 Auge	1
Schirmer Test ≤ 5 mm in 5 Minuten in mindestens 1 Auge	1
Speichelflussmessung (unstimuliert) ≤ 0,1 mL/min	1

3.8.1 Differenzialdiagnosen

Auf Grund der vielen unterschiedlichen Manifestationsmöglichkeiten des Sjögren-Syndroms (Tab. 3.1) gibt es ein breites Spektrum an Differenzialdiagnosen.

Eine objektivierbare Mund- und Augentrockenheit kann u. a. durch die physiologische Drüsenatrophie im Alter, durch diverse Medikamente (wie z. B. trizyklische Antidepressiva, Antihistaminika, Betablocker, Diuretika), chronische Virusinfektionen (HIV, HCV), durch Radiatio oder durch andere entzündliche Erkrankungen wie Sarkoidose oder IgG4-assoziierte Erkrankungen bedingt sein.

Unilaterale Schwellungen der Speicheldrüse können auch ein Hinweis auf Neoplasie oder bakterielle Infektionen sein, während bilaterale Schwellungen der Speicheldrüsen u. a. bei Mumps, HCV- und HIV-Infektion, Sarkoidose, Tuberkulose oder bei einer IgG4-assoziierten Erkrankung auftreten können.

Noch schwieriger wird die Differenzialdiagnostik bei vorrangig extraglandulären Manifestationen des Sjögren-Syndroms. Arthritis, Polyneuropathie, ZNS-Manifestationen und kutane Vaskulitis können bei fast allen chronisch-entzündlichen Erkrankungen auftreten. So kann z. B. die Differenzierung zwischen Multipler Sklerose und ZNS-Beteiligung beim Sjögren-Syndrom sehr schwierig sein. Bei der eher selten vorkommenden Lungen- oder Nierenbeteiligung wird die Diagnose ebenfalls häufig erst spät gestellt. Fast alle klinischen Symptome des Sjögren-Syndroms könnten auch parainfektiöser oder paraneoplastischer Genese sein.

3.8.2 Aktivitäts-Scores

Zumindest in Studien werden heute regelmäßig Aktivitäts-Scores verwendet, um den Verlauf des Sjögren-Syndroms und den Therapieerfolg beurteilen zu können. Für die Beurteilung der verschiedenen Organmanifestationen wurde *der European League Against Rheumatism* (EULAR) SS *disease activity index* (ESSDAI) entwickelt, der die

Aktivität in 12 verschiedenen Domänen misst und gut mit der Einschätzung des Arztes korreliert [32]. Mit dem EULAR SS *patient-reported index* (ESSPRI) steht ein Fragebogen zur Verfügung, in dem der Patient selbst die aktuelle Einschätzung seines Empfindens von Trockenheit, Fatigue und Gliederschmerzen auf visuellen Analogskalen angeben kann [33]. Das Ergebnis des ESSPRI korreliert nicht mit der Einschätzung des Gesundheitszustandes durch den Arzt.

3.9 Therapie

3.9.1 Glanduläre Manifestationen des Sjögren-Syndroms

Bei einem reinen Befall der Drüsen orientiert sich die Behandlung an der Symptomatik. Dazu werden Tränenersatzstoffe z. B. Augentropfen oder -gele eingesetzt. Trockene oder verrauchte Räume sowie Arbeiten am Bildschirm (geringere Lidschlagfrequenz und somit schnelleres Austrocknen der Augenoberfläche) sollten vermieden werden. Bei sehr hohem Leidensdruck kann ein Verschließen der Tränengänge mit *Plugs* sowie die zusätzliche Anwendung von Ciclosporin Augentropfen Linderung verschaffen.

Weiterhin besteht die Möglichkeit Speichelersatzstoffe zu benutzen. Durch Kauen auf z. B. Kaugummis oder Lutschen von Kirschkernen oder zuckerfreien Drops kann die Drüsentätigkeit ebenfalls angeregt werden. Eine Placebo-kontrollierte Studie konnte zeigen, dass die Gabe von Pilocarpin einen positiven Einfluss auf die Speichelproduktion hat [34].

Eine sehr intensive Zahnpflege ist erforderlich, da durch die Mundtrockenheit Kariesbefall begünstigt wird.

Die Medikamentenliste der Patienten sollte geprüft werden und sekretionshemmende Medikamente (z. B. Diuretika, Betablocker, Antihistaminika, trizyklische Antidepressiva) möglichst abgesetzt bzw. umgestellt werden.

Eine immunsuppressive oder immunmodulierende Behandlung führte in den meisten Fällen nicht zu einer verbesserten Speichel- oder Tränenproduktion. In kontrollierten Studien konnten weder für Infliximab noch für Etanercept ein Effekt gezeigt werden [35]. Studien mit Rituximab ergaben unterschiedliche Ergebnisse. Bei Einsatz des Rituximab in einem sehr frühen Erkrankungsstadium mit noch fast normaler Drüsenfunktion wurde immerhin eine signifikante Besserung der Sekretion erzielt [36].

Eigene retrospektive Auswertungen zeigten, dass sich die Tränenproduktion unter Behandlung mit Hydroxychloroquin bei Patienten mit Antikörpern gegen Alpha-Fodrin, die noch eine fast normale Tränenproduktion hatten, gegenüber den Patienten ohne die Autoantikörper und deutlich reduzierter Tränenproduktion, signifikant stärker besserte [37]. Im Spätstadium der Erkrankung besserte sich die Drüsenfunktion unter Hydroxychloroquin dagegen nicht [37]. Demnach kann ein immunmodulatorischer Therapieversuch mit Hydroxychloroquin im Anfangsstadium durchaus sinnvoll sein. Der Erfolg der Therapie sollte aber nach 3–6 Monaten durch Messung der Tränen- und Speichelproduktion (z. B. durch Schirmer- und Saxon-Test) kontrolliert werden. Bei fehlender Besserung besteht kein Grund, die Behandlung fortzusetzen oder gar eine Immunsuppression zu beginnen.

3.9.2 Extraglanduläre Manifestationen

Fatigue

Eine Fatigue wird von sehr vielen Patienten mit Sjögren-Syndrom beklagt. Sie ist selten Folge einer hohen Entzündungsaktivität oder einer Hypothyreose, dagegen häufiger ein depressives Symptom. In solchen Fällen können Bewegungsübungen helfen [38]. Auch kann unter der Vorstellung einer erhöhten Krankheitsaktivität ein Therapieversuch mit Hydroxychloroquin erfolgen, auch wenn dieser in einer kontrollierten Studie erfolglos war [39].

Organmanifestationen

Bei schweren extraglandulären Manifestationen des Sjögren-Syndroms wie Polyneuropathie, ZNS-Manifestation oder Vaskulitis ist eine immunsuppressive Therapie erforderlich. Es gibt nur wenige Placebo-kontrollierte Studien zur Therapie des Sjögren-Syndroms mit Immunsuppressiva wie Azathioprin, Methotrexat, Leflunomid oder Mycophenolat. Die Therapie orientiert sich daher weitgehend an der des SLE mit ähnlichen Organmanifestationen. Bei milden extraglandulären Verläufen mit Arthralgien und Myalgien wird initial Hydroxychloroquin eingesetzt. Eine Reduktion der Blutkörperchensenkungsgeschwindigkeit (BSG) und Hypergammaglobulinämie konnte in einer randomisierten Studie nachgewiesen werden [39].

Bei fehlendem Ansprechen auf Hydroxychloroquin werden meist Methotrexat oder Azathioprin eingesetzt. Methotrexat wurde in einer offenen Studie an 17 Patienten in einer Dosierung von 0,2 mg/kg/Woche untersucht [40]. Dabei trat eine Besserung der Manifestationen Arthritis, Drüsenvergrößerung und vaskulitischen Purpura auf. In einer randomisierten Studie verbesserte Azathioprin die Krankheitsaktivität des pSS bei 25 Patienten nicht [41]. Allerdings war das Medikament mit 1 mg/kg/Tag unterdosiert. In einer offenen Studie an 15 Patienten hatte Leflunomid (20 mg/Tag) eine allenfalls geringe Wirksamkeit und führte bei 5 der Patienten zu einem Lupusähnlichen Hautausschlag [42]. Allerdings besserte sich eine leukozytoklastische Vaskulitis bei drei Patienten. Mit Mycophenolat wurde in einer offenen Studie eine Besserung von Hypergammaglobulinämie, Komplementverbrauch und Leukopenie erreicht [43]. Bei lebensbedrohlichen extraglandulären Manifestationen wie z. B. progredienter Alveolitis, schwerer Glomerulonephritis (die deutlich seltener ist als die interstitielle Nephritis) und bei neurologischen Komplikationen wie Mononeuritis multiplex, Myelitis transversa oder Optikusneuritis ist Cyclophosphamid das Mittel der ersten Wahl.

Bei refraktären Verläufen können Biologika eingesetzt werden. Die besten Daten liegen in diesem Fall für Rituximab vor, welches in einer kleinen Studie die Zahl der extraglandulären Manifestationen pro Patient signifikant reduzieren konnte [36]. Besonders effektiv scheint Rituximab bei neurologischen Komplikationen der kryoglobulinämischen Vaskulitis zu sein [44].

Weder für Infliximab noch für Etanercept konnten in randomisierten Studien signifikante Effekte nachgewiesen werden [45,46]. Derzeit laufen zahlreiche Studien zu neuen Medikamenten. Am weitesten sind die Studien zu Belimumab, das in einer offenen Studie die Parotisvergrößerung, Arthritis und Hypergammaglobulinämie besserte [47] und zu Abatacept, das zu einer Besserung mehrerer extraglandulärer Manifestationen führte [48].

3.10 Prognose

Die Prognose des Sjögren-Syndroms ist generell eher gut, jedoch stark vom Befallsmuster abhängig. Weiterhin haben Patienten mit Sjögren-Syndrom ein deutlich erhöhtes Risiko an einem Non-Hodgkin-Lymphom zu erkranken. Es tritt bei ca. 5 % der Patienten auf [49]. Risikofaktoren zur Entwicklung eines Lymphoms sind eine persistierende Vergrößerung der großen Speicheldrüsen, kutane Vaskulitis, Glomerulonephritis, monoklonale Gammopathie, Kryoglobuline und Komplementverbrauch sowie ein hoher Fokusscore in der Histologie der Speicheldrüsen. Insbesondere wenn Fieber, eine Anämie oder Gewichtsverlust auftreten, sollte bei Patienten mit Sjögren-Syndrom frühzeitig eine detaillierte Diagnostik diesbezüglich erfolgen.

Schwere extraglanduläre Verläufe mit Vaskulitis, Leukopenie, zerebraler Beteiligung oder Niereninsuffizienz manifestieren sich meist in den ersten 5 Jahren der Krankheit, während Malignome (Non-Hodgkin-Lymphome) jederzeit auftreten können.

Literatur

[1]   Thomas E, Hay EM, Hajeer A, Silman AJ. Sjögren's syndrome: a community-based study of prevalence and impact. Br J Rheumatol. 1998;37:1069–1076.
[2]   Trontzas PI, Andrianakos AA. Sjögren's syndrome: a population-based study of prevalence in Greece. The ESORDIG study. Ann Rheum Dis. 2005;64:1240–1241.
[3]   Qin B, Wang J, Yang Z, et al. Epidemiology of primary Sjögren's syndrome: a systematic review and meta-analysis. Ann Rheum Dis. 2015;74:1983–1989.
[4]   Witte T, Matthias T, Bierwirth J, Schmidt RE. Antibodies against alpha-fodrin are associated with sicca syndrome in the general population. Ann N Y Acad Sci. 2007;1108:414–417.

[5]   Kuo CF, Grainge MJ, Valdes AM, et al. Familial Risk of Sjögren's Syndrome and Co-aggregation
      of Autoimmune Diseases in Affected Families: A Nationwide Population Study. Arthritis
      Rheumatol. 2015;67:1904–1912.
[6]   Foster H, Walker D, Charles P, et al. Association of DR3 with susceptibility to and severity of
      primary Sjögren's syndrome in a family study. Br J Rheumatol. 1992;31(5):309–314.
[7]   Reveille JD, Macleod MJ, Whittington K, Arnett FC. Specific amino acid residues in the second
      hypervariable region of HLA-DQA1 and DQB1 chain genes promote the Ro (SS-A)/La (SS-B) auto-
      antibody responses. J Immunol. 1991;146(11):3871–3876.
[8]   Schaumberg DA, Buring JE, Sullivan DA, Dana MR. Hormone replacement therapy and dry eye
      syndrome. JAMA. 2001;286:2114–2119.
[9]   Triantafyllopoulou A, Tapinos N, Moutsopoulos HM. Evidence for coxsackievirus infection in
      primary Sjögren's syndrome. Arthritis Rheum. 2004;50:2897–2902.
[10] Croia C, Astorri E, Murray-Brown W, et al. Implication of Epstein-Barr virus infection in disease-
      specific autoreactive B cell activation in ectopic lymphoid structures of Sjögren's syndrome.
      Arthritis Rheum. 2014;66:2545–2547.
[11] Adamson TC 3 rd, Fox RI, Frisman DM, Howell FV. Immunohistologic analysis of lym-
      phoid infiltrates in primary Sjogren's syndrome using monoclonal antibodies. J Immunol.
      1983;130:203–208.
[12] Robinson CP, Brayer J, Yamachika S, et al. Transfer of human serum IgG to nonobese diabetic
      Igmu null mice reveals a role for autoantibodies in the loss of secretory function of exocrine
      tissues in Sjögren's syndrome. Proc Natl Acad Sci U S A. 1998;95:7538–7543.
[13] Schein OD, Hochberg MC, Muñoz B, et al. Dry eye and dry mouth in the elderly: a population-
      based assessment. Arch Intern Med. 1999;159:1359–1363.
[14] Vitali C, Moutsopoulos HM, Bombardieri S. The European Community Study Group on di-
      agnostic criteria for Sjögren's syndrome. Sensitivity and specificity of tests for ocular and oral
      involvement in Sjögren's syndrome. Ann Rheum Dis. 1994;53:637–647.
[15] Afonso AA, Monroy D, Stern ME, et al. Correlation of tear fluorescein clearance and Schirmer
      test scores with ocular irritation symptoms. Ophthalmology. 1999;106:803–810.
[16] van Bijsterveld OP. Diagnostic tests in the Sicca syndrome. Arch Ophthalmol 1969; 82:10–14.
[17] Whitcher JP, Shiboski CH, Shiboski SC, et al. Sjögren's International Collaborative Clinical
      Alliance Research Groups I. A simplified quantitative method for assessing keratoconjunctivitis
      sicca from the Sjögren's Syndrome International Registry. Am J Ophthalmol. 2010;149:405–415.
[18] Shiboski SC, Shiboski CH, Criswell L, et al; Sjögren's International Collaborative Clinical
      Alliance (SICCA) Research Groups. American College of Rheumatology classification criteria for
      Sjögren's syndrome: a data-driven, expert consensus approach in the Sjögren's International
      Collaborative Clinical Alliance cohort. Arthritis Care Res (Hoboken). 2012;64(4):475–487.
[19] Kohler PF, Winter ME. A quantitative test for xerostomia. The Saxon test, an oral equivalent of
      the Schirmer test. Arthritis Rheum. 1985;28:1128–1132.
[20] Vitali C, Bombardieri S, Jonsson R, et al; European Study Group on Classification Criteria for
      Sjögren's Syndrome. Classification criteria for Sjögren's syndrome: a revised version of the
      European criteria proposed by the American-European Consensus Group. Ann Rheum Dis.
      2002;61:554–558.
[21] Hermann GA, Vivino FB, Goin JE. Scintigraphic features of chronic sialadenitis and Sjögren's
      syndrome: a comparison. Nucl Med Commun. 1999;20:1123–1132.
[22] Tonami H, Ogawa Y, Matoba M, et al. Sialography in patients with Sjögren syndrome. AJNR Am J
      Neuroradiol. 1998;19:1199–1203.
[23] Ramos-Casals M, Solans R, Rosas J, et al; GEMESS Study Group. Primary Sjögren syndrome in
      Spain: clinical and immunologic expression in 1010 patients. Medicine. 2008;87:210–219.

[24] Witte T, Matthias T, Oppermann M, et al. Prevalence of antibodies against alpha-fodrin in Sjögren's syndrome: comparison of 2 sets of classification criteria. J Rheumatol. 2003;30:2157–2159.

[25] Brennan MT, Sankar V, Leakan RA, et al. Risk factors for positive minor salivary gland biopsy findings in Sjögren's syndrome and dry mouth patients. Arthritis Rheum. 2002;47:189–195.

[26] Chisholm DM, Mason DK. Labial salivary gland biopsy in Sjogren's disease. J Clin Path. 1968;21:656–660.

[27] Vitali C, Bombardieri S, Moutsopoulos HM, et al. Preliminary criteria for the classification of Sjögren's syndrome. Results of a prospective concerted action supported by the European Community. Arthritis Rheum. 1993;36:340–347.

[28] Wernicke D, Hess H, Gromnica-Ihle E, Krause A, Schmidt WA. Ultrasonography of salivary glands – a highly specific imaging procedure for diagnosis of Sjögren's syndrome. J Rheumatol. 2008;35:285–293.

[29] Cornec D, Jousse-Joulin S, Pers JO, et al. Contribution of salivary gland ultrasonography to the diagnosis of Sjögren's syndrome: toward new diagnostic criteria? Arthritis Rheum. 2013;65:216–225.

[30] Niemelä RK, Takalo R, Pääkkö E, et al. Ultrasonography of salivary glands in primary Sjogren's syndrome. A comparison with magnetic resonance imaging and magnetic resonance sialography of parotid glands. Rheumatology (Oxford). 2004;43:875–879.

[31] Shiboski CH, Shiboski SC, Seror R, et al; International Sjögren's Syndrome Criteria Working Group. 2016 American College of Rheumatology/European League Against Rheumatism classification criteria for primary Sjögren's syndrome: a consensus and data-driven methodology involving three international patient cohorts. Ann Rheum Dis. 2017;76:9–16.

[32] Seror R, Ravaud P, Bowman SJ, et al; EULAR Sjögren's Task Force. EULAR Sjögren's syndrome disease activity index: development of a consensus systemic disease activity index for primary Sjögren's syndrome. Ann Rheum Dis. 2010;69:1103–1109.

[33] Seror R, Ravaud P, Mariette X; EULAR Sjögren's Task Force. EULAR Sjögren's Syndrome Patient Reported Index (ESSPRI): development of a consensus patient index for primary Sjogren's syndrome. Ann Rheum Dis. 2011;70:968–972.

[34] Vivino FB, Al-Hashimi I, Khan Z, et al. Pilocarpine tablets for the treatment of dry mouth and dry eye symptoms in patients with Sjögren syndrome: a randomized, placebo-controlled, fixed-dose, multicenter trial. P92-01 Study Group. Arch Intern Med 1999; 159:174–181.

[35] Sankar V, Brennan MT, Kok MR, et al. Etanercept in Sjögren's syndrome: a twelve-week randomized, double-blind, placebo-controlled pilot clinical trial. Arthritis Rheum 2004;50:2240–2245.

[36] Meijer JM, Meiners PM, Vissink A, et al. Effectiveness of rituximab treatment in primary Sjögren's syndrome: a randomized, double-blind, placebo-controlled trial. Arthritis Rheum. 2010;62:960–968.

[37] Rihl M, Ulbricht K, Schmidt RE, Witte T. Treatment of sicca symptoms with hydroxychloroquine in patients with Sjogren's syndrome. Rheumatology (Oxford). 2009;48:796–799.

[38] Carsons SE, Vivino FB, Parke A, et al. Treatment Guidelines for Rheumatologic Manifestations of Sjögren's Syndrome: Use of Biologic Agents, Management of Fatigue, and Inflammatory Musculoskeletal Pain. Arthritis Care Res (Hoboken). 2017;69:517–527.

[39] Gottenberg JE, Ravaud P, Puéchal X, et al. Effects of hydroxychloroquine on symptomatic improvement in primary Sjögren syndrome: the JOQUER randomized clinical trial. JAMA. 2014;312:249–258.

[40] Skopouli FN, Jagiello P, Tsifetaki N, Moutsopoulos HM. Methotrexate in primary Sjögren's syndrome. Clin Exp Rheumatol. 1996;14:555–558.

[41] Price EJ, Rigby SP, Clancy U, Venables PJ. A double blind placebo controlled trial of azathio-prine in the treatment of primary Sjögren's syndrome. J Rheumatol. 1998;25:896–899.

[42] van Woerkom JM, Kruize AA, Geenen R, et al. Safety and efficacy of leflunomide in primary Sjögren's syndrome: a phase II pilot study. Ann Rheum Dis. 2007;66:1026–1032.

[43] Willeke P, Schlüter B, Becker H, et al. Mycophenolate sodium treatment in patients with primary Sjögren syndrome: a pilot trial. Arthritis Res Ther. 2007;9:R115.

[44] Gottenberg JE, Cinquetti G, Larroche C; Club Rhumatismes et Inflammations and the French Society of Rheumatology. Efficacy of rituximab in systemic manifestations of primary Sjogren's syndrome: results in 78 patients of the AutoImmune and Rituximab registry. Ann Rheum Dis. 2013;72:1026–1031.

[45] Mariette X, Ravaud P, Steinfeld S, et al. Inefficacy of infliximab in primary Sjögren's syn-drome: results of the randomized, controlled Trial of Remicade in Primary Sjögren's Syndrome (TRIPSS). Arthritis Rheum. 2004;50:1270.

[46] Sankar V, Brennan MT, Kok MR, et al. Etanercept in Sjögren's syndrome: a twelve-week rando-mized, double-blind, placebo-controlled pilot clinical trial. Arthritis Rheum. 2004;50:2240.

[47] Mariette X, Seror R, Quartuccio L, et al. Efficacy and safety of belimumab in primary Sjögren's syndrome: results of the BELISS open-label phase II study. Ann Rheum Dis. 2015;74:526.

[48] Adler S, Körner M, Förger F, et al. Evaluation of histologic, serologic, and clinical changes in response to abatacept treatment of primary Sjögren's syndrome: a pilot study. Arthritis Care Res (Hoboken). 2013;65:1862.

[49] Zintzaras E, Voulgarelis M, Moutsopoulos HM. The risk of lymphoma development in auto-immune diseases: a meta-analysis. Arch Intern Med. 2005;165:2337–2344.

4 Systemische Sklerose

Gabriela Riemekasten

4.1 Einleitung

Die systemische Sklerose (SSc) ist eine chronische entzündlich-systemische Autoimmunerkrankung, die mit einer Hyperreagibilität und zunehmender Obliteration der Gefäße und mit einer mehr oder weniger ausgeprägten inflammatorischen Fibrose der Haut und inneren Organe einhergeht. Bei fast allen Patienten sind Autoantikörper gegen nukleäre Kernbestandteile (ANA) und für die systemische Sklerose spezifische Autoantikörper nachweisbar.

4.1.1 Historie

Die systemische Sklerose wurde vermutlich zum ersten Mal ca. 300 Jahre v. Chr. von Hippokrates bei einem Mann beschrieben, der über eine juckende Hautverdickung geklagt hat sowie Ödeme aufwies. Galenus könnte wenige Jahrhunderte später (2. Jhd.) ebenfalls einen Fall einer vermutlichen SSc beschrieben haben, bei dem der Patient ein blasses, kaltes und verhärtetes Integument aufwies und bei Belastung nicht schwitzen konnte. In den folgenden Jahrhunderten haben Ärzte wie Oribasius, Aetius, Aegineta und Avicena ähnliche Krankheitsbilder beschrieben, die mit einer systemischen Sklerose vereinbar wären. Keiner gab dieser aber einen eigenen Krankheitsnamen. Es dauerte fast 2000 Jahre nach Hippokrates bis Carlo Curzio aus Neapel eine Monographie verfasst hat, in der er eine 17-jährige Patientin beschrieb und die Symptomkonstellation als eine eigenständige Erkrankung benannte. Die Patientin zeigte eine Verhärtung der Haut, besonders am Nacken und im Gesicht. Trotzdem wird angezweifelt, ob es sich wirklich um eine SSc handelte, da die Patienten nach seinen Aufzeichnungen 11 Monate später nach seiner Behandlung mit heißer Milch, Bädern, Wein und Quecksilber geheilt war. Den Terminus Sklerodermie hat erstmals Fantonetti De Pavia 1836 aus Milan (Italien) verwendet. Ball beschrieb 1875 erstmals die typische Sklerodaktylie. Viele weitere Berichte fokussierten sich in der Folge auf die Fibrose (Historie zusammengefasst aus [1]). Maurice Raynaud beschrieb 1862 erstmals das für die SSc typische Raynaud-Syndrom und eine Fallserie an 25 Patienten mit einer systemischen Sklerose. In der Folge wurde die systemische Sklerose als vaskuläre und fibrosierende Erkrankung weiter charakterisiert und von lokalisierten Sklerodermien unterschieden. In der Neuzeit hat LeRoy 1975 die sogenannte „vaskuläre Hypothese der Erkrankung" begründet und das Raynaud-Syndrom und Veränderungen der Gefäße ursächlich mit den Zeichen der Fibrose in Zusammenhang gebracht [2]. Er führte die Kapillarmikroskopie ein und implementierte einen Haut-Score. Der US-Amerikaner Rodnan hat die Hautfibrose ebenfalls versucht zu

https://doi.org/10.1515/9783110550153-004

quantifizieren. Sein Score wurde in den 90er Jahren von P. Clemens modifiziert und wird bis heute genutzt. Arbeiten von Medsger und Steen aus der Pittsburgh-Kohorte haben die systemische Sklerose mit ihren schweren Manifestationen wie Lungenfibrose, pulmonaler Hypertonie und renaler Krise näher charakterisiert und in den 1980er Jahren den Stellenwert der Autoantikörper für die Prognose der Erkrankung erkannt. Sie konnten erste epidemiologische Daten erfassen und ermittelten die Prognose der Erkrankung. In Europa hat sich in London unter Federführung von C. Black eine Arbeitsgruppe gebildet, die die Pathogenese der Erkrankung mit ihren Facetten untersucht hat. Die Rolle von *Transforming Growth Factor* (TGFβ), von Endothelin, von Chemokinen sowie deren zelluläre Ursprünge wurden erstmals beschrieben. In den letzten 15 Jahren bildeten sich zahlreiche Netzwerke initial in Europa und in Deutschland, später in Kanada und Australien, die das heutige Wissen über die SSc prägen. Viele haben sich hier verdient gemacht.

4.1.2 Epidemiologie der Systemischen Sklerose

Die systemische Sklerose (SSc) gehört zu den seltenen Erkrankungen mit einer Frequenz von ca. 300 Erkrankten pro einer Million Erwachsene [3]. Die Prävalenz ist abhängig von den Klassifikationskriterien (siehe Tab. 4.2) und hat sich im Verlauf durch deren höhere Sensitivität, aber auch durch die Aufklärung der Ärzte, die genaueren diagnostischen Tests und durch das bessere Verständnis für diese Erkrankung erhöht. Es werden nunmehr zunehmend auch Patienten mit geringeren Krankheitssymptomen erkannt. Auch können Patienten ohne Hautbeteiligung oder mit Überlappungssyndromen beispielsweise mit dem Sjögren-Syndrom oder einer Myositis der SSc zugeordnet werden, so dass möglicherweise die Prävalenz noch höher ist. Die Inzidenz von 50 Neuerkrankungen pro Million Erwachsene liegt möglicherweise ebenfalls höher. Die SSc tritt bei Frauen häufiger auf als bei Männern und im Europäischen Register sind 86 % der SSc-Patienten Frauen und 14 % Männer, wobei bei diffuser SSc Männer etwas häufiger betroffen sind als bei den anderen SSc-Formen. Die SSc kann in jedem Alter auftreten, wobei das mittlere Erkrankungsalter etwa 46 Jahre ist, wenn das erste Symptom außerhalb der Raynaud-Symptomatik als Erkrankungsbeginn gezählt wird. In großen Kohorten wie dem Europäischen Register beträgt das mittlere Krankheitsalter 54 Jahre und das mittlere Alter für den Beginn des Raynaud-Syndroms 42 Jahre (z. B. [4]). Etwa die Hälfte der Patienten weist eine kutan-limitierte Form der SSc auf, 32 % eine diffus-kutane Form (definiert als Beteiligung der Haut oberhalb der Ellenbogen oder Kniegelenke). Rund 10 % der Patienten weisen zusätzlich zur SSc noch andere Autoimmunerkrankungen auf (z. B. Sjögren-Syndrom, primär-biliäre Zirrhose, Myositis, rheumatoide Arthritis). Der Rest ist noch unklassifizierbar. Besonders ältere Patienten weisen bei der Erstmanifestation vermehrt vaskuläre Komplikationen auf. Bedingt durch die sehr unterschiedliche Schwere oder Sichtbarkeit der Erkrankung muss, wie oben ausgeführt, von einer hohen Dunkelziffer ausgegangen werden. Die Diagnosestellung ist aber wichtig, da auch bei Über-lappungssyndromen schwere Manifestationen der SSc wie die pulmonale arterielle Hypertonie (PAH) auftreten können.

4.2 Ätiologie und Pathogenese der systemischen Sklerose

4.2.1 Einfluss von Umweltfaktoren

Die SSc stellt ein komplexes Syndrom mit nur teilweise verstandener Pathogenese dar, wobei immer mehr Puzzlesteine vorhanden sind, die in Zukunft ein Gesamtbild ergeben können. Eine vermehrte Belastung mit *Umweltreizen* wie Lösungsmittel, Fein-staub, Mineralöle sind mit dem Auftreten der SSc assoziiert. Patienten mit SSc wiesen im Vergleich zu Kontrollen eine höhere Exposition auf für kristalline Silikone, weißen Spiritus, aromatische und chlorhaltige Lösungsmittel, Trichlorethylene, Ketone und Rauch, der bei Schweißarbeiten entsteht. Kürzlich konnte eine Arbeit zeigen, dass die Benzolbelastung in der Atemluft in einer Großstadt mit der Einschränkung der Diffusionskapazität in den Lungen von SSc-Patienten korreliert [5]. Wenn die Kausa-lität der Umweltbelastungen auch nicht bewiesen ist, so weisen diese Ergebnisse zu-mindest auf eine erhöhte Prädisposition und auf einen Einfluss auf die Erkrankungs-schwere hin. Mit Medikamenteneinnahmen oder Implantaten z. B. von Silikon wurde bisher keine Assoziation nachgewiesen.

4.2.2 Genetik und Epigenetik

Umweltfaktoren beeinflussen auch die Epigenetik bzw. das Ablesen der Gene. Zahlrei-che Mikro-RNAs sind inzwischen nachgewiesen worden, die in wichtige pathophysio-logische Prozesse wie die Kollagensynthese oder die Bildung von TGFβ eingreifen [6]. Obwohl zahlreiche Polymorphismen und genetische Assoziationen für das Auftreten einer SSc gefunden wurden, beträgt das Risiko für das Auftreten dieser Erkrankung für Verwandte 1. Grades nur 0,08 %, wie eine kürzlich veröffentlichte Arbeit zeigen konnte [7]. Demgegenüber treten bei Verwandten 1. Grades andere Kollagenosen oder rheumatische Erkrankungen etwa 2–6-fach häufiger auf als in der Bevölkerung. Nach-gewiesene genetische Assoziationen mit der SSc bestehen vor allem mit Veränderun-gen des Immunsystems und der HLA-Antigene, was die Rolle der Immunantwort auf Umweltreize einschließlich Erregern unterstreicht. Viele genetische Polymorphismen betreffen das adaptive und angeborene Immunsystem. Die Verwandtschaftsstudien belegen, dass in der Regel viele genetische Einflüsse vorliegen müssen, damit eine erhöhte Prädisposition besteht. Einige Krankheitsmanifestationen wie beispiels-weise Kalzinosen oder pulmonale arterielle Hypertonie (PAH) sind mit genetischen Polymorphismen assoziiert. In den letzten Jahren konnte gezeigt werden, dass auch

Neumutationen beispielsweise im Rahmen von Krebserkrankungen zur Bildung von Neoantigenen führen, die in der Folge vom Immunsystem erkannt werden können. So konnten krebsbedingte Mutationen in der Polymerase III nachgewiesen werden, die mit dem Auftreten von Anti-RNA-Polymerase-III-Ak und der SSc assoziiert waren. Aus diesem Grund sollte bei Patienten mit Anti-Polymerase III-Ak auch nach Krebserkrankungen gefahndet werden [8].

4.2.3 Rolle des Immunsystems

Sowohl das adaptive als auch das angeborene Immunsystem sind an der Pathogenese der systemischen Sklerose beteiligt. Beim angeborenen Immunsystem besitzen nach jüngsten Forschungsergebnissen wahrscheinlich Monozyten, die sich in Fibroblasten umwandeln oder Fibroblasten zur Kollagensynthese anregen können, eine Schlüsselfunktion in der Endstrecke der Erkrankung. Da Fibroblasten die Effektorzellen für die Fibrose darstellen, ist die Aufschlüsselung von Mechanismen der Kollagensynthese ein wichtiges Ziel der Forschung. Antifibrotische Therapien stehen derzeit noch nicht zur Verfügung. Eine Reihe weiterer Zellen spielen in der Pathogenese der SSc eine Rolle, wobei der Einfluss von Endothelzellen, Thrombozyten und Neutrophilen erforscht wird [9]. Viele dieser Zellen haben auf ihrer Oberfläche G-Protein-gekoppelte Rezeptoren (GPCR), die für die Übertragung von Umweltreizen auf die Zellfunktion bedeutend sind und beispielsweise die Migration von Immunzellen in das Gewebe oder auch die Bildung von Zytokinen steuern. In den letzten Jahren wurden funktionelle Autoantikörper gegen GPCR, wie beispielsweise gegen die Angiotensinrezeptoren und die Endothelinrezeptoren, aber auch gegen weitere zelluläre Rezeptoren gefunden und mit der Pathogenese der SSc in Zusammenhang gebracht [10]. Antikörper gegen den *Platelet-Derived Growth Factor-Receptor* (PDGFR) wurden ebenfalls beschrieben [11]. Sie sind in die Bildung reaktiver Sauerstoffradikale und von Kollagen involviert. Der Beitrag von Antikörpern wird dadurch deutlich, dass ein passiver Transfer von IgG-Fraktionen von Patienten mit SSc in C56/Bl6-Mäuse zu einer interstitiellen Lungenfibrose und zur Vaskulopathie führt [12,13]. Das Konzept einer Dysregulation von Antikörpern wird derzeit noch weiterverfolgt. Es könnte bisherige Studien zur Pathogenese der SSc vereinigen, da GPCR im Gewebe wie auch auf Immunzellen exprimiert werden [12]. Die Verbesserung von Krankheitssymptomen durch vasoaktive Substanzen und Immunsuppressiva einschließlich Rituximab, einem monoklonalen B-Zell-depletierenden Antikörper, stützt das pathogenetische Konzept einer Antikörper-vermittelten Erkrankung.

4.3 Klinische Symptomatik der systemischen Sklerose

Ein *Raynaud-Syndrom*, die anfallsartige, auf Stress oder Kälteexposition induzierte, sehr abgegrenzte und mindestens zweifarbige Verfärbung der Akren, ist häufig das Erstsymptom der Erkrankung und tritt bei ca. 90–95 % der SSc-Patienten auf (Abb. 4.1). In der Regel klagen die Patienten initial über eine Weißverfärbung der Finger, die Ausdruck der Spastik der Gefäße und der plötzlichen Mangeldurchblutung des Gewebes sind. Die darauffolgende Blauverfärbung kennzeichnet die mangelnde Sauerstoffsättigung der Erythrozyten und wird gefolgt von der Rotverfärbung der Akren, die eine reaktive Hyperämisierung des Gewebes kennzeichnet. Häufig werden diese drei Phasen des Raynaud-Syndroms nur unvollständig durchlaufen.

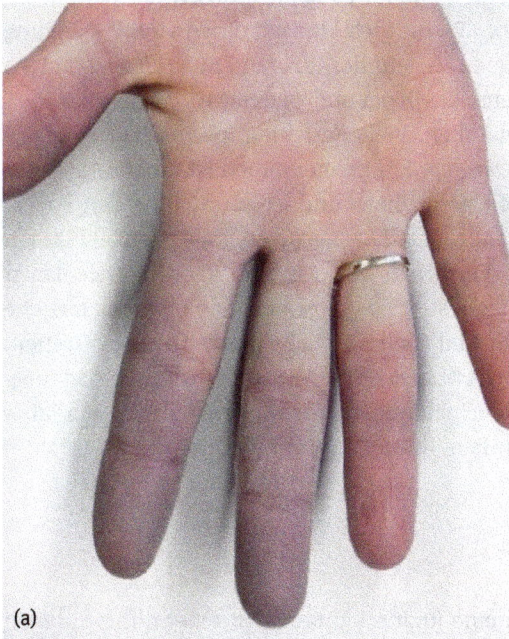

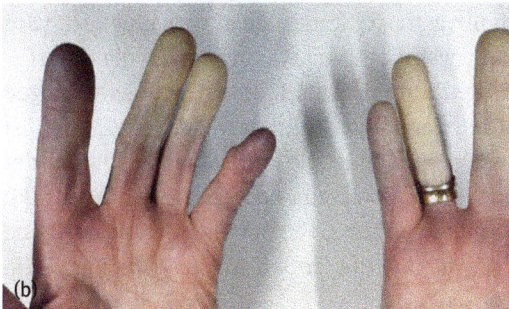

Abb. 4.1: Typisches Raynaud-Syndrom (a) mit Blau- und Rotverfärbung, (b) mit Weiß- und Blauverfärbung der Finger, wie es in dieser Ausprägung häufig bei Patienten mit Überlappungssyndromen zur SSc, vor allem bei der *Mixed Connective Tissue Disease* (MCTD) auftritt.

Die Stärke des Raynaud-Syndroms korreliert nicht mit dem Gefäßschaden oder der Prognose. Wichtiger ist es, auf Zeichen der Malperfusion zu achten (siehe unten).

Das sekundäre Raynaud-Syndrom im Rahmen von Autoimmunerkrankungen wie der systemischen Sklerose sollte vom primären Raynaud-Syndrom ohne zugrundeliegender Erkrankung und guter Prognose unterschieden werden. Die Raynaud-Symptomatik ist bei der systemischen Sklerose durch eine zunehmende Frequenz, Schmerzen oder ein im Rahmen des Raynaud-Syndroms anfallendes Taubheitsgefühl charakterisiert. Im Anfall ist die Feinmotorik häufig beeinträchtigt. Viele Patienten entwickeln außerdem anfangs eine Verhornung oder Rhagaden am medialen Zeigefinger oder an den Fingerkuppen. Die kleinsten Gefäße an den Akren oder auch in Geweben obliterieren bzw. verengen sich nach innen, so dass immer weniger Blut hindurch strömen kann. In der *Kapillarmikroskopie* der Nagelfalz lassen sich strukturelle Veränderungen der Gefäßarchitektur wie Megakapillaren oder avaskuläre Felder nachweisen. Bei einigen Patienten kommt es zum Auflösen der peripheren Knochen bzw. zu *Akroosteolysen* (Abb. 4.2), die sich klinisch durch eine Verkürzung der Fingerendglieder zeigen. Im weiteren Verlauf des Raynaud-Syndroms kommt es in unterschiedlicher Dynamik zu einem Sklerödem und zu einer *Verdickung der Haut* an den Fingern oder seltener an den Zehen. Viele Patienten klagen über eine Verkürzung der Sehnen und über *Kontrakturen*. Ein Sehnenreiben ist immer Ausdruck eines aktiven und schweren Krankheitsgeschehens und ist häufig über den Strecksehnen der großen Gelenke (Handgelenke, Ellenbogengelenke, Kniegelenke) fühlbar. Eine Sklerodaktylie oder Fibrose der Fingerhaut bis oberhalb der MCP-Gelenke ist pathognomonisch für die SSc und diagnostisch wegweisend. Die inflammatorische Fibrose kann die Haut, die Muskulatur und auch sämtliche innere Organe betreffen, wobei die Herz- und Lungenfibrose sowie fibrosierende Myositiden klinisch und prognostisch bedeutsam sind. Eine Kardiomyopathie kann manchmal der SSc um Jahre vorausgehen, sich aber auch im Verlauf der Erkrankung entwickeln.

4.3.1 Diffus- versus limitiert-kutane SSc

Nach der Beteiligung der Haut kann eine limitiert-kutane von einer diffus-kutanen SSc unterschieden werden. Wenn im Verlauf der Erkrankung zumindest einmalig eine Hautbeteiligung oberhalb der Ellenbogen oder Kniegelenke vorhanden ist, wird die Erkrankung der diffus-kutanen SSc zugeordnet. Am wichtigsten ist die Unterteilung in limitierte oder diffuse Form in der Frühphase der Erkrankung. Das Vorliegen einer diffusen SSc bei der Erstdiagnose oder in der Frühphase der Erkrankung ist sicher prognostisch ungünstig. Daneben ist es wichtig, die Dynamik der Zunahme der Hautfibrose mittels modifiziertem Rodnan Hautscore zu erfassen (siehe Diagnostik). Pigmentveränderungen wie eine Hyperpigmentierung, Hypopigmentierung oder eine Mischung beider Komponenten (das sogenannte Pfeffer-Salz-Muster) wie auch Juck-

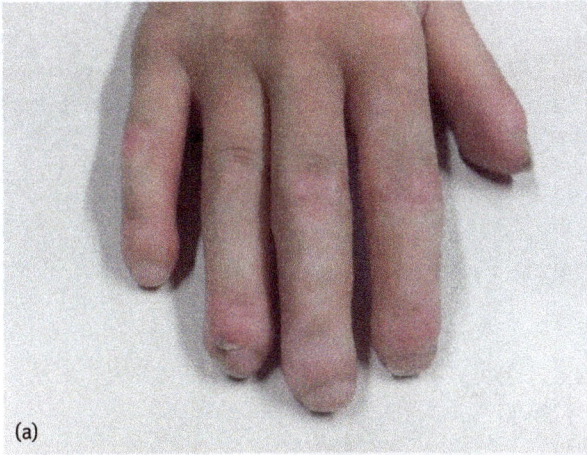

(a)

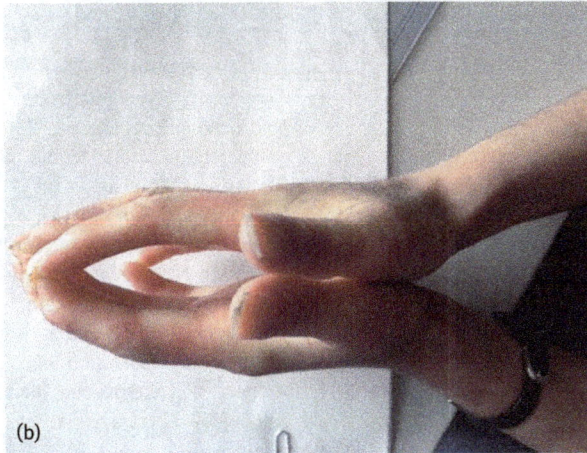

(b)

Abb. 4.2: Akroosteolysen (a) können auf dem Boden von Ulzera entstehen. Sie zeigen die akrale Minderperfusion des Gewebes an, die auch den Knochen betrifft, der sich krümelig auflöst und mitunter an eine Osteomyelitis im Röntgen denken lässt. In dieser Abbildung wird auch die Verdickung der Haut an den Fingern deutlich, die zur Pigmentveränderung geführt hat. Das sogenannte Gebetszeichen (b) zeigt die häufig anzufindende Kontraktur der Langfinger bei der SSc.

reiz weisen auf eine schnell fortschreitende Hautfibrose hin und kennzeichnen ein aggressives Krankheitsbild.

Schwieriger ist die Zuordnung des Erkrankungsbildes, wenn die Haut nur distal der Ellenbogen- oder Kniegelenke betroffen ist. Hier kann eine frühe oder späte bzw. kutan gut behandelte SSc vorliegen, so dass die Einordnung in eine limitiert- oder diffus-kutane SSc häufig nicht hilfreich ist. Die Schwere der Erkrankung und die Prognose sind häufig nicht an der Hautbeteiligung abzulesen [14].

Die mangelnde Durchblutung der Akren führt bei der Mehrheit der Patienten und häufig sogar relativ früh im Verlauf der Erkrankung zu *digitalen Ulzerationen* bzw. zu Fingergeschwüren oder zu grübchenförmigen Narben. Sehr früh treten sogenannte *Pits* an den Fingerkuppen auf (Abb. 4.3).

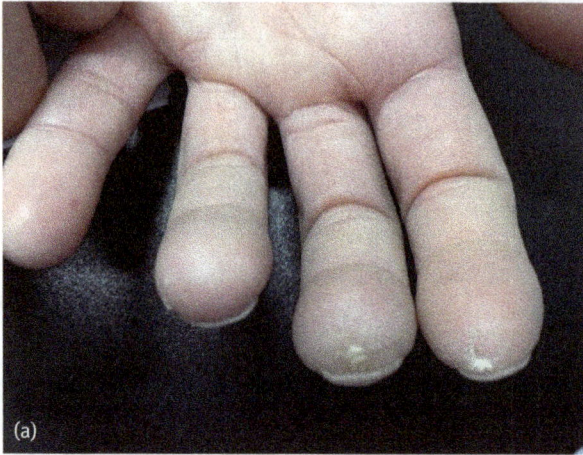

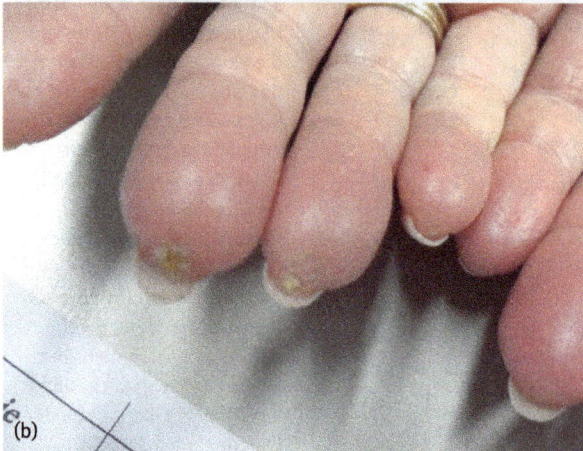

Abb. 4.3: *Pits* an den Finger-kuppen sind Hyperkeratosen und kleine, nicht immer schmerzhafte Ulzera, die zur Vernarbung führen und sehr zeitig bei der systemischen Sklerose auftreten. An den Fingern II–IV (a) finden sich kleine grübchenförmige Narben. An den kleinen Fingern beider Abbildungen lassen sich Teleangiektasien nachweisen, die mit digitalen Ulzera assoziiert sind.

Ulzera (Abb. 4.4) und Teleangiektasien sind mit einem erhöhten Risiko für das Auftreten einer PAH assoziiert und zeigen das fortgeschrittene Gefäßgeschehen. Verschlüsse der kleinsten Gefäße erhöhen den Blutstrom in anderen Gefäßen und führen an der Haut und an den Schleimhäuten zu Teleangiektasien, die mitunter bluten können. Ulzera können sich infizieren, was sich durch pulsierende Schmerzen bemerkbar macht. Die Infektion muss erkannt und antibiotisch behandelt werden. Es kann sonst zu Amputationen kommen, die durch rechtzeitige Therapie meistens verhindert werden können.

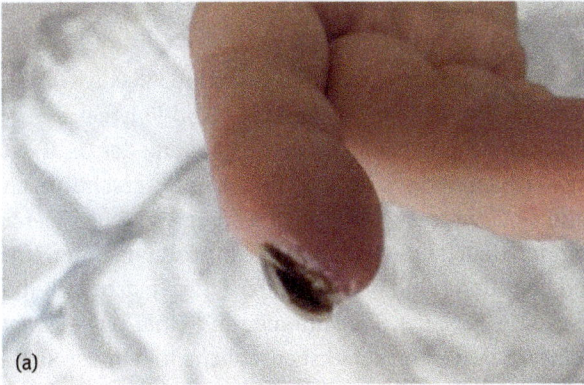

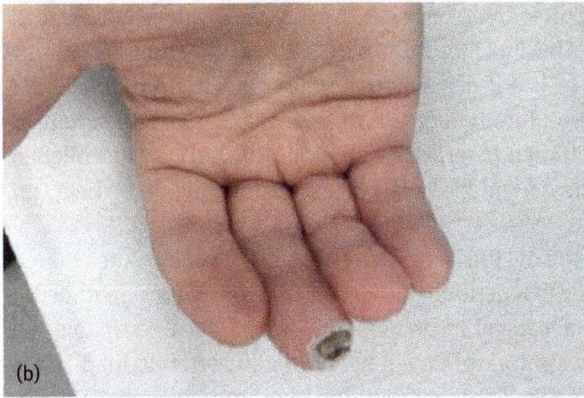

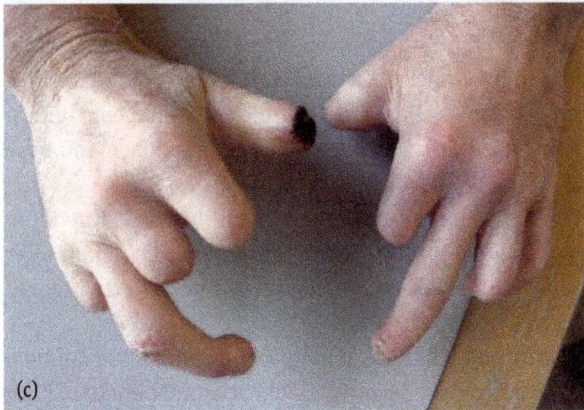

Abb. 4.4: Größere Ulzerationen an den Fingern sind immer mit stärkeren Substanzdefekten assoziiert und können sich leicht infizieren. Dies ist die häufigste Ursache für Amputationen. Ulzera stellen immer einen Notfall dar und benötigen eine intensivierte vasoaktive Therapie. Autoamputationen sind die schonendste Variante der Amputation.

4.3.2 Weitere vaskuläre Komplikationen der SSc

Eine andere vaskuläre Komplikation ist die gastral-antrale vaskuläre Ektasie (GAVE), die mit weiteren Komplikationen wie der renalen Krise und mit Anti-Polymerase-III-Ak assoziiert ist. Ein Wassermelonenmagen als maximale Ausprägung der GAVE ist Ausdruck ausgeprägter Teleangiektasien und ein Beispiel für einen fortgeschrittenen Gefäßprozess. Der generalisierte Gefäßprozess kann auch Gefäße weiterer innerer Organe betreffen, wobei neben der Haut andere Grenzflächen wie Lunge, der Magen-Darm-Trakt oder die Nieren betroffen sein können. In der Lunge macht sich die obliterative Vaskulopathie bei ca. 10–20 % der SSc-Patienten mit einer *pulmonalen arteriellen Hypertonie* (PAH) bemerkbar, die eine lebensbedrohliche und in der Regel progressive Komplikation der SSc darstellt. Insbesondere Patienten mit sehr spätem Erkrankungsbeginn weisen häufiger eine PAH auf. Bereits bei Vorliegen simpler Risikoparameter (DLCO < 60 %, Alter > 18 Jahre, Krankheitsdauer > 3 Jahre) beträgt das Risiko der SSc-PAH fast 20 % [15]. Auf der anderen Seite schließt ein normales NT-proBNP und eine normale Lungenfunktion eine PAH relativ sicher aus (91 % Sensitivität). Dennoch gibt es keine wirklich zuverlässige Methode, die PAH auszuschließen. Die Echokardiografie ist gerade bei milder PAH, wie sie häufig bei SSc vorliegt, unzuverlässig.

Ebenso lebensbedrohlich wie die PAH ist eine renale Krise, die ein akutes Nierenversagen mit oder ohne arterielle Hypertonie auf dem Boden der Vaskulopathie darstellt. *Die renale Krise* tritt in der Regel in den ersten 5 Jahren der Erkrankung auf. Danach ist sie eine Ausnahme. Kontrakturen, ein hoher modifizierter Rodnan-Hautscore (MRSS), eine frühe diffuse SSc, Prednisolondosen oberhalb von 10 mg/Tag und eine Herzbeteiligung bzw. ein vergrößertes Herz im Röntgen des Thorax stellen wie die Anämie Risiken für die renale Krise dar und spiegeln ein aktives schweres Krankheitsgeschehen wider. Die Bestimmung von Fragmentozyten kann differentialdiagnostisch neben der Thrombozytenzahl und ADAMTS13 hilfreich sein, um eine mikroangiopathische hämolytische Anämie zu differenzieren, die ggf. eine Plasmapherese benötigt.

Die *gastrointestinale Beteiligung* ist häufig und macht sich durch Sodbrennen, Appetitlosigkeit, Schluckstörungen, Verstopfung, Stuhlinkontinenz, Durchfall oder Mangelernährung bemerkbar. Ein Teil der Patienten weist eine Fibrose des Zungenbändchens auf (Abb. 4.5).

Die gastrointestinale Beteiligung entsteht wahrscheinlich in erster Linie auf dem Boden der Vaskulopathie und später auch der Fibrose. Viele Patienten berichten über einen mangelnden Appetit, mindestens ein Viertel der Patienten ist mangelernährt. Eine *Mangelernährung* ist häufig. Etwa die Hälfte der Patienten nimmt zu wenig Energie auf, etwa 20 % zeigten eine Energieaufnahme, die nicht einmal den Basalumsatz aufrechterhalten kann [16]. Bedingt durch die regellosen Kontraktionen des Darms durch Verschluss der kleinsten Nervengefäße weisen 12–30 % der Patienten eine bakterielle Überwucherung des Darms auf, die mittels Atemtest erfasst und durch eine

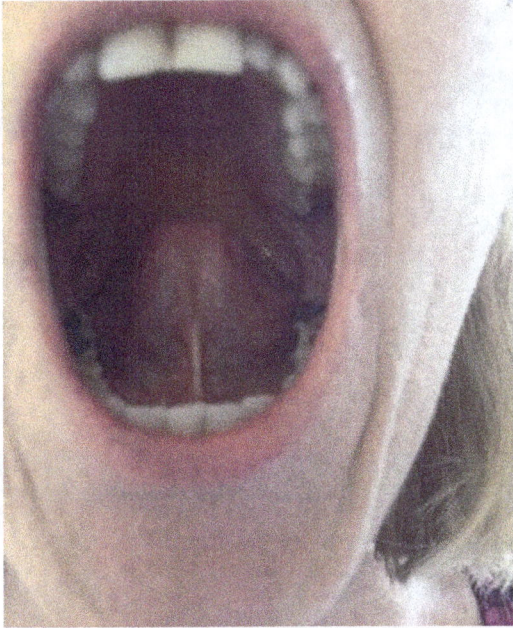

Abb. 4.5: Verdickung des Zungenbänd-chens als Ausdruck der systemischen Sklerose, das außerdem noch verkürzt sein und die Zungenbeweglichkeit beeinflussen kann. Bei dieser Patientin ist es nicht zu einer *Mikrostomie* (Mundverkleinerung) gekommen und die Verdickung des Zungenbändchens muss nicht immer mit mimischen Ver-änderungen der SSc einhergehen. Die Verdickung des Zungenbändchens kann sowohl bei der limitiert-kutanen Form als auch bei der diffus-kutanen Form der SSc auftreten.

Antibiotikatherapie behandelt werden kann [17]. Die Pseudoobstruktion stellt eine schwerwiegende Komplikation der systemischen Sklerose dar und tritt bei ca. 5 % der Patienten auf. Bei einem Teil der SSc-Patienten besteht eine Nahrungsmittelunver-träglichkeit beispielsweise gegenüber Fruktose. Eine Fruktoseaufnahmestörung bestand in einer Studie bei 40 % der Patienten [18]. Auch eine Zöliakie findet sich häufiger. Jeder vierte SSc-Patient beklagt eine Stuhlinkontinenz.

Ein Teil der SSc-Patienten und etwas häufiger solche mit einer MCTD weisen eine *Polyneuropathie* peripher oder im Bereich des Gesichts auf.

4.3.3 Weitere Manifestationen der SSc und Komorbiditäten

Ebenfalls häufiger finden sich bei einigen Patienten Kalkablagerungen bzw. *Kalzino-sen* an den Akren oder seltener am Körperstamm (Abb. 4.6).

Kalzinosen scheinen mit dem Vorhandensein von vaskulären Komplikationen assoziiert zu sein und finden sich häufiger im Zusammenhang mit Akroosteolysen. Ein Vitamin-D-Mangel sollte ausgeschlossen werden. Kalzinosen können sich ent-leeren, wobei die weißlich-gelbliche Substanz mitunter von den Patienten als Eiter beschrieben wird. Das Sekret ist aber steril. Kalzinosen vor allem an Fingern oder Pro-tuberanzen können stark schmerzen. Hier hilft mitunter eine entlastende Punktion, insbesondere wenn es sich um noch weiche Formationen handeln sollte.

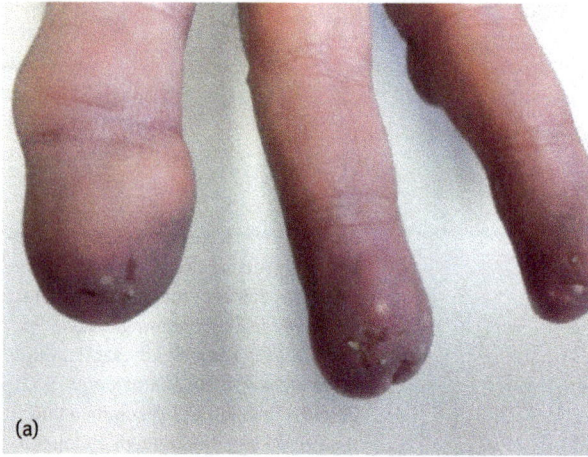

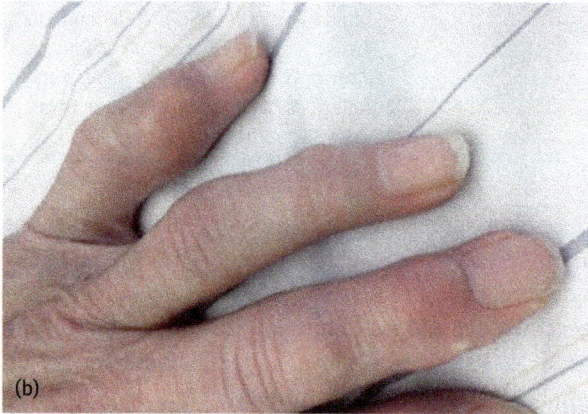

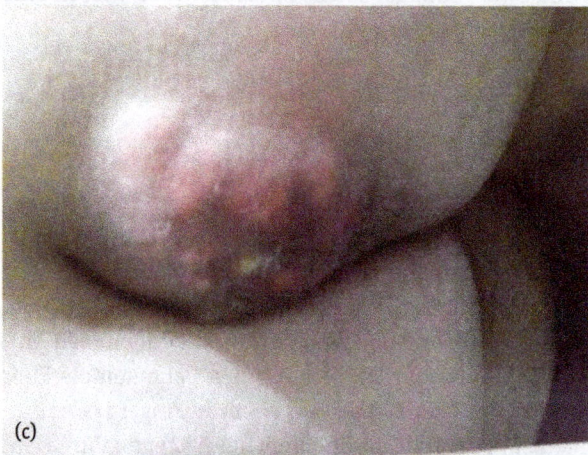

Abb. 4.6: Kalzinosen an den Fingern (a und b), die zu Ulzera geführt haben und mit Akroosteolysen verbunden sind (a). (c) zeigt eine monströse Kalzinose im Bereich des Gesäßes, die operativ entfernt werden musste.

Die *Fatigue-Symptomatik* ist ein sehr häufiges und klinisch relevantes, aber auch ursächlich sehr heterogenes Symptom, das die Lebensqualität oft deutlich beeinträchtigt. Patienten mit gastrointestinaler Beteiligung, Gelenkbeteiligung und U1RNP-Antikörpern weisen diese Komplikation häufiger auf. Auch Patienten mit einer erniedrigten Diffusionskapazität scheinen häufiger an dieser noch unverstandenen Komplikation zu leiden.

Mindestens ein Viertel der Patienten mit systemischer Sklerose leidet an einer begleitenden *Depression*, die erkannt und behandelt werden sollte. Viele Patienten berichten über Arthralgien und Myalgien, 20–30 % weisen mindestens auch entzündliche Veränderungen an den Gelenken auf. Die Mehrheit der Patienten (ca. 60 %) mit systemischer Sklerose leidet an einer *Urininkontinenz*, wobei vor allem Patienten mit limitierter systemischer Sklerose und mit Nachweis von Anti-Centromer-Antikörpern betroffen sind [19]. Bei 15 % ist diese hochgradig ausgeprägt. Harn- und Stuhlinkontinenz treten häufiger gemeinsam auf [20].

Patienten mit systemischer Sklerose haben häufiger eine *Osteoporose* und auch einen Vitamin-D-Mangel. Bei bis zu einem Drittel der Patienten tritt im Verlauf der Erkrankung eine osteoporotische Fraktur auf. Das Risiko für *Krebserkrankungen* (vor allem der Lungen) und einer akzelerierten Atherosklerose ist 2–4-fach erhöht. Kardiovaskuläre Komplikationen treten vor allem im ersten Erkrankungsjahr auf. Die SSc ist nicht selten mit anderen Autoimmunerkrankungen assoziiert. Letztlich besteht eine sehr große Variabilität des Krankheitsbildes.

4.4 Fruchtbarkeit und Schwangerschaft bei systemischer Sklerose

Es gibt bisher nur wenige Studien, die sich mit der Fruchtbarkeit von Patientinnen mit SSc beschäftigen. In einer Studie zeigten Patienten mit diffuser SSc eine geringere Geburtenrate, die abhängig war von den Krankheitsmanifestationen und der Cyclophosphamid-Exposition. Vor Erkrankungsbeginn bestand eine normale Geburtenrate der Frauen. Insgesamt erscheint die Fruchtbarkeit krankheitsbedingt nur etwas geringer zu sein. Sobald eine pulmonale arterielle Hypertonie vorliegt, ist eine Schwangerschaft kontraindiziert. Bei einer schweren frühen diffusen systemischen Sklerose sollte außerdem zunächst die Therapie der Grundkrankheit im Vordergrund stehen, die in der Regel Immunsuppressiva erforderlich macht. Insgesamt ist die Komplikationsrate in der Schwangerschaft nicht sehr hoch, wobei es einzelne Berichte über das Auftreten einer PAH oder einer Präeklampsie gibt. Steen und Medsger haben erstmals in einer Kohorte von 48 Patientinnen und später von 214 Patientinnen über ein insgesamt gutes Schwangerschaftsaukommen berichtet, wobei eine frühzeitige Entbindung und auch ein geringeres Geburtsgewicht des Kindes häufiger auftraten [21]. Fehlgeburten, Fehlbildungen oder Aborte waren nicht häufiger im Vergleich zu Schwangerschaften gesunder Frauen. Diese Ergebnisse wurden in einer italienischen

Kohorte von 99 Patientinnen mit 109 Schwangerschaften bestätigt. Hier trat eine vorzeitige Entbindung bei 24 % auf, 10 % der Patientinnen konnten ihre Kinder nur bis zur 34. Schwangerschaftswoche austragen [22]. Folsäure sollte unbedingt subsituiert werden. Bei fast allen Patientinnen blieb die Krankheit stabil. Nur bei wenigen SSc-Patientinnen mit einer Krankheitsdauer von weniger als 3 Jahren und mit Antikörpern gegen Scl70 kam es zum Krankheitsschub innerhalb des ersten Jahres nach der Entbindung. Frauen mit Gestosen haben ein erhöhtes Risiko, im Verlauf eine systemische Sklerose zu entwickeln.

4.5 Diagnostik der systemischen Sklerose

4.5.1 Autoantikörperdiagnostik bei systemischer Sklerose

Patienten mit Verdacht auf ein sekundäres Raynaud-Syndrom sollten auf das Vorhandensein von ANA und Antikörpern gegen extrahierbare nukleäre Antigene (ENA) oder SSc-spezifischer Antikörper untersucht werden. Patienten mit einer Raynaud-Symptomatik und SSc-spezifischen Antikörpern werden zu einem guten Drittel an einer SSc im Verlauf der nächsten 10 Jahre erkranken, wobei das Zeitintervall bis zum Auftreten der SSc abhängig ist vom Antikörper-Profil. Liegen Antikörper gegen centromere Proteine vor, dauert es häufig 10 Jahre bis zum Krankheitsbeginn, bei Nachweis von Antikörpern gegen Polymerase III ist das Intervall bis zum Krankheitsbeginn mit nur ungefähr einem Jahr dagegen kurz. Patienten mit Antikörpern gegen Scl70 und gegen RNP werden im Durchschnitt innerhalb von 2–4 Jahren erkranken [23,24]. Mit der Bestimmung von ANA und ENA wird man die meisten Patienten identifizieren können, es gibt jedoch auch seltenere Antikörper wie solche gegen Th/To, die nicht mit der ENA-Diagnostik identifiziert werden können. Hier sind sogenannte Sklerodermie-Blots hilfreich. 95 % der SSc-Patienten weisen Autoantikörper gegen Kernproteine auf (ANA) und die große Mehrzahl der Patienten hat *SSc-spezifische Antikörper*. Da Autoantikörper mit dem klinischen Phänotyp assoziiert und prognostisch bedeutsam sind, muss die Diagnose einer systemischen Sklerose immer auch die *Autoantikörperdiagnostik* einschließen, auch wenn diese für die Diagnosestellung nicht immer zwingend erforderlich ist (siehe diagnostische Kriterien Tab. 4.2). Die Tab. 4.1 gibt einen Überblick über die mit SSc assoziierten Autoantikörper, ihre Häufigkeit und die mit den Autoantikörpern assoziierten Krankheitsmanifestationen).

Insgesamt kann die Diagnose einer systemischen Sklerose durch das kombinierte Vorliegen der häufigen Krankheitsmanifestationen und Laborparameter gestellt werden. Um die Variabilität in Studien zu reduzieren, wurden internationale Klassifikationskriterien erstellt (Tab. 4.2). Eine Hautbiopsie ist für die Diagnosestellung der systemischen Sklerose entbehrlich.

Tab. 4.1: Autoantikörper, ihre Häufigkeit und Assoziationen mit klinischen Manifestationen bei systemischer Sklerose (nach Kayser und Fritzler, Frontiers in Immunology 2015, [25]).

Zielantigen	Häufigkeit bei SSc	Klinische Assoziation
Scl70/Topoisomerase 1	15–42 %	90–100 %-ige Spezifität für SSc, diffuse SSc, erhöhte Mortalität, assoziiert mit pulmonaler Fibrose, Gelenkbeteiligung, mit kardialer Beteiligung, mit Sehnenreiben, digitalen Ulzera
centromeres Protein B (CENP-B)	20–38 %	bessere Prognose, PAH, Urininkontinenz, limitierte SSc oder Overlap-*Syndrome* zu SLE, PBC, digitale Ulzera
RNA Polymerase I, III	5 (in Europa) –31 %	hoch-spezifisch für SSc, diffuse SSc, renale Krise, Sehnenreiben, Synovitis, Myositis, Kontrakturen, GAVE, besseres Überleben als Anti-Scl70-Ak oder Anti-U3RNP-Ak, können durch Krebserkrankungen getriggert werden, jährlich Screening auf Malignome erforderlich
Fibrillarin oder U3RNP	4–10 %	diffuse SSc, renale Krise, Sehnenreiben, Synovitis, Myositis, Kontrakturen, vor allem bei Afroamerikanern schlechte Prognose
Th/To	1–13 %	limitierte SSc, Lungenfibrose, renale Krise, schlechte Prognose, Perikarditis
U11/U12-RNP	3 %	erhöhte Mortalität, Raynaud-Syndrom, gastrointestinale Beteiligung, Lungenfibrose
U1RNP	2–14 %	limitierte SSc, Raynaud-Syndrom, *Puffy fingers*, Arthritis, Myositis, Overlap-*Syndrome*, MCTD, pulmonale Hypertonie
Pm/Scl	4–11 %	Overlap mit Polymyositis, limitierte SSc, Raynaud-Arthritis, Myositis, Lungenbeteiligung, Kalzinose, Sicca-Syndrom
Ku	2–4 %	Myositis, Arthritis, Gelenkkontrakturen, Dysphagie
Nor90	< 5 %	Limitierte SSc, milde Organbeteiligung, gute Prognose
Ro52 oder TRIM21	15–20 %	Assoziation mit anderen Autoimmunerkrankungen, höherem Alter zu Beginn, Lungenfibrose, geringer oder fehlender Hautbeteiligung

Tab. 4.2: Aktuelle EULAR/ACR-Klassifikationskriterien der SSc: Wenn 9 oder mehr Punkte erreicht werden, kann die SSc klassifiziert werden [26].

Kriterien	Subkriterien	Wichtung
Hautverdickung Finger	*Puffy fingers*	2
	Ganze Finger	4
	Ganze Finger plus oberhalb der MCP-Gelenke	9
Läsionen der Fingerspitze	Digitale Ulzera	2
	Pitting scars	3
Teleangiektasien		2
Pathologische Kapillarmikro-skopie		2
PAH und/oder ILD		2
Raynaud-Phänomen		3
SSc-Ak (Centromer, Scl70, Poly-merase III)		3

4.5.2 Differenzialdiagnose der systemischen Sklerose

Das Zusammenspiel von Vaskulopathie, Fibrose und Autoimmunität und der System-charakter der SSc sind einzigartig und lassen in der Regel keinen Zweifel an der Er-krankung. Dennoch können fibrosierende Hauterkrankungen wie das *Skleromyxö-dem* oder das Sklerödem Buschke klinisch ähnlich sein. Die Hautmanifestation dieser Patienten betrifft allerdings nicht die Akren, sondern den Körperstamm. Hier sind Histologie und Antikörperuntersuchung hilfreich für die Differenzierung. Im Allge-meinen haben diese Patienten weder eine Raynaud-Symptomatik noch positive ANA oder SSc-spezifische Antikörper. Das Erscheinungsbild des Skleromyxödems ähnelt histologisch der systemischen Sklerose, ist aber primär wie auch die zirkumskripte Sklerodermie eine Hauterkrankung, wobei letztere durchaus zu umschriebenen Schäden des benachbarten Gewebes führt. Das *Werner-Syndrom* ist eine genetische Erkrankung, die im Gesicht einen ähnlichen Phänotyp wie bei einigen SSc-Patienten aufweist (zusammengefasst in [27]). Eine Raynaud-Symptomatik, eine Hautfibro-sierung oder Autoantikörper finden sich hier nicht. Schwieriger ist die Differenzial-diagnose allerdings bei Überlappungssyndromen mit anderen Kollagenosen. Hier soll die Klassifizierung oder Diagnosestellung nach den führenden Symptomen oder therapeutisch relevanten Fragestellungen erfolgen.

4.5.3 Die ersten Jahre der SSc, vor allem bei der diffusen Form, entscheiden die Prognose

Die Erkrankungsschwere und Krankheitslast bei Patienten mit SSc wird von Ärzten häufig unterschätzt. Untersuchungen aus dem EUSTAR-Register ergaben, dass bereits im ersten Jahr 75 % der Patienten eine Hautfibrose aufweisen, 71 % eine gastrointestinale Beteiligung und 65 % eine Störung der Diffusionskapazität von < 80 %. 34 % weisen digitale Ulzera auf, 32 % eine kardiale Beteiligung (diastolische Dysfunktion, Leitungsblöcke, Perikardergüsse), 31 % eine Forcierte Vitalkapazität (FVC) von < 80 %, 14 % einen erhöhten systolischen pulmonal-arteriellen Druck (sPAP) im Echo und 3 % eine renale Krise. Vor allem Patienten mit diffuser SSc weisen eine Verringerung der FVC auf. Aus diesem Grund muss bereits bei Diagnosestellung oder bei Verdacht auf eine SSc eine umfangreiche Diagnostik erfolgen, um den Status zu erheben und Ausgangsbefunde zu erhalten und so die Dynamik des Krankheitsprozesses zu erfassen. Je eher beispielsweise in eine inflammatorische Fibrose eingegriffen werden kann, umso besser ist die Prognose.

4.5.4 Anamnese

Folgende Fragen sollten bei dem Verdacht auf eine SSc gestellt werden: Seit wann und wie lange das Raynaud-Syndrom besteht, seit wann eine Verdickung der Haut oder ein Spannungsgefühl an den Fingern beobachtet wurde, ob bereits offene Stellen an den Fingern aufgetreten sind, ob Luftnot bei normaler, leichter Belastung oder in Ruhe besteht, welche konkreten Situationen (z. B. wie viele Treppenstufen) zur Luftnot führen, ob eine begleitende Sicca-Symptomatik vorhanden ist, eine erektile Dysfunktion, Schluckstörungen, Völlegefühl oder Erbrechen, Obstipationen, Durchfälle, eine Urin- oder Stuhlinkontinenz, Gelenkentzündungen, Myalgien, eine Muskelschwäche, Palpitationen oder eine Neuropathie. Die Familienanamnese, Schwangerschaftsanamnese oder der Beruf können Hinweise auf Prädispositionen geben (z. B. weisen Patienten mit Gestosen häufiger eine SSc auf).

4.5.5 Worauf sollte bei der klinischen Untersuchung geachtet werden?

Ein gut durchgeführter internistischer Status ist unabdingbar, da die systemische Sklerose eine Multiorganerkrankung ist. In den Zentren für systemische Sklerose erfolgt die Befunderhebung standardisiert und durch gesonderte Fragebögen, so dass Manifestationen nicht übersehen werden können. Größe und vor allem die Dynamik des Gewichtes sind wichtige Kenngrößen, um die Schwere der Erkrankung zu erfassen. Viele Patienten mit schwerer systemischer Sklerose haben als Folge der möglichen Malnutrition und des Muskelabbaus Gewicht abgenommen. Bei der Lungenauskultation ist ein trockenes endinspiratorisches Knistern (*Sklerophonie*) ein Hinweis für eine Lungenfibrose, die von basal-lateral und basal-dorsal nach oben und bis in die Mittel- und Oberfelder fortschreiten kann. Bei der Herzauskultation können pathologische Geräusche Hinweise auf Klappenschäden geben. Hohe Herzfrequenzen sind häufig und weisen auf eine myokardiale Beteiligung beispielsweise im Rahmen einer diastolischen Dysfunktion hin. Jeder Patient mit einer Raynaud-Symptomatik muss hinsichtlich des *modifizierten Rodnan-Haut-Scores* (MRSS) initial und im Verlauf regelmäßig (mindestens jährlich, bei früher diffuser SSc alle 3 Monate) evaluiert werden, um frühestmöglich die Dynamik des Krankheitsprozesses zu erfassen. Wenn hier keine Erfahrungen bestehen, ist es umso wichtiger, die Patienten in Zentren vorzustellen. Der modifizierte MRSS erfasst die Hautdicke an insgesamt 17 Arealen des Körpers. Er ergibt sich aus der Summe der Hautdickenmessung in jedem einzelnen Areal, wobei 0 eine normale Hautdicke beschreibt, 1 eine fragliche Hautverdickung und 2 eine sicher verdickte Haut. Eine Hautfalte lässt sich hier noch abheben. Ein mit 3 beziffertes Areal beschreibt eine so verdickte Haut, dass es nicht mehr möglich ist, mit zwei Fingern eine Falte der Haut zu bilden. Der modifizierte MRSS ist immer auch ein etwas subjektives Maß und einige Untersucher wählen den Durchschnitt pro Areal, andere die maximale Zahl pro Areal. Für Vergleiche und Studien ist es hilfreich, sich auf die Unterschiede zu verständigen oder den MRSS des gleichen Untersuchers zu verwenden. Mitunter ist in den späteren Stadien der Erkrankung die Hautdicke selbst dünn, dennoch haftet die Haut relativ stark am subkutanen Fettgewebe. Dieses Anheften ist von der Hautdickenmessung zu unterscheiden und erfordert Übung und Erfahrung. Da es für die Einschätzung der Erkrankung wichtig ist, wie sich der MRSS im Verlauf verhält, ist die Erfassung dieses Instruments essentiell, um richtige Entscheidungen zu treffen. Die Dynamik der Hautfibrosierung entscheidet mit, in welchem Intervall Folgeuntersuchungen erfolgen sollen. Bei einem schnell ansteigenden Haut-Score sollten die apparativen Untersuchungen in kürzeren Abständen wiederholt werden. Eine effektive Therapie wird sich zu allererst in der Verbesserung des Haut-Scores zeigen. Die Hautinspektion schließt die Untersuchung nach Narben, Hyperkeratosen oder Ulzera im Bereich der Fingerkuppen oder anderswo ein. Ebenso sollten De- oder Hyperpigmentierungen beschrieben werden, die Zeichen eines aktiven Krankheitsgeschehens sind. Ein Teil der Patienten weist eine Mikrostomie auf, die mitunter zu einer vermehrten radialen Mundfältelung führt. Die Lippen verschmälern sich bei einem Teil der Patienten, ebenso tritt die Sklerosierung des Zungenbändchens bei einigen Patienten auf. Es ist auf das Vorhandensein von Teleangiektasien zu achten, die den vaskulären Gefäßprozess widerspiegeln und mit einem erhöhten Risiko für digitale Ulzera oder einer PAH einhergehen. Kontrakturen beginnen häufig an den Langfingern, können jedoch auch größere Gelenke betreffen und weisen auf einen schwereren Krankheitsprozess hin. Bei der Inspektion der Muskulatur sollte auf eine generelle Muskelatrophie geachtet werden.

4.5.6 Allgemeine Laboruntersuchung bei systemischer Sklerose

Die *Standard-Laboruntersuchung* sollte das Differenzialblutbild, die gamma-GT, Transaminasen, die Creatinkinase (CPK), BSG, CRP, Albumin, Kreatinin, NT-proBNP und den Urinstatus erfassen. Ein Kalzium- und auch ein Magnesiummangel kann bei langer Einnahme von Protonenpumpenhemmern vorliegen und gastrointestinale Symptome verursachen, die durch Substitution dieser Mineralien verbessert werden können. Ein Vitamin-D-Mangel findet sich bei der Mehrheit der SSc-Patienten und sollte durch Substitution behandelt werden. Ein Eisenmangel ist durch den erhöhten Bedarf an Erythrozyten und mögliche Blutverluste durch gastrointestinale Teleangiektasien häufig (in einer Studie bei mehr als 30 % der Patienten) und lässt sich auch durch Verringerung des Ferritins und Erhöhung des löslichen Transferrinrezeptors auf mehr als 28 nmol/l nachweisen. Eine Anämie kann immer auf ein aktives chronisches Krankheitsgeschehen hinweisen oder auch auf eine chronische Blutung z. B. des Gastrointestinaltrakts. Eine renale Krise ist häufiger mit einer Anämie assoziiert. Eine hohe Neutrophilen-Lymphozyten-Ratio ist ebenfalls charakteristisch für ein aktives Krankheitsgeschehen. Eine Proteinurie im Rahmen der systemischen Sklerose kennzeichnet eine erhöhte Mortalität mit einer Hazard-Ratio von ca. 3. Eine hohe BSG und auch hohe CRP-Werte sind typisch für einen aktiven entzündlichen Prozess und prognostisch ungünstig. Bei Hinweis auf eine diffus-kutane SSc sollte auch das Troponin-T bestimmt werden. Der lösliche IL-2-Rezeptor ist ein Parameter der Krankheitsaktivität. Eine erhöhte GGT sollte neben anderen internistischen Differenzialdiagosen an ein Überlappungssyndrom mit einer PBC denken lassen. Die Transaminasen sind insbesondere wichtig, um die Verträglichkeit medikamentöser Therapien zu ermitteln. Ein Anstieg des Kreatinins im Rahmen einer frühen diffusen SSc weist auf eine renale Krise hin und ist häufig mit einer Anämie assoziiert. Eine erhöhte CPK lässt an eine Myositis denken, die eine Indikation für eine immunsuppressive Therapie sowie für eine Trainingstherapie darstellt. Erhöhte Calprotectin-Werte im Stuhl finden sich bei der Mehrheit der Patienten mit SSc und zeigen eine gastrointestinale Beteiligung an.

4.5.7 Apparative Diagnostik bei Verdacht auf systemische Sklerose

Sobald die Diagnose einer systemischen Sklerose gestellt oder wahrscheinlich ist, sollten neben der Antikörper-Diagnostik eine Kapillarmikroskopie, eine Lungenfunktionsdiagnostik mit Messung der Diffusionskapazität, eine Echokardiografie und eine Bildgebung der Lunge erfolgen. Es empfiehlt sich eine Vorstellung in Zentren. Das Deutsche Netzwerk für systemische Sklerodermie (DNSS) ist ein Zusammenschluss von Zentren mit Erfahrung und Interesse an der SSc. Gleichzeitig werden diese Patienten weiter erforscht und können für Studien zugänglich gemacht werden.

Megakapillaren und avaskuläre Felder sind in der *Kapillarmikroskopie* diagnostisch wegweisend. Hier lassen sich Zeichen eines aktiven Krankheitsgeschehens nachweisen. Die deutlich reduzierte Kapillardichte zeigt ein fortgeschrittenes vaskuläres Krankheitsgeschehen und weist ebenfalls auf Risiken für das Entstehen von digitalen Ulzerationen und für die Entwicklung einer PAH hin. Die Anzahl der Mikroblutungen wie auch der Megakapillaren korreliert moderat mit der Krankheitsaktivität.

In der *Lungenfunktion* wird sich eine frühe Lungenfibrose zu allererst in einer reduzierten Diffusionskapazität (DLCO-SB $\leq$ 80 %) bemerkbar machen. Im weiteren Verlauf kommt es zu einer Reduktion der Forcierten Vitalkapazität (FVC), wobei immer die prädiktiven prozentualen Lungenfunktionsparameter erfasst werden sollen. Es ist wichtig, die Lungenfunktion frühestmöglich zu erfassen, damit in den Krankheitsprozess eingegriffen werden kann, bevor großer Schaden entsteht. Günstig ist es auch, die Belastbarkeit zu erfassen, am besten mit einem *6-Minuten-Gehtest*. Eine deutliche Einschränkung besteht bei einer Gehstrecke von unter 400 Metern. Da SSc-Patienten mitunter Belastungen meiden, kann somit objektiv die Belastbarkeit erfasst werden.

Ein *EKG* gehört zur Standarduntersuchung. Ein intermittierendes oder permanentes Vorhofflimmern sollte immer an eine PAH als Ursache dieser Rhythmusstörung denken lassen. Spätestens bei Vorhandensein von Palpitationen sollte eine *Langzeit-EKG-Untersuchung* durchgeführt werden, da ventrikuläre Extrasystolen (VES) ausschlaggebend für die Prognose sind (siehe Prognose). Auch eine *Echokardiografie* sollte bei jedem Patienten durchgeführt werden. Dabei werden die linksventrikuläre Ejektionsfraktion, Zeichen der Kardiomyopathie, eine diastolische Dysfunktion, die Größe der Ventrikel und Vorhöfe, das Vorhandensein einer möglichen Trikuspidalinsuffizienz und das Vorliegen einer PAH, die sich in einer Trikuspidalinsuffizienz mit Erhöhung des sPAP $\geq$ 35 mmHg und einer TAPSE $\leq$ 20 mm bemerkbar macht, bewertet. Auch große rechte Vorhöfe oder Ventrikel können auf eine PAH hinweisen. Die Echokardiografie kann aber gerade auch eine milde PAH nicht ausschließen. Perikardergüsse finden sich häufiger bei Patienten mit einer pulmonalen arteriellen Hypertonie und Zeichen einer kardialen Beteiligung.

Bezüglich der *Bildgebung der Lunge* ist bei einer limitierten systemischen Sklerose bzw. von Antikörpern gegen Centromer und einer normalen Lungenfunktion eine Röntgenuntersuchung des Thorax ausreichend. In der Regel sollte jedoch eine HR-CT-Untersuchung durchgeführt werden, die auch kombiniert werden kann mit einer herkömmlichen Spiral-CT-Thoraxuntersuchung, um Lymphknoten oder Raumforderungen der Lunge zu erfassen. Die Lungenfibrose wird sich durch ein Milchglas- und häufiger durch ein *NSIP*-Muster bemerkbar machen und beginnt in der Regel basal. Ein *UIP*-Muster findet sich seltener wie auch das Bild einer Pulmonalen Veno-Okklusiven Erkrankung (CVOD), bei der eine mediastinale Lymphadenopathie, ein zentrolobuläres Milchglasmuster und teilweise ein Pleuraerguss nachweisbar sind. Vielfach finden sich gemischte Muster bei der SSc und bisher gibt es keine Daten, die eine prognostische Relevanz der einzelnen Muster zeigen. Wichtiger ist es, das Ausmaß der Lungenbeteiligung zu quantifizieren, was in der Routine noch selten objektivierbar erfolgt und durch Bestimmung der Lungendichte möglich wäre. Da viele CT-Geräte unterschiedlich in der Auflösung sind, wäre es günstig, wenn Verlaufsuntersuchungen immer mit dem gleichen Gerät erfolgen. Der Lungenultraschall kann in geübten Händen zu Verlaufsuntersuchungen eingesetzt werden. Auf eine routinemäßige CT-Kontrolle sollte verzichtet werden. Sie sollte nur durchgeführt werden, wenn sich daraus eine therapeutische Konsequenz ergibt und der Status vor Änderung der Therapie erfasst werden soll. Mit einer Bronchoskopie können Infektionen oder Tumore diagnostiziert werden. Verlässliche Daten liegen nicht vor, die einen prädiktiven Wert der *Bronchoalveolären Lavage* (BAL) für den weiteren Verlauf einer SSc vorhersagen. Allerdings sind die Studien, die sich mit dem prädiktiven Wert der BAL beschäftigen, klein und heterogen in den Aussagen. Lymphozytäre Alveolitiden lassen sich möglicherweise besser behandeln, während eine neutrophile Alveolitis häufig schwerer zu therapieren ist. Generell sollte die BAL nicht routinemäßig zur Verlaufsuntersuchung durchgeführt werden. Testungen der Lungenfunktion sind dazu in der Regel ausreichend.

Eine initiale Oberbauch-Sonographie und auch die Diagnostik nach Blut im Stuhl sollten als Standard erfolgen. Die *Beurteilung des Magen-Darm-Traktes* ist zu empfehlen, vor allem die Durchführung einer Gastroskopie, bei der ein Barrett-Ösophagus sowie Teleangiektasien bis hin zum Wassermelonenmagen nachgewiesen und damit das Blutungsrisiko eingeschätzt werden können. Bei Vorhandensein einer Dysphagie sind eine Manometrie, ein Breischluck oder eine Ösophagusszintigraphie diagnostisch wegweisend. Die Identifikation der bakteriellen Überwucherung im Darm stellt eine Herausforderung dar. Hydrogen- und Methan-Atemtests sind validierte Methoden zur Bestimmung der bakteriellen Überwucherung. Zur Einschätzung des Ernährungszustandes sind Methoden wie DEXA oder auch die Bioimpedanzanalyse (BIA) günstig, wobei letztere wegen ihrer fehlenden Strahlenbelastung und auch der Einfachheit sicher zu bevorzugen ist.

Letztlich sollte individuell entschieden werden, ob eine invasive oder unangenehme apparative Untersuchung gerechtfertigt ist, wenn sich daraus nicht eine therapeutische Konsequenz ergibt oder diese auch ohne Untersuchung sowieso erfolgt.

4.5.8 Was bestimmt die Prognose der Erkrankung?

Die SSc ist eine sehr heterogene Erkrankung. Dennoch weist die systemische Sklerose unter den rheumatischen Erkrankungen die höchste krankheitsbezogene Mortalität auf. Die Lebenserwartung ist im Durchschnitt deutlich reduziert [28], in einer Studie aus dem asiatischen Raum um mehrere Jahrzehnte. Daten aus dem Europäischen Register für systemische Sklerose zeigten, dass von den 11.200 registrierten SSc-Patienten 9,6 % der Patienten innerhalb von 27 Monaten verstarben. Mehr als die Hälfte dieser Patienten verstarb direkt an den Folgen der systemischen Sklerose. Hauptodesursachen waren eine Lungenfibrose, PAH, die Herzbeteiligung, Neoplasien, Infektionen und die Atherosklerose, deren Risiko etwa zweifach erhöht ist im Vergleich zur Normalbevölkerung. Weitere prognostisch ungünstige Faktoren sind hohes Alter, ein männliches Geschlecht, eine CRP-Erhöhung, das Vorhandensein von Luftnot ab NYHA Grad II, eine interstitielle Lungenerkrankung (ILD), die Reduktion der DLCO und FVC unterhalb von 80 %, eine Proteinurie, das Vorhandensein oder die stattgehabte renale Krise, eine Herzinsuffizienz, ein hoher MRSS ≥ 14, digitale Ulzerationen und die Gelenkbeteiligung [29]. Mit diesen Faktoren kann die Prognose vorhergesagt werden. Bei Vorliegen vieler dieser Parameter versterben 60–70 % der Patienten innerhalb von 3 Jahren. Eine Diffusionskapazität von weniger als 60 % und ein Haut-Score von mehr als 15 reduziert das Zweijahres-Überleben deutlich. Beispielsweise verstarben in einer kanadischen Studie 70 % aller Patienten mit einer FVC < 70 % innerhalb von 10 Jahren, jedoch nur 40 % der Patienten mit einer FVC > 70 %. Innerhalb von 9 Jahren verstarben 60 % der Patienten mit einer DLCO von < 77 %, während nahezu kein Patient verstarb mit einer höheren DLCO. Einige Arbeiten zeigen auch, dass eine Erhöhung der CPK bzw. das Vorliegen einer Myositis die Prognose verschlechtert. Insbesondere die fibrosierende Myositis scheint ungünstig zu sein. In einer großen europäischen Studie betrug das 5, 10 und 15-Jahres-Überleben jeweils 88 %, 80 % und 74 %. Auch hier wiesen männliches Geschlecht, die diffuse SSc, eine kardiale Beteiligung, das Vorhandensein von Kontrakturen in den kleinen Gelenken, die arterielle Hypertonie, das Vorhandensein von Antikörpern gegen Scl70, einer Anämie, einer Hypoalbuminämie, Malignome und eine hohe BSG auf eine schlechte Prognose hin. Den Stellenwert der Antikörperdiagnostik zeigen große US-amerikanische Kohorten [30]. So zeigte die Pittsburgh-Kohorte mit 1432 Patienten ein Zehn-Jahres-Überleben von 88 % bei Patienten mit limitierter systemischer Sklerose und dem Vorhandensein von U1RNP-Antikörpern, 75 % bei Patienten mit Centromer-Antikörpern, 72 % in der Gruppe mit Pm-Scl-Antikörpern und 65 % in der Gruppe mit Th/To-Antikörpern. Patienten mit einer diffusen systemischen Sklerose hatten ein 10-Jahres-Überleben von 64 % bei Vorhandensein von Scl-70-Antikörpern, von 61 % bei Nachweis von Anti-U3RNP-Antikörpern, und von 75 % bei Vorhandensein von Polymerase III-Antikörpern [31].

Andere Studien hoben auch den Eisenmangel als wichtigen Prognosefaktor hervor. Es ist wichtig, Patienten mit ungünstiger Prognose zu identifizieren und die therapeutischen Bemühungen in dieser Gruppe zu verstärken. Der ethnische Hintergrund ist ebenfalls bedeutsam. In der Kohorte betrug die Mortalität in 10 Jahren von 409 Afroamerikanern 43 % und von 1.808 „weißen" Amerikanern 35 % [32]. Männer leiden häufiger an kardialen wie auch an vaskulären Manifestationen.

Die kardiale Manifestation ist prognostisch bedeutend und aus autoptischen Studien ist bekannt, dass fast alle SSc-Patienten strukturelle Veränderungen im Myokard haben. Jüngere Arbeiten weisen insbesondere auf die prognostische Relevanz des Langzeit-EKGs, aber auch des Troponin-T hin [33]. Bei Vorhandensein von ≥ 1.190 ventrikulären Extrasystolen pro 24 Stunden verstarben innerhalb von 23 Monaten 83 %

dieser Patienten. Sollten solch hochgradige Rhythmusstörungen auftreten, wird der Einbau eines implantierbaren Kardioverter Defibrillators empfohlen.

Komorbiditäten bestimmen ebenfalls die Prognose der Erkrankung. Das Krebsrisiko für invasive Karzinome ist leicht und das Lungenkarzinomrisiko etwa 2–4-fach erhöht. Hämatologische Tumoren treten doppelt so häufig auf. Auch die Mangelernährung ist ein wichtiger Faktor. Der BMI ist hier nicht immer aussagekräftig. Das Rohmaß der Bioelektrischen Impedanz Analyse (BIA) ist der sogenannte Phasenwinkel, der ein Maß des elektrischen Widerstands ist. Ein Phasenwinkel von weniger als 4 war mit einer deutlich-reduzierten Lebenserwartung assoziiert: Jeder 3. Patient verstarb hier innerhalb von 30 Monaten.

Im ersten Jahr nach Diagnosestellung bestehen bei SSc-Patienten die höchsten Raten an Myokardinfarkten und Schlaganfällen [34]. Thromboembolische Ereignisse sind hier etwa 3–4-fach erhöht.

4.5.9 Verlaufsuntersuchungen und Screening von SSc-Patienten zur Frühdiagnose von Komplikationen

Patienten mit SSc sollen regelmäßig auf das Vorhandensein von Krankheitsmanifestationen oder -komplikationen untersucht werden. Da die systemische Sklerose selten ist, empfiehlt es sich, dies den spezialisierten Zentren zu überlassen. In der Regel werden einmal jährliche Untersuchungen der Lungenfunktion oder des Haut-Scores empfohlen. Dies wird aber gerade aggressiv-verlaufenden Erkrankungsbildern nicht gerecht, so dass viertel- oder halbjährliche Intervalle empfohlen werden. Wichtig ist es, dass Krankheitsprozesse wie die Myositis, Arthritis, die Lungenfibrose oder die PAH frühzeitig gestoppt werden. Nicht immer ist das erste Medikament ausreichend und es müssen Ersatzpräparate, Kombinationspräparate oder off-label-Präparate eingesetzt werden, um den Krankheitsprogress zu stoppen. Obgleich in den letzten Jahren einige Therapien eine Verbesserung der Lungenfibrose oder anderer Symptome zeigen konnten, sollte Krankheitsschaden weitestgehend vermieden werden. Es sind demzufolge, insbesondere bei aggressiven Erkrankungen, vierteljährliche Kontrollen des Therapieerfolges nötig.

Folgende Untersuchungen sollten neben den beschriebenen Laborparametern, den NT-proBNP-Spiegeln, den Troponin-T-Werten und der CPK regelmäßig und mindestens jährlich durchgeführt werden: eine Lungenfunktion mit Bestimmung der Diffusionskapazität, der MRSS, die Erfassung der körperlichen Belastbarkeit mittels NYHA-Klassifikation, gelaufener Treppenstufen oder der 6-Minutengehstrecke, und die Untersuchung auf digitale Ulzera.

4.6 Therapie

4.6.1 Therapie der systemischen Sklerose

Die Therapie der SSc ist gegen die Vaskulopathie und das pathologisch-aktivierte Immunsystem gerichtet. Die weltweite Vernetzung der Forschung hat zu einem erheblichen Entwicklungsschub in der Therapie der SSc geführt, so dass in den nächsten Jahren deutliche Fortschritte zu erwarten sind. Die SSc nimmt eine Sonderstellung bei den Kollagenosen ein. Aufgrund der großen Rolle von Gefäßschäden sollen tägliche Prednisolondosen ≥ 10 mg/Tag vermieden werden. Sie erhöhen neben den üblichen Nebenwirkungen das Risiko für eine renale Krise und sollen bei bestimmten Patienten (solchen mit Antikörpern gegen Polymerase III oder gegen Scl70, mit Kontrakturen, mit einer Herzbeteiligung, bei männlichen Patienten) möglichst ganz vermieden werden.

4.6.2 Therapie der Vasospastik und der obliterativen Vaskulopathie

Das sekundäre Raynaud-Syndrom, digitale Ulzera, die PAH und die Beteiligung des Gastrointestinaltraktes, die durch die obliterative Vaskulopathie der Vasa vasorum der Nerven und Durchblutungsstörungen der Darmzotten verursacht wird, betreffen fast alle Patienten. Seltener tritt eine renale Krise auf. Die Vaskulopathie bestimmt häufig die Lebensqualität und auch oft die Prognose. Aus diesem Grund sollte allen Patienten eine Therapie der Vaskulopathie angeboten werden.

Kalzium-Antagonisten sollten frühzeitig und als Erstlinientherapeutikum zur Behandlung der Raynaud-Symptomatik eingesetzt werden. Es sprechen jedoch nur etwa 30 % der Patienten mit einer Verbesserung der Raynaud-Symptomatik auf diese Therapie an. Auch ein sehr geringer Teil der Patienten mit einer PAH reagiert auf die Behandlung durch Kalzium-Antagonisten. Die Einleitung der Therapie mit Kalzium-Antagonisten bei diesen PAH-Patienten sollte jedoch PAH-Spezialisten vorbehalten sein. Bei Auftreten von trophischen Störungen, bei deutlicher Beeinträchtigung der Lebensqualität oder von Komplikationen wie digitaler Ulzera sollten weitere Therapien eingesetzt werden, wobei die Zulassungen zu beachten sind. Ein Effekt von Kalzium-Antagonisten auf den fortgeschrittenen Gefäßprozess z. B. auf digitale Ulzerationen ist bisher nicht gezeigt worden.

Die Therapie der fortgeschrittenen Vaskulopathie der systemischen Sklerose beruht auf drei Säulen: Der Beeinflussung des Prostazyklinrezeptors vornehmlich durch Iloprost, der Hemmung der Endothelinrezeptoraktivierung und Inhibition der Phosphodiesterase-V oder deren Stoffwechselwege. Am effektivsten sind Kombinationstherapien, die bei Fortschreiten des Krankheitsprozesses und bei schweren Manifestationen (z. B. PAH oder digitalen Ulzera) frühzeitig eingesetzt werden sollen.

Phosphodiesteraseinhibitoren und Endothelinrezeptorblocker sind in der Schwangerschaft kontraindiziert.

Der duale *Endothelin A/B-Rezeptorinhibitor* Bosentan ist zugelassen bei SSc-Patienten mit digitalen Ulzera, um das Neuauftreten von digitalen Ulzera zu verhindern. Die Therapie ist wegen einer ca. bei 6 % der Patienten auftretenden Leberwerterhöhung und Blutbildveränderungen durch regelmäßige Kontrollen der Leberwerte und des Blutbildes zu überwachen. Im Allgemeinen ist die Therapie gut verträglich. Bosentan wird als Generikum von verschiedenen Firmen angeboten, was die Kosten erheblich reduziert hat. Mit weiteren Kostenreduktionen ist zu rechnen. Der Effekt von Bosentan auf die digitalen Ulzera scheint nicht klassenspezifisch zu sein. Der duale Endothelinrezeptorantagonist Macitentan, der bei PAH zugelassen ist, konnte keinen Effekt auf die digitalen Ulzera zeigen [35].

Sowohl die dualen Endothelin (A/B)-Rezeptorblocker (Bosentan, Macitentan) als auch Ambrisentan als Endothelinrezeptorblocker vom Typ-A (ETAR-Blocker) sind zugelassen für die Therapie der PAH.

Die *Phosphodiesterase-V-Inhibitoren* (PDE-V-Hemmer) Sildenafil und Tadalafil sind ebenfalls zugelassen zur Therapie der PAH. Sie werden in den Leitlinien der Britischen Gesellschaft für Rheumatologie und gemäß den Empfehlungen der European League against Rheumatism (EULAR) zur Behandlung des schweren Raynaud-Syndroms und von digitalen Ulzerationen empfohlen, sind aber hierfür nicht zugelassen [36,37]. Die Kostenübernahme muss bei den Kostenträgern erfragt werden. Riociguat, das für PAH zugelassen ist, beeinflusst ebenfalls den Phosphodiesterase-Signalweg und stimuliert die lösliche Guanylatzyklase. Es wirkt vasodilatorisch, antiproliferativ und hemmt die Plättchenaggregation. Es kann bei der PAH und bei Versagen der Phosphodiesterasehemmer eingesetzt werden, nicht jedoch gemeinsam mit diesen.

Iloprost ist ein Prostazyklinanalogon und wird zur Therapie des schweren Raynaud-Syndroms und digitaler Ulzerationen eingesetzt [38]. Es ist eines der wirksamsten Medikamente zur Behandlung von digitalen Ulzerationen. Es wird sowohl in der Prävention als auch in der Behandlung digitaler Ulzerationen eingesetzt. Die Therapie erfolgt intravenös über mindestens 6–8 Stunden pro Tag. Die intravenöse Iloprosttherapie wird in der Regel über 3–5 folgende Tage gegeben. Aus Erfahrungen der Thrombangiitis obliterans, der einzigen zugelassenen Indikation für Iloprost, erhöht sich der Effekt mit der Anzahl der Behandlungstage, wobei ab Tag 21 ein Plateau erreicht wird [39]. Die meisten Zentren führen deshalb die intravenöse Iloprosttherapie intermittierend durch. Die mehr als 6-stündige tägliche Gabe und die Kreislaufüberwachung machen eine stationäre Behandlung in der Regel erforderlich.

Intravenöses Iloprost ist nicht zugelassen zur Behandlung der PAH. Es ist hier aber als inhalatives Medikament zugelassen. Für andere intravenöse Prostazyklinderivate wie Alprostadil gibt es weniger Daten zur Behandlung der SSc. Es sollte deshalb nur als Reservepräparat bei fehlender Verträglichkeit von Iloprost eingesetzt werden. Selexipag, ein oraler selektiver IP Prostazyklin-Rezeptor-Agonist, ist wirksam zur Therapie der SSc-assoziierten PAH.

Obgleich es Kasuistiken gibt, die Besserungen des Raynaud-Syndroms durch Botoxinjektionen zeigten, konnte dies in einer Plazebo-kontrollierten Studie nicht bestätigt werden. Hier konnten die Patienten nicht benennen, in welche Hand das Toxin oder Kochsalz gespritzt wurde. Effekte auf die Durchblutung wurden nicht nachgewiesen.

Bei Vorhandensein einer PAH konnte gezeigt werden, dass die frühe Kombinationstherapie aus einem Endothelinrezeptorblocker und einem PDE-V-Hemmer die Prognose im Vergleich zur Monotherapie beider Substanzen verbessert [40]. Die PAH im Rahmen der SSc sollte in PAH-Zentren und primär mit Kombinationstherapien erfolgen.

Für eine Reihe von weiteren Präparaten gibt es Hinweise auf eine Wirksamkeit bei einer Raynaud-Symptomatik. Hier beruht die Studienlage zumeist nur auf einer kontrollierten Studie. Demnach gibt es positive Effekte durch Fluoxetin, einen selektiven Serotonin-Wiederaufnahmehemmer, der zur Behandlung von Depressionen zugelassen ist. Weitere Substanzen sind Cilostazol, ein PDE-III-Hemmer, der für die PAVK zugelassen ist oder Aminafton, ein Venenmittel, dass im Traubenessig enthalten ist. Effekte von Statinen auf die Vaskulopathie sind fraglich.

4.6.3 Immunsuppressive Therapien

Immunsuppressive Medikamente sind bei der systemischen Sklerose wirksam, wobei nur aktive Entzündungsprozesse mit dieser Therapie beeinflusst werden können. Dazu zählen die interstitielle Lungenfibrose, die inflammatorische Hautfibrose, Arthritiden oder Myositiden. Viele Patienten mit limitierter systemischer Sklerose, vor allem solche mit Antikörpern gegen Centromer, weisen eine milde Lungenfibrose ohne wesentlichen Progress und Vorhandensein von Entzündungsparametern auf. Hier sind aggressive Therapien im Allgemeinen nicht erforderlich. Obgleich digitale Ulzera mitunter auf Immunsuppressiva ansprechen, gibt es hierzu keine kontrollierten Studien.

Die derzeit größten Verbesserungen werden mit relativ starken immunsuppressiven Therapien erreicht. Diese beweisen, dass das adaptive Immunsystem in der Pathogenese der Erkrankung eine Rolle spielt. Die besten Effekte auf die systemische Sklerose werden durch die autologe Stammzelltransplantation erreicht, die allerdings auch die aggressivste Form der Immunsuppression mit einer transplantationsbedingten Mortalität von 6–10 % darstellt. Mittlerweile konnten mehrere Studien zeigen, dass die *autologe Stammzelltransplantation* (ASCT) zu einer deutlichen Verbesserung der Hautfibrose und zu einer Stabilisierung der Lungenfibrose führt [41]. Außerdem führt die ASCT zu einer Verbesserung der Fatigue und viele Patienten berichten über eine verbesserte Funktion der Hände oder der Extremitäten. Eine Heilung ist nicht zu erwarten. Die SSc-spezifischen Autoantikörper bleiben in der Regel weiterhin positiv. Die Vaskulopathie und das Raynaud-Syndrom bestehen häufig fort, wenn auch oft nicht in der Ausprägung vor der ASCT. Die Herausforderung besteht darin, die Patienten zu identifizieren, die am besten von der ASCT profitieren. Einerseits sollten Patienten transplantiert werden, die eine ungünstige Prognose aufweisen, andererseits darf die Erkrankung nicht zu weit fortgeschritten sein, damit die Risiken nicht zu hoch sind. Eine ungünstige Prognose bei Organmanifestationen mit einer 5-Jahresmortalität von 25–30 % kann die transplantationsbedingte Mortalität von ca. 10 % rechtfertigen. Bei folgenden Patienten kann eine ASCT bei Vorliegen mehrerer der folgenden Symptome in Erwägung gezogen werden:

- Alter von weniger als 40 Jahren bei Erstmanifestation (erstes Nicht-Raynaud-Symptom)
- progressive diffus-kutane Verlaufsform
- anhaltend hohe Entzündungsparameter mit einer BSG > 30/h
- männliches Geschlecht
- Proteinurie bei Diagnosestellung
- Nachweis von Antikörpern gegen Scl70
- frühe Organbeteiligung an Lunge, Herz und der Niere

Demgegenüber wurden in den Studien meistens Patienten mit fortgeschrittener Erkrankung und Befunden wie DLCO-SB < 40 %, FVC < 45 %, eine EF < 50 %, eine Kreatinin-Clearance < 40 ml/Minute, Gefäßerweiterungen im Bereich des Magens, Vorliegen einer PAH, einer Herzbeteiligung oder langen Cyclophosphamidtherapie ausgeschlossen. Raucher haben nicht von der ASCT profitiert. Bei kardialer Beteiligung sollte im Vorfeld ggf. ein Defibrillator eingesetzt werden, so dass möglicherweise nur eine relative Kontraindikation besteht.

Letztlich stellt die ASCT eine sehr aggressive und nebenwirkungsreiche Therapie dar und kann sicher nicht für alle Patienten eingesetzt werden. Die ASCT erfordert Erfahrung und sollte deshalb in Zentren durchgeführt werden, die häufiger SSc-Patienten transplantieren und dies möglichst auch wissenschaftlich begleiten.

Alternativen für die mittelschwere bis schwere oder frühe progressive inflammatorische Fibrose an den Lungen und der Haut sind intravenös verabreichtes Cyclophosphamid und orale Gaben von Mycophenolat mofetil (MMF), die beide etwa gleich stark wirksam sind [35,36]. Beide Substanzen reduzieren die inflammatorische Hautfibrose (MRSS) und können die Lungenfibrose in der Mehrheit der Patienten stoppen. Verbesserungen der Lungenfunktion sind selten zu erwarten. Kontrakturen werden nicht beeinflusst. Auch die kardiale Beteiligung wird häufig mit Cyclophosphamid behandelt. Es gibt aber keine Studiendaten über den Erfolg der Therapie. MMF ist nicht zugelassen für die Therapie der SSc. Es ist jedoch das am meisten verwendete Medikament zur Behandlung der interstitiellen Lungenerkrankung und prospektive randomisierte und kontrollierte Studien haben eine Wirkung bei der SSc gezeigt. MMF wird deshalb bei *den EULAR-Empfehlungen zur Behandlung der systemischen SSc* empfohlen wie auch in den *Leitlinien der Britischen Gesellschaft für Rheumatologie*.

Obgleich kardiale Manifestationen bedeutsam sind und mittlerweile erkannt wurde, dass die kardiale Beteiligung prognostisch bedeutsam ist, haben sich bisherige Studien nur auf die Verbesserung der Haut- und Lungenfibrose konzentriert. Es sind nur sehr wenige Medikamente für die Therapie der systemischen Sklerose zugelassen. Auf der anderen Seite werden derzeit viele Studien durchgeführt und in den kommenden Jahren sind hier sicher große Fortschritte zu erwarten. Es ist sehr wichtig, dass Patienten mit früher diffuser systemischer Sklerose in Zentren behandelt werden, damit innovative Therapien oder auch off-label-Therapien zu einem Zeitpunkt eingesetzt werden, bei dem der Schaden noch nicht zu groß ist.

Patienten mit früher systemischer Sklerose mit moderater Organbeteiligung, mit progredienter Hautfibrose oder mit Gelenk- oder Muskelerkrankung können primär mit Methotrexat behandelt werden, was die Beschwerden häufig lindern kann. Azathioprin wird heute relativ wenig eingesetzt. Es hat einen Stellenwert als Remissionserhaltungstherapie bei interstitieller Lungenfibrose, sollte aber durch MMF ersetzt werden, wenn es nicht ausreichend wirksam ist.

Die immunsuppressive Therapie der SSc führt nicht bei allen Patienten zu einer Stabilität und letztlich möchte man auch eine Verbesserung beispielsweise der ILD erreichen. Es werden deshalb weitere Therapiealternativen erforscht. Neben der Gabe des Anti-IL-6-Rezeptor-Antikörpers Tocilizumab, der in Studien den Progress der Lungenfibrose reduzieren konnte, werden Kombinationstherapien beispielsweise von mehreren Immunsuppressiva in Analogie zur Therapie anderer entzündlich-rheumatischer Erkrankungen z. B. mit Cyclophosphamid/MMF mit Ciclosporin-A oder von Immunsuppressiva mit Biologika (z. B. MMF plus Rituximab) eingesetzt. Auch eine Monotherapie mit Rituximab wird zeitweise eingesetzt, wobei die Behandlungsintervalle teilweise enger sind als bei der Rheumatoiden Arthritis. Rituximab ist ein monoklonaler Antikörper, der gegen das B-Zell-Oberflächenantigen CD20 gerichtet ist. Die Wirkung dieser Therapie weist darauf, dass B-Zellen und von ihnen produzierte Antikörper eine wichtige pathogenetische Rolle für die SSc spielen. Da dieses Medikament nicht zugelassen ist, muss auch hier die Kostenübernahme durch die Krankenkassen geklärt werden. Fallserien zeigen aber, dass Rituximab allein oder in Kombination mit anderen Immunsuppressiva nicht nur die Erkrankung stabilisieren kann, sondern auch zu einer Verbesserung beispielsweise der Lungenfunktion (insbesondere der FVC-Werte) oder einer Myositis führen kann. Auch die Hautfibrose wie auch die Arthritis werden positiv beeinflusst. Zukünftig sollte es möglich sein, diese wirksamen Therapien nicht erst nach Versagen der herkömmlichen bzw. zugelassenen Medikamente einsetzen zu dürfen.

Da trotz vielfältiger Therapien immer noch ein Teil der SSc-Patienten nicht anspricht, wurden auch andere Biologika angewendet. In einigen Fallserien zeigte Abatacept Effekte auf die Hautfibrose, die Arthritis und auch die Myositis bei Patienten mit SSc. Es handelt sich hier ebenfalls um eine off-label-Therapie und auch um eine Option nach Versagen anderer Medikamente.

Intravenöse Immunglobuline werden ebenfalls häufiger genannt zur Therapie vor allem von Myopathien und von gastrointestinalen Symptomen. Die Studienlage bezieht sich aber im Wesentlichen auf Fallserien und auf retrospektive Analysen. Hier wurden Effekte auf den Haut-Score, die Myalgien und auf die gastrointestinale Symptomatik beschrieben. Auch dies ist eine Therapie bei Versagen anderer Medikamente.

4.6.4 Transplantationen

Organtransplantationen sind mitunter nötig bei Patienten mit systemischer Sklerose. Sollte die medikamentöse Therapie nicht effizient sein, kann beispielsweise eine Lungentransplantation empfohlen werden. Die Prognose für das Transplantat ist bei der SSc nicht wesentlich schlechter als bei anderen Erkrankungen, ist aber in der Regel dennoch schlecht und ein Langzeitüberleben ist die Ausnahme [42]. Die Lungentransplantation ist eine Option, die in der Regel die Lebensverlängerung nur für ein bis wenige Jahre ermöglicht. Abstoßungsreaktionen sind häufig.

Es gibt nur sehr wenige Daten zur Herztransplantation. Diese erscheint aber möglich und kann die Prognose deutlich verbessern. Sie scheint mit weniger Komplikationen verbunden zu sein als eine Lungentransplantation. Bezüglich der Nierentransplantation gibt es keine aussagekräftigen Daten, sie ist aber möglich und erscheint vom Auskommen nicht wesentlich schlechter zu sein als bei anderen Patienten.

4.6.5 Ausgewählte organspezifische Therapien

Die gastrointestinale Beteiligung

Die Beteiligung des Gastrointestinaltraktes ist eine der häufigsten Manifestationen der SSc und kann alle Anteile des Magen-Darmtraktes betreffen. Die Tab. 4.3 zeigt die verschiedenen Möglichkeiten der Therapie auf.

Die Behandlung von Myositiden und Arthritiden sollten entsprechend der Leitlinien zur Behandlung der rheumatoiden Arthritis und der Myositiden erfolgen.

Tab. 4.3: Therapiemöglichkeiten.

Ort des Problems	Therapie
Mund	Grimassieren, Dehnen des Mundes, bilaterale Kommissurotomie, orale Hygiene, Speichelersatz, Einspritzen von autologen Fettstammzellen, die die SSc-typischen Gesichtsveränderungen verbessern können.
Ösophagus	Vermeiden später Mahlzeiten, bei GERD chronische Protonenpumpenhemmer, Prokinetika wie MCP, Domperidon, Tegaserod besonders im frühen Krankheitsstadium, Macrolide, vor allem Erythromycin, Dilatation von Strikturen, partielle Fundoplikation, bei Patienten mit refraktärem Reflux Versuch mit 20 mg Buspiron, ein 5-HT1A Rezeptoragonist, Prucaloprid, ein Serotonin(5-HT4)-Rezeptoragonist verbessert den Reflux.
Magen	Laserablation, Kauterisation für Teleangiektasien, Prokinetika (wie bei Ösophagus), Prucaloprid verbessert das Völlegefühl
Dünndarm	rotierende Gabe von Antibiotika bei bakterieller Fehlbesiedlung wie 2 × 500 mg Ciprofloxazin/d, Metronidazol 2 × 500 mg/d, ggf. Chloramphenicol, Cephalosporine der 3. Generation, Laktobazillen, bei Pseudoobstruktion akut Nahrungskarenz und intravenöse Flüssigkeitsgabe und Elektrolytausgleich, chronisch Octreotid s. c. initial 2 × 50 µg, ggf. Steigerung auf 200 µg, ggf. Depot-Octreotid, Neostigmin, Prokinetika wie MCP-Tropfen, Domperidon, Erythromycin, wenn ineffektiv coloskopische Dekompression, Chirurgie bei Perforation und Peritonitis, TENS bei Blähungen und Schmerzen, zuckerarme und fruktosearme Kost bei Fruktoseintoleranz
Colon und Rektum	faserreiche Ernährung vermeiden, Osmotische Laxantien wie Senna, Laktulose, Polyethylenglycol bei Verstopfung, sakrale Nervenstimulation bei Inkontinenz, hintere anale Reparatur, chirurgische Behandlung vom vaginalen oder rektalen Prolaps, Graziloplastik oder künstlicher Sphinkter bei therapierefraktärer Inkontinenz, Prucaloprid erhöht die Stuhlfrequenz.
Leber/Gallen	Ursodesoxycholsäure (UDC), Lebertransplantation

Physikalische Therapie

Die physikalische Therapie ist eine wichtige Säule der Behandlung der systemischen Sklerose. Manuelle Lymphdrainagen helfen zur Therapie des Sklerolymphödems und sollte frühzeitig begonnen werden, solange das Sklerödem reversibel ist. Den Kontrakturen muss durch Ergotherapie und tägliche Übungen entgegengewirkt werden und die Finger und Gelenke mehrere Sekunden/Tag manuell gestreckt werden. Vor allem die Dehnung der Gelenke und die Mobilisierung des Gelenkspiels sollten regelmäßig erfolgen, was durch eine regelmäßige Ergotherapie erreicht werden kann. Generell gelten auch für SSc-Patienten die allgemeinen Empfehlungen für sportliche Betätigungen, die wöchentlich 150 Minuten Sport empfehlen.

Ernährungstherapie

Die Ernährung sollte antientzündlich sein, pflanzliche Eiweiße wie aus Nüssen sind empfehlenswert wie auch farbige Früchte und Gemüsesorten. Insgesamt sollten frische und wenig verarbeitete Nahrungsmittel verwendet werden. Griechischer Joghurt und eine eiweiß- und auch fetthaltige Nahrung wird empfohlen. Gewürze wie Curcuma, Rosmarin oder Ingwer sind günstig, selbstgemachte Smoothies, Rührei, Nudeln und z. B. Lasagne können den Kalorienbedarf regeln. Öle, Nussbutter, Avocados, Olivenöle spenden ebenfalls Energie und sind antientzündlich. Insgesamt sollten SSc-Patienten alle 2–4 Stunden essen. Zucker- oder Fruktose-haltige Nahrungsmittel sollten zurückhaltend verwendet werden. Moderater Alkoholgenuss und Schokolade sind ebenfalls antiinflammatorisch. Weitere Tipps auf Englisch gibt es unter [43].

Literatur

[1] Armando Laborde H, Young P. History of systemic sclerosis. Gac Med Mex. 2012;148(2):201–208.

[2] Campbell PM, LeRoy EC. Pathogenesis of systemic sclerosis: a vascular hypothesis. Semin Arthritis Rheum. 1975;4(4):351–368.

[3] Andréasson K, Saxne T, Bergknut C, Hesselstrand R, Englund M. Prevalence and incidence of systemic sclerosis in southern Sweden: population-based data with case ascertainment using the 1980 ARA criteria and the proposed ACR-EULAR classification criteria. Ann Rheum Dis. 2014;73(10):1788–1792.

[4] Meier FM, Frommer KW, Dinser R; EUSTAR Co-authors. Update on the profile of the EUSTAR cohort: an analysis of the EULAR Scleroderma Trials and Research group database. Ann Rheum Dis. 2012;71(8):1355–1360.

[5] Borghini A, Poscia A, Bosello S, et al. Environmental Pollution by Benzene and PM10 and Clinical Manifestations of Systemic Sclerosis: A Correlation Study. Int J Environ Res Public Health. 2017;14(11).

[6] Bergmann C, Distler JH. Epigenetic factors as drivers of fibrosis in systemic sclerosis. Epigenomics. 2017;9(4):463–477.

[7] Kuo CF, Luo SF, Yu KH, et al. Familial risk of systemic sclerosis and co-aggregation of autoimmune diseases in affected families. Arthritis Res Ther. 2016;18(1):231.

[8] Joseph CG, Darrah E, Shah AA, et al. Association of the autoimmune disease scleroderma with an immunologic response to cancer. Science. 2014;343(6167):152–157.

[9] Denton CP. Advances in pathogenesis and treatment of systemic sclerosis. Clin Med (Lond). 2015;15(6):s58-63.

[10] Riemekasten G, Philippe A, Näther M, et al. Involvement of functional autoantibodies against vascular receptors in systemic sclerosis. Ann Rheum Dis. 2011;70(3):530–536.

[11] Baroni SS, Santillo M, Bevilacqua F, et al. Stimulatory autoantibodies to the PDGF receptor in systemic sclerosis. N Engl J Med. 2006;354(25):2667–2676.

[12] Günther J, Rademacher J, van Laar JM, Siegert E, Riemekasten G. Functional autoantibodies in systemic sclerosis. Semin Immunopathol. 2015;37(5):529–542.

[13] Cabral-Marques O, Riemekasten G. Functional autoantibodies targeting G protein-coupled receptors in rheumatic diseases. Nat Rev Rheumatol. 2017;13(11):648–656.

[14] Hanitsch LG, Burmester GR, Witt C, et al. Skin sclerosis is only of limited value to identify SSc patients with severe manifestations--an analysis of a distinct patient subgroup of the German Systemic Sclerosis Network (DNSS) Register. Rheumatology (Oxford). 2009;48(1):70–73.

[15] Coghlan JG, Denton CP, Grünig E, et al; DETECT study group. Evidence-based detection of pulmonary arterial hypertension in systemic sclerosis: the DETECT study. Ann Rheum Dis. 2014;73(7):1340–1349.

[16] Krause L, Becker MO, Brueckner CS, et al. Nutritional status as marker for disease activity and severity predicting mortality in patients with systemic sclerosis. Ann Rheum Dis. 2010;69(11):1951–1957.

[17] Marie I, Ducrotté P, Denis P, Menard JF, Levesque H. Small intestinal bacterial overgrowth in systemic sclerosis. Rheumatology (Oxford). 2009;48(10):1314–1319.

[18] Marie I, Leroi AM, Gourcerol G, et al. Fructose Malabsorption in Systemic Sclerosis. Medicine (Baltimore). 2015;94(39):e1601.

[19] John G, Allanore Y, Polito P, et al. The limited cutaneous form of systemic sclerosis is associated with urinary incontinence: an international multicentre study. Rheumatology (Oxford). 20171;56(11):1874–1883.

[20] Richard N, Hudson M, Gyger G, et al; on the behalf of Canadian Scleroderma Research Group. Clinical correlates of faecal incontinence in systemic sclerosis: identifying therapeutic avenues.Rheumatology (Oxford). 20171;56(4):581–588.

[21] Steen VD, Medsger TA Jr. Fertility and pregnancy outcome in women with systemic sclerosis. Arthritis Rheum. 1999;42(4):763–768.

[22] Taraborelli M, Ramoni V, Brucato A, et al; IMPRESS Investigators. Brief report: successful pregnancies but a higher risk of preterm births in patients with systemic sclerosis: an Italian multicenter study. Arthritis Rheum. 2012;64(6):1970–1977.

[23] Koenig M, Dieudé M, Senécal JL. Predictive value of antinuclear autoantibodies: the lessons of the systemic sclerosis autoantibodies. Autoimmun Rev. 2008;7(8):588–593

[24] Gerbracht DD, Steen VD, Ziegler GL, Medsger TA Jr, Rodnan GP. Evolution of primary Raynaud's phenomenon (Raynaud's disease) to connective tissue disease. Arthritis Rheum. 1985;28(1):87–92.

[25] Kayser C, Fritzler MJ. Autoantibodies in systemic sclerosis: unanswered questions. Front Immunol. 2015;6:167.

[26] van den Hoogen F, Khanna D, Fransen J, et al. 2013 classification criteria for systemic sclerosis: an American college of rheumatology/European league against rheumatism collaborative initiative. Ann Rheum Dis. 2013;72(11):1747–1755.

[27] Tyndall A, Fistarol S. The differential diagnosis of systemic sclerosis. Curr Opin Rheumatol. 2013;25(6):692–699.

[28] Mok CC, Kwok CL, Ho LY, Chan PT, Yip SF. Life expectancy, standardized mortality ratios, and causes of death in six rheumatic diseases in Hong Kong, China. Arthritis Rheum. 2011;63(5):1182–1189.

[29] Elhai M, Meune C, Boubaya M, et al; EUSTAR group. Mapping and predicting mortality from systemic sclerosis. Ann Rheum Dis. 2017;76(11):1897–1905.

[30] Wirz EG, Jaeger VK, Allanore Y, et al; EUSTAR coauthors. Incidence and predictors of cutaneous manifestations during the early course of systemic sclerosis: a 10-year longitudinal study from the EUSTAR database. Ann Rheum Dis. 2016;75(7):1285–1292.

[31] Meyer O. Prognostic markers for systemic sclerosis. Joint Bone Spine. 2006;73(5):490–494

[32] Steen V, Domsic RT, Lucas M, Fertig N, Medsger TA Jr. A clinical and serologic comparison of African American and Caucasian patients with systemic sclerosis. Arthritis Rheum. 2012;64(9):2986–2994.

[33] De Luca G, Bosello SL, Gabrielli FA, et al. Prognostic Role of Ventricular Ectopic Beats in Systemic Sclerosis: A Prospective Cohort Study Shows ECG Indexes Predicting the Worse Outcome. PLoS One. 201621;11(4):e0153012.

[34] Aviña-Zubieta JA, Man A, Yurkovich M, et al. Early Cardiovascular Disease After the Diagnosis of Systemic Sclerosis. Am J Med. 2016;129(3):324–331.

[35] Korn JH, Mayes M, Matucci Cerinic M, et al. Digital ulcers in systemic sclerosis: prevention by treatment with bosentan, an oral endothelin receptor antagonist. Arthritis Rheum. 2004;50(12):3985–3993.

[36] Kowal-Bielecka O, Fransen J, Avouac J, et al; EUSTAR Coauthors. Update of EULAR recommendations for the treatment of systemic sclerosis. Ann Rheum Dis. 2017;76(8):1327–1339.

[37] Denton CP, Hughes M, Gak N, et al; BSR and BHPR Standards, Guidelines and Audit Working Group. BSR and BHPR guideline for the treatment of systemic sclerosis. Rheumatology (Oxford). 2016;55(10):1906–1910.

[38] Wigley FM, Wise RA, Seibold JR, et al. Intravenous iloprost infusion in patients with Raynaud phenomenon secondary to systemic sclerosis. A multicenter, placebo-controlled, double-blind study. Ann Intern Med. 1994;120(3):199–206.

[39] Fiessinger JN, Schäfer M. Trial of iloprost versus aspirin treatment for critical limb ischaemia of thromboangiitis obliterans. The TAO Study. Lancet. 1990;335(8689):555–557.

[40] Coghlan JG, Galiè N, Barberà JA, et al; AMBITION investigators. Initial combination therapy with ambrisentan and tadalafil in connective tissue disease-associated pulmonary arterial hypertension (CTD-PAH): subgroup analysis from the AMBITION trial. Ann Rheum Dis. 2017;76(7):1219–1227.

[41] Wirths S, Bethge W, Henes JC. Allogeneic stem cell transplantation : An option for autoimmune diseases? Z Rheumatol. 2016;75(8):780–785. Review.

[42] Schachna L, Medsger TA Jr, Dauber JH, et al. Lung transplantation in scleroderma compared with idiopathic pulmonary fibrosis and idiopathic pulmonary arterial hypertension. Arthritis Rheum. 2006;54(12):3954–3961.

[43] https://www.silver-search.com/de/search/web/?q=Nutrition%20therapy%20and%20 scleroderma

5 Myositiden

Martin Aringer

5.1 Einleitung

Das Wissen um die verschiedenen Autoimmun-Myositiden hat sich in den letzten Jahrzehnten erheblich weiterentwickelt. Während die Dermatomyositis durch die Kombination aus Haut- und Muskelerkrankung immer schon als Systemerkrankung zu erkennen war, wurde dies bei der Polymyositis erst durch ein besseres Verständnis der Organbeteiligung allgemein deutlich. Damit wurde auch nachgewiesen, dass die Poly- und Dermatomyositis wirklich zu den Kollagenosen gehören.

Zur Beschreibung der Myositiden existieren verschiedene Nomenklaturansätze nebeneinander. International ist die *„idiopathic inflammatory myopathy"* (IIM) heute der meistverwendete Begriff [1]. Da in dieser Bezeichnung weder die Pathogenese berücksichtigt wird und auch keine Abgrenzung der Myositiden gegenüber anderen, nicht entzündlichen Myopathien erfolgt, werden im Folgenden daher die Begriffe der Autoimmun-Myositiden oder Poly- und Dermatomyositis verwendet.

5.2 Muskelentzündung und die Bohan & Peter-Kriterien

In einer Zeit, in der die Autoimmunserologie noch nicht so weit entwickelt war und MRT- und CT-Untersuchungen keine Option darstellten, waren die Symptome der muskulären Beteiligung für die Diagnostik wegweisend. Dazu stellten im Jahr 1975 Bohan und Peter Kriterien (Tab. 5.1) auf und entwickelten damit ein sehr brauchbares diagnostisches Konzept [2,3].

Das erste und besonders wichtige diagnostische Merkmal nach Bohan & Peter ist die proximale Muskelschwäche der Patienten. Auch wenn viele Betroffene über Muskelschmerzen und zum Teil über Muskelkrämpfe berichten, ist die Muskelschwäche das Leitsymptom der Erkrankung. Muskelschwäche kann Zeichen der entzündlichen Aktivität oder des Muskelschadens sein. Eine echte, symmetrische, proximale Muskelschwäche ist in jedem Fall hoch verdächtig für eine Myositis [4]. Die im Jahr 2004 in dem 119. *European Neuromuscular Center Workshop* verabschiedeten Klassifikationskriterien [5] definieren ausdrücklich, dass bei den Autoimmun-Myositiden die proximalen mehr als die distalen Muskelgruppen und die Nackenbeuger mehr als die Nackenstrecker betroffen sind. Die Einschlusskörperchen-Myositis (*inclusion body myositis*, IBM) ist von dieser Klassifikation bewusst ausgenommen.

https://doi.org/10.1515/9783110550153-005

Tab. 5.1: Bohan & Peter-Kriterien [2].

Beschreibung	PM	DM
1	symmetrische Schwäche der Muskulatur des Schulter- und Beckengürtels, der proximalen Extremitäten und Kopfbeuger	(+)	(+)
2	histologische Zeichen der Myositis in der Biopsie	(+)	(+)
3	erhöhte Muskelenzyme, insbesondere erhöhte Creatinkinase	(+)	(+)
4	typische elektromyographische Zeichen der Myositis	(+)	(+)
H	Dermatomyositis-typische Hautveränderungen inklusive heliotropem Exanthem und Gottron-Papeln	-	+
definitive Poly- oder Dermatomyositis		Alle 4	Alle 4 + H
wahrscheinliche Poly- oder Dermatomyositis		3 von 4	3 von 4 + H
mögliche Poly- oder Dermatomyositis		2 von 4	2 von 4 + H

Das zweite Kriterium ist die Muskel-Histologie, die noch immer einen großen Stellenwert hat, wenn auch die Kombination aus Myositis-spezifischen Autoantikörpern und typischen MRT-Befunden heute oft für die Diagnose ausreicht. Bohan & Peter sprachen noch unspezifisch von histologischen Zeichen der Myositis in der Biopsie, wobei die lichtmikroskopisch nachgewiesenen lymphozytären Infiltrate sowohl bei Myositiden als auch reaktiv bei anderen Myopathien zu sehen waren.

Heute können durch Immunfärbungen einzelne Zelltypen spezifiziert [4,6] und durch elektronenmikroskopische Bilder Einschlüsse und andere Strukturveränderungen aufgezeigt werden (weiter unten). Die Abgrenzung von Myositiden zu anderen Myopathien ist damit sicherer geworden.

Als drittes Kriterium einer aktiven Myositis ist die Erhöhung der Muskelenzyme die Regel [7,8]. Dazu gehören in der Routine-Laborchemie die Creatin(phospho)kinase (CPK), die Laktatdehydrogenase (LDH) und die Transaminasen, insbesondere die GOT (ASAT). In der erweiterten Diagnostik haben sich am ehesten der Nachweis von Myoglobin und Aldolase bewährt. Ein kleinerer Teil der Patienten hat aber nur leicht erhöhte oder sogar normale Muskelenzyme. Troponin T kann auch ohne myokardiale Beteiligung bei Myositiden erhöht sein, während Troponin I Myokard-spezifischer ist.

Zudem gibt es den Subtyp der amyopathischen Dermatomyositis, die neben typischen Hauterscheinungen auch eine schwere interstitielle Lungenbeteiligung zeigen kann.

Elektromyographische Befunde haben in der Diagnose der Dermato- und Polymyositis etwas an Bedeutung verloren. Wichtig sind sie aber weiterhin in der Differenzialdiagnose, insbesondere zur Abgrenzung neuropathischer Veränderungen. Typisch sind erhöhte Einstich- und Spontanaktivität in Form von Fibrillationspotentialen, positiven „sharp waves" und komplexen repetitiven Entladungen [2,3,7]. In der morphometrischen Analyse zeigen sich polyphasische Aktionspotentiale von Motoneuronen (*motor unit action potentials*, MUAPs) von kurzer Dauer und geringer Amplitude [8]. Gegen eine Myositis sprechen myotonische Entladungen, die bei myotoner Dystrophie und anderen Ionenkanalerkrankungen vorkommen, sowie in der Morphometrie überwiegende MUAPs langer Dauer und hoher Amplitude sowie eine verminderte Rekrutierung von Motoneuronen [8].

5.3 Magnetresonanztomographie (MRT)

Die MRT hat in den letzten Jahrzehnten eine wichtige Rolle in der Beurteilung der Myositis erlangt [9,10] und ist heute aus der Diagnostik nicht mehr wegzudenken. In der MRT wird Entzündungsaktivität in fettsupprimierten T2-Sequenzen und insbesondere in der *short tau inversion recovery* (STIR)-Sequenz als Ödem sichtbar. Geschädigte Muskulatur degeneriert fettig, sodass Fett im Muskelbereich in der T1-Sequenz Schaden anzeigt. Zudem ist die Muskelmasse grob abschätzbar. Neben der Darstellung der Myositis, ihrer Aktivität und Ausdehnung und des Schadens hilft die MRT heute auch in der Auswahl der optimalen Biopsiestelle – und kann naturgemäß nicht wie die EMG zu Artefakten in der Biopsie führen.

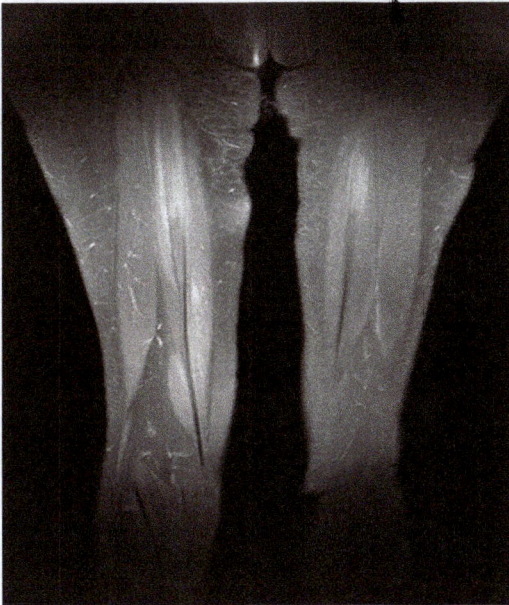

Abb. 5.1: Muskelödem im MRT (STIR) bei Dermatomyositis.

5.4 Hautveränderungen

Die Dermatomyositis zeichnet sich durch UV-sensitive Hautausschläge mit einem typischerweise leicht lilafarbenen Einschlag aus [4]. Charakteristisch ist das Heliotrop-Exanthem an der Stirn und den Augenlidern, das seinen Namen von den lilafarbenen bis violetten Blüten der Pflanzengattung Heliotropium hat [11], die ihre Blätter zur Sonne drehen (Abb. 5.2).

Das Heliotrop-Exanthem kann mit einem ausgeprägten Hautödem einhergehen. Ebenso UV-bedingt sind *V sign* oder *shawl sign* (Schalzeichen) im Sinne der Beteiligung von UV-exponierter Haut im Decolleté und Kragenbereich. An den Fingern sind bei mehr als zwei Dritteln der Patienten Gottron-Papeln (Abb. 5.3) über den Gelenken sichtbar. Als noch spezifischer gelten nicht palpable lilafarbene Veränderungen ebenfalls über den Streckseiten von Gelenken, das so genannte Gottron-Zeichen. Auch bei

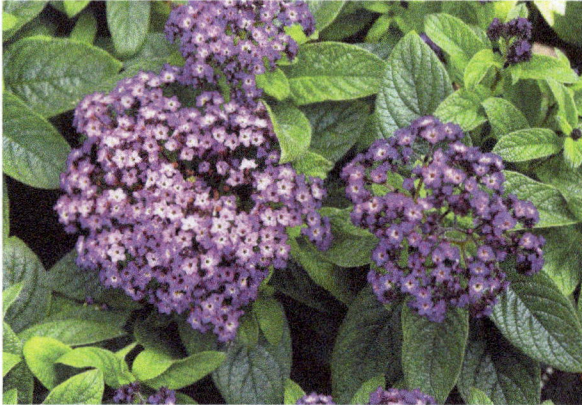

Abb. 5.2: Heliotropium arborescens (Vanilleblume).

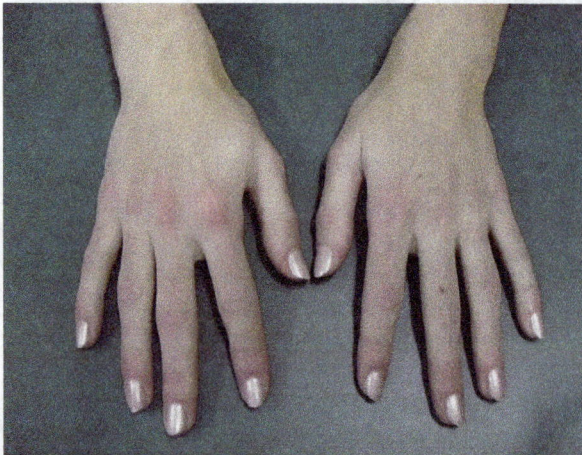

Abb. 5.3: Gottron-Papeln über den Streckseiten der Gelenke bei Dermatomyositis.

den amyopathischen Formen der Dermatomyositis sind diese Hautveränderungen zu sehen, zusätzlich kann eine bedrohliche Beteiligung innerer Organe auftreten.

Abzugrenzen sind Patienten mit Anti-Synthetase-Syndromen, die teilweise auffallend trockene, rissige Palmarseiten der Finger aufweisen. Diese unter „*mechanic's hands*", also Mechanikerhänden, bekannten Veränderungen gehören nicht zu den Zeichen einer Dermatomyositis, sondern sind einer Polymyositis zuzuordnen.

5.5 Myositis-spezifische Autoantikörper

Ähnlich wie bei der systemischen Sklerose hat sich die Diagnostik Myositis-spezifischer Autoantikörper in den letzten Jahrzehnten entscheidend verbessert [6,12]. Auch wenn nach wie vor nicht bei allen Patienten mit Dermato- oder Polymyositis spezifische Autoantikörper gefunden werden, hat sich daraus bereits eine neue Gliederung der Erkrankungsgruppe entwickelt. Die Krankheitsentität der „Polymyositis" besteht heute aus den Anti-Synthetase-Syndromen und den nekrotisierenden Autoimmunmyositiden mit Antikörpern gegen SRP (*signal recognition particle*) oder HMGCR ((3-)Hydroxy-(3-)Methylglutaryl-CoA-Reduktase). Die *Inclusion body myositis* (IBM) verhält sich in vieler Hinsicht wie eine Myopathie [4], ist aber mit Autoantikörpern gegen die cytoplasmatische 5'-Nukleotidase 1 A (cN1A) assoziiert.

Bei Patienten mit Dermatomyositis sind Antikörper gegen die nukleäre Helikase Mi-2, die aus zwei Untereinheiten, Mi-2α und Mi-2β, besteht, seit langem bekannt. Bei etwa 9 % aller Dermatomyositis-Patienten finden sich Antikörper gegen SAE (SUMO-1 *activating enzyme heterodimer*). Antikörper gegen MDA5 (*melanoma-differentiation-associated antigen-5*) sind vor allem bei der amyopathischen Dermatomyositis nachweisbar. Sie hießen deshalb früher auch CADM (*clinically amyopathic DM*)-Antikörper. Antikörper gegen TIF1γ (*Transcriptional intermediary factor-1γ*) sind mit einer häufig paraneoplastisch bedingten Dermatomyositis verbunden. Bei Erwachsenen, nicht aber bei Kindern, sind auch Antikörper gegen NXP-2 (*Nuclear matrix protein-2*) mit Malignomen assoziiert.

Anti-Synthetase-Syndrome gehen neben der Myositis häufig mit einer milden Polyarthritis, einem relativ milden Raynaud-Syndrom und zum Teil mit „*mechanic's hands*" einher. Hin und wieder kommt auch Fieber vor. Die wichtigste kritische Organbeteiligung ist die interstitielle Lungenerkrankung (*interstitial lung disease*, ILD) mit zum Teil relativ rascher Progression (Abb. 5.4). Umgekehrt finden sich Anti-Synthetase-Antikörper auch bei muskulär gesunden Patienten mit ILD.

Die nekrotisierenden Autoimmunmyositiden führen sehr rasch zu Muskelschäden und häufig zu einer Beteiligung des Pharynx und der oberen Speiseröhre. Das birgt in der Akutphase ein relevantes Risiko von Aspirationspneumonien und kann eine Indikation für eine rasche (vorübergehende) PEG-Sonden-Anlage darstellen. Die mit Antikörpern gegen HMGCR assoziierte Myositis kann bei entsprechender genetischer Neigung (HLA-DR11) durch Statine getriggert werden.

Tab. 5.2: Wichtige Myositis-spezifische Autoantikörper.

Polymyositis	Antigen	
Anti-Synthetase-Syndrome	Jo-1	Histidyl-tRNA-Synthetase
	PL-7	Threonyl-tRNA-Synthetase
	PL-12	Alanyl-tRNA-Synthetase
	EJ	Glycyl-tRNA-Synthetase
	OJ	Isoleucyl-tRNA-Synthetase
	KS	Asparaginyl-tRNA-Synthetase
	Zo	Phenylananyl-tRNA-Synthetase
	Ha	Tyrosyl-tRNA-Synthetase
Nekrotisierende Myositiden	SRP	*Signal recognition particle*
	HMGCR	Hydroxymethylglutaryl-CoA-Reduktase
Dermatomyositis	Mi-2	Mi-2α + Mi-2β, nukleäre Helikase
	SAE	*SUMO-1-activating enzyme heterodimer*
	MDA5	*Melanoma differentiation associated antigen-5*
	TIF1γ	*Transcriptional intermediary factor-1γ*
	NXP-2	*Nuclear matrix protein-2*

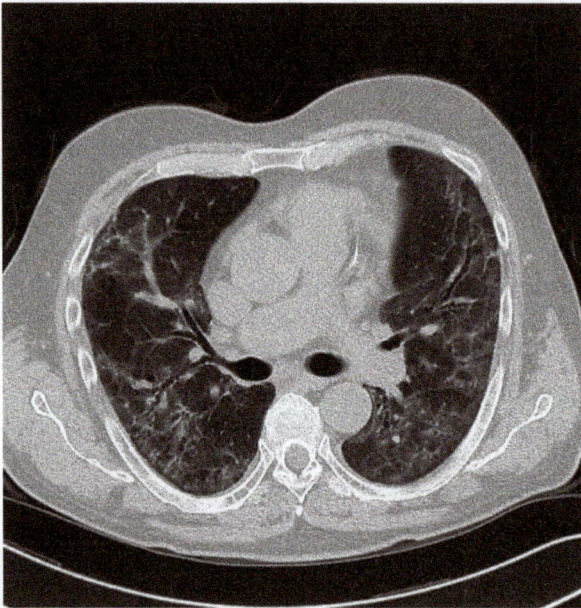

Abb. 5.4: Interstitielle Lungen-beteiligung (HR-CT) bei Anti-Synthetase-Syndrom.

Die mit verschiedenen Antikörpern assoziierten Formen der Dermatomyositis unterscheiden sich auch klinisch voneinander. Anti-Mi-2-Antikörper passen zur klassischen, überwiegend nicht paraneoplastisch bedingten Dermatomyositis mit typischen Hautbefunden und meist ohne ILD. Anti-SAE-Dermatomyositiden haben eine oft noch stärker ausgeprägte Beteiligung der Haut und zum Teil des oberen Gastrointestinaltrakts mit Schluckbeschwerden, aber stehen ebenfalls selten im Zusammenhang mit einer ILD oder einem Malignom. Im Gegensatz dazu führt die Anti-MDA5-Erkrankung häufig zu einer schwersten, rasch progredienten ILD bei oft amyopathischer Dermatomyositis oder nur gering erhöhter CPK. Anti-TIF1γ- und bei Erwachsenen Anti-NXP-2-assoziierte Dermatomyositiden sind oft paraneoplastischer Natur. Bei Kindern und Jugendlichen geht die Anti-NXP-2-Dermatomyositis hingegen neben einer deutlich ausgeprägten Hautbeteiligung oft mit einer dermalen Kalzinose und Gelenkkontrakturen einher.

Tab. 5.3: Autoantikörper-Assoziationen.

	PM	Juvenile DM	DM der Erwachsenen	Malignom	ILD
Jo-1	20 %			5 %	70 %
PL-7	20 %				80 %
PL-12				5 %	95 %
EJ					
OJ					95 %
KS					95 %
Zo					
Ha					
SRP	5 %			10 %	20 %
HMGCR	10 %			15 %	
Mi-2		10 %	20 %	10 %	
SAE			10 %	30 %	
MDA5			15 % (amyopathisch)		95 %
TIF1γ		25 %	30 %	70 %	
NXP-2		25 %	5 %	50 %	

5.6 Muskelpathologie

Auch wenn heute unter bestimmten Bedingungen, insbesondere in der Kombination Myositis-spezifischer Antikörper und typischer klinischer MRT- und Laborbefunde teilweise auf eine Muskelbiopsie verzichtet werden kann, bleibt die Muskelbiopsie ein wichtiger Parameter [4,6]. Zudem hilft das Verständnis typischer Muskelbiopsie-Befunde dabei, das Krankheitsgeschehen zu definieren.

Die Dermatomyositis zeigt in der Biopsie Zeichen der Komplementablagerung im Sinne des MAC (*membrane attack complex*)-Nachweises auf Endothelzellen und ein perifaszikuläres und perivaskuläres Verteilungsmuster der Infiltrate aus CD4+ T-Lymphozyten und B-Lymphozyten, aber auch aus plasmazytoiden dendritischen Zellen. HLA-Klasse I-Moleküle sind vor allem perifaszikulär deutlich hochreguliert. Dazu kommen degenerative und regenerative Veränderungen von Muskelfasern. Ausmaß und Verteilung sind Autoantiköper-spezifisch. Typischerweise zeigen Muskelbiopsien anti-Mi-2-positiver Patienten eine besonders ausgeprägte perivaskuläre Entzündung und eine perifaszikuläre Atrophie (Pinal-Fernandez). Anti-NXP-2- und Anti-TIF1γ-Antikörper sind mit immer noch ausgeprägter perivaskulärer Entzündung und perifaszikulärer Atrophie assoziiert, wobei Patienten mit Anti-TIF1γ-Antikörpern zudem noch eine mitochondriale Dysfunktion aufweisen. Anti-MDA5-Antikörper sind hingegen, passend zur Assoziation mit amyopathischer Dermatomyositis, nicht mit ausgeprägten Befunden assoziiert.

Muskelbiopsien von Patienten mit Anti-Synthetase-Syndromen zeigen CD8+ T-Zellen rund um nicht-nekrotische Muskelfasern und vereinzelt in den Muskelfasern. B-Zellen sind ungewöhnlich. Die Muskelfasern haben MHC-Klasse I-Moleküle hochreguliert. Statt der perifaszikulären Atrophie der Dermatomyositis haben Patienten mit Anti-Synthetase-Syndromen eine perifaszikuläre Nekrose. Die Formen der nekrotisierenden Autoimmun-Myositis zeigen ausgeprägte Muskelfaser-Nekrosen und in der Folge eine endomysiale Fibrose, während die entzündlichen Infiltrate nur gering ausgeprägt sind. Wo vorhanden, bestehen die Infiltrate aus Makrophagen und Lymphozyten.

Die IBM ist durch charakteristische Vakuolen (*rimmed vacuoles*) definiert [1], die verschiedene Proteine wie Amyloid-β und Phospho-Tau enthalten. In der Elektronenmikroskopie sind meist charakteristische 15–20 nm filamentöse cytoplasmatische Einschlüsse nachweisbar. Vermutlich sekundär kommt es zu CD8+ endomysialen T-Lymphozyten-Infiltraten, die ähnlich wie bei den Anti-Synthetase-Syndromen aussehen.

5.7 Paraneoplasien

Bei Patienten mit Dermatomyositis ab dem 40. Lebensjahr ist die Wahrscheinlichkeit, dass die Erkrankung durch ein Malignom ausgelöst ist, deutlich erhöht. In dieser Patientengruppe muss von einer Malignomrate von bis zu 25 % zum Zeitpunkt der Erstdiagnose und in den 3 bis 5 Jahren danach ausgegangen werden [13,14]. Bei Patienten mit nachgewiesenen Anti-Mi-2-Antikörpern ist die Wahrscheinlichkeit geringer, bei denen mit Antikörpern gegen TIF1γ oder NXP-2 aber noch deutlich höher. Neben kolorektalen Tumoren können insbesondere Ovarial-, Lungen-, Pankreas- und Magenkarzinome Symptome der Dermatomyositis auslösen.

Bei Patienten mit Polymyositis ist die Malignomrate mit 10–15 % zwar niedriger, aber insbesondere bei älteren Männern können Prostata- und Blasenkarzinome als Ursache identifiziert werden. Neben den oben erwähnten Tumoren müssen außerdem Mammakarzinome und Non-Hodgkin-Lymphome [15] bei der Differenzialdiagnose beachtet werden.

5.8 Klassifikations- und Responsekriterien

Seit dem Jahr 2017 gibt es neue Klassifikationskriterien für „Idiopathische Inflammatorische Myopathien" (IIM) von der *European League Against Rheumatism* (EULAR)/ *American College of Rheumatology* (ACR) unter Beteiligung des *International Myositis Classification Criteria Project Consortium*, des Euromyositis-Registers und der *Juvenile Dermatomyositis Cohort Biomarker Study and Repository* (UK und Irland) [1,16]. Dabei gibt es zwei Modelle, von denen eines mit und eines ohne Biopsie zu verwenden ist. Höheres Gewicht (> 2 Score-Punkte) haben dabei ein Alter ≥ 40 Jahre, die Dermatomyositis-Haut-Befunde (Heliotrop-Exanthem, Gottron-Zeichen und Gottron-Papeln) und Anti-Jo-1-Antikörper. In der Histologie erreichen nur die für die IBM typischen *„rimmed vacuoles"* einen Score über 2 Punkte. Die Zahlen sind bewusst so aufgebaut, dass sie nicht zum Auswendiglernen geeignet sind (Tab. 5.4). Für die Berechnung gibt es einen Internet-Rechner: www.imm.ki.se/biostatistics/calculators/iim. Die Kriterien haben mit Biopsie 93 % Sensitivität und 88 % Spezifität, ohne Biopsie 87 % Sensitivität und 82 % Spezifität.

Wenn die IIM-Klassifikationskriterien erfüllt sind, ist die weitere Zuordnung logisch aufgebaut. Zunächst wird die Frage juvenil (Auftreten vor dem 18. Lebensjahr) geklärt und in der Folge die Frage nach Hauterscheinungen einer Dermatomyositis (Abb. 5.5). Bei der adulten Dermatomyositis wird abschließend mit der klinischen Kraftuntersuchung (Muskelschwäche wie in den Kriterien [Tab. 5.4] definiert) die myopathische oder amyopathische Verlaufsform geklärt. Aus der verbleibenden Patientengruppe wird mittels Muskelbiopsie oder mittels Schwäche der Fingerbeuger und bei fehlendem Therapieansprechen die IBM identifiziert.

136 — 5 Myositiden

Tab. 5.4: Die 2017-EULAR/ACR-Klassifikations-Kriterien für Idiopathische Inflammatorische Myopathien (IIM) [1].

| | Score-Punkte | |
| | ohne | mit |
	Muskelbiopsie	
Alter bei Beginn		
≥ 18 und < 40 Jahre	1,3	1,5
≥ 40 Jahre	2,1	2,2
Muskelschwäche		
Objektivierbare symmetrische Schwäche OE	0,7	0,7
Objektivierbare symmetrische Schwäche proximale UE	0,8	0,5
Nackenbeuger schwächer als Nackenstrecker	1,9	1,6
Proximale schwächer als distale Beinmuskulatur	0,9	1,2
Hautmanifestationen		
Heliotrop-Exanthem	3,1	3,1
Gottron-Papeln	2,1	2,7
Gottron-Zeichen	3,3	3,7
Andere klinische Manifestationen		
Dysphagie oder Ösophagus-Dysmotilität	0,7	0,6
Labor-Ergebnisse		
Anti-Jo-1-Antikörper nachweisbar	3,9	3,8
erhöhte CPK, LDH, ASAT/GOT, oder ALAT/GPT	1,3	1,4
Muskelbiopsie – Nachweis von:		
endomysiale mononukleäre Infiltrate um, nicht in Muskelfasern		1,7
perimysiale oder perivaskuläre mononukleäre Infiltrate		1,2
perifaszikuläre Atrophie		1,9
rimmed vacuoles		3,1
Cut-off		
Definitive IIM	≥ 7,5	≥ 8,7
Mögliche IIM	≥ 5,3	≥ 6,5

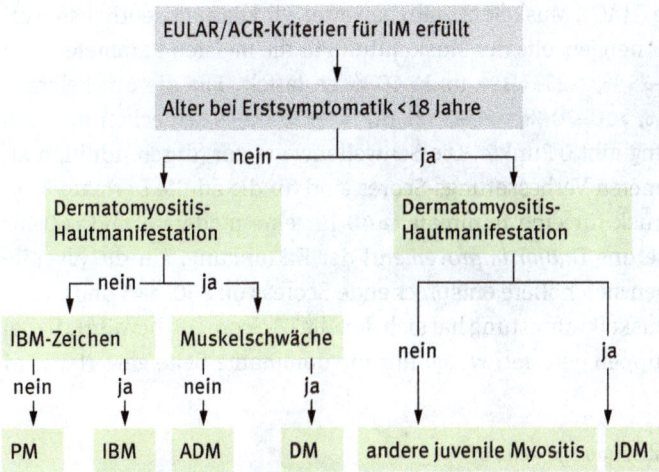

Abb. 5.5: Der Differenzierungsbaum der 2017-EULAR/ACR-Kriterien für IIM [1].

Kriterien für Hautmanifestationen und Muskelschwäche gemäß Tab. 5.4. PM Polymyositis (inklusive immun-mediierte nekrotisierende Myopathie), IBM Einschlusskörperchenmyositis, ADM amyopathische Dermatomyositis, DM Dermatomyositis, JDM juvenile Dermatomyositis. IBM-Zeichen: *rimmed vacuoles* in der Muskelbiopsie oder Schwäche Fingerbeuger und fehlendes Therapieansprechen.

Seit 2016 gibt es zudem ACR/EULAR-Kriterien für *minimal*, *moderate* und *major clinical response* für die adulte Poly- und Dermatomyositis [17]. Bewertet werden die Globaleinschätzung durch Arzt und Patient, manuelle Muskelkrafttestung, *Health As-*

Tab. 5.5: Die 2016 ACR/EULAR Response-Kriterien für Poly- und Dermatomyositis. Bewertet wird die Gesamtsumme. Unter den Muskelenzymen wird das am deutlichsten erhöhte gewertet. HAQ *Health Assessment Questionnaire.*

Verbesserung	Arzt global	Patient global	HAQ	Muskelenzym	andere Organe	Muskelkraft
Bis 5 %	0	0	0	0	0	
> 5–15 %	7,5	2,5	5	2,5	7,5	
> 15–25 %	15	5	7,5	5	12,5	
> 25–40 %	17,5	7,5	7,5	7,5	15	
> 40 %	20	10	10	7,5	20	
Bis 2 %						0
> 2–10 %						10
> 10–20 %						20
> 20–30 %						27,5
> 30 %						32,5

sessment Questionnaire (HAQ), Muskelenzyme (bewertet wird das am deutlichsten erhöhte) und Manifestationen jenseits der Muskulatur. Für die meisten Parameter wird dabei in > 5–15 %, > 15–25 %, > 25–40 % und > 40 % gestaffelt. Für die Muskelkrafttestung sind es > 2–10 %, > 10–20 %, > 20–30 % und > 30 %. Alles schlechter als > 5 % (bzw. > 2 %)-Verbesserung gibt 0 Punkte. Die Schwellenwerte der (durch Addition aller Einzelwerte) berechneten Verbesserungs-Scores sind für die adulte Dermato- und Polymyositis ≥ 20 Ausdruck für eine minimale, ≥ 40 für eine moderate und ≥ 60 für eine deutliche Verbesserung (*major improvement*) der Erkrankung. Für die juvenile Dermatomyositis ergaben sich höhere entsprechende Scores von ≥ 30, ≥ 45 und ≥ 70.

Für die manuelle Muskelkrafttestung hat sich der MMT8-Score [18] bewährt. Dabei werden acht Muskelgruppen getestet, wobei nur die dominante Seite gewertet wird

M. deltoideus (Sitzen, Schulter und Elbogen 90°)

| 0 – 1 – 2 – 3 – 4 – 5 – 6 – 7 – 8 – 9 – 10 re | 0 – 1 – 2 – 3 – 4 – 5 – 6 – 7 – 8 – 9 – 10 li |

M. biceps brachii (Sitzen, Elbogen 90°)

| 0 – 1 – 2 – 3 – 4 – 5 – 6 – 7 – 8 – 9 – 10 re | 0 – 1 – 2 – 3 – 4 – 5 – 6 – 7 – 8 – 9 – 10 li |

Handextensoren (Sitzen, Unterarm abgestützt, Hand Neutralstellung)

| 0 – 1 – 2 – 3 – 4 – 5 – 6 – 7 – 8 – 9 – 10 re | 0 – 1 – 2 – 3 – 4 – 5 – 6 – 7 – 8 – 9 – 10 li |

M. quadriceps femoris (Sitzen, Knie 90°)

| 0 – 1 – 2 – 3 – 4 – 5 – 6 – 7 – 8 – 9 – 10 re | 0 – 1 – 2 – 3 – 4 – 5 – 6 – 7 – 8 – 9 – 10 li |

Fußheber (Sitzen, Knie 90°)

| 0 – 1 – 2 – 3 – 4 – 5 – 6 – 7 – 8 – 9 – 10 re | 0 – 1 – 2 – 3 – 4 – 5 – 6 – 7 – 8 – 9 – 10 li |

M. gluteus medius (Seitlage, unteres Bein gebeugt (Stabilität), Bein seitlich hoch)

| 0 – 1 – 2 – 3 – 4 – 5 – 6 – 7 – 8 – 9 – 10 re | 0 – 1 – 2 – 3 – 4 – 5 – 6 – 7 – 8 – 9 – 10 li |

M. gluteus maximus (Bauchlage, evtl. auch am Liegenrand halb stehend, Knie 90°)

| 0 – 1 – 2 – 3 – 4 – 5 – 6 – 7 – 8 – 9 – 10 re | 0 – 1 – 2 – 3 – 4 – 5 – 6 – 7 – 8 – 9 – 10 li |

Kopfbeuger (Liegen, Gegendruck an der Stirn)

| 0 – 1 – 2 – 3 – 4 – 5 – 6 – 7 – 8 – 9 – 10 |

Gesamzwert MMT-8 _____

Abb. 5.6: Der MMT8-Score [18] zur manuellen Muskelkrafttestung (gewertet wird jeweils nur die dominante, das heißt meist die rechte Seite) Legende: 0 normal, 8 mittlerer Gegendruck, 6 leichter Gegendruck, 5 Position gegen Schwerkraft gehalten, 4 Position fast gehalten, ab 3 Spezialtests, 1 Kontraktionen.

(Abb. 5.6). Optimal werden 10 Punkte pro Muskelgruppe erreicht, sodass 80 Punkte im MMT8 einen Normalwert darstellen.

5.9 Therapie der Myositis

Mit Hilfe der neuen Klassifikations- und Response-Kriterien wird hoffentlich die Rate erfolgreicher Myositis-Studien größer. De facto ist bisher die Evidenz aus kontrollierten klinischen Prüfungen ausgesprochen begrenzt. Therapieeffekte lassen sich bei der Gabe von hoch dosierten intravenösen Immunglobulinen (IVIG) bei Patienten mit therapierefraktärer Dermatomyositis [19] zeigen. Außerdem führte eine Trainingstherapie zur Verbesserung der Muskelkraft [20]. Zudem zeigte eine kontrollierte Phase IIb-Studie des Kostimulationshemmers Abatacept bei adulter Poly- und Dermatomyositis einen signifikanten Unterschied zugunsten der Substanz [21] (siehe unten). Die meisten heute in der Standardtherapie der Myositiden verwendeten Medikamente können solche Studien nicht vorweisen.

5.9.1 Glukokortikoide

Die trotz beschränkter Evidenz offensichtlich effektive Akuttherapie besteht in der Gabe von Glukokortikoiden [6,7], in der Regel in einer täglichen Dosis von 0,5 mg/kg Körpergewicht Prednisolonäquivalent. Dabei ist wichtig, dass das Ansprechen wesentlich länger dauert als bei praktisch allen anderen entzündlichen Erkrankungen. Erst nach vierzehn Tagen kann verlässlich mit einem Ansprechen gerechnet werden. Zum Teil wird, besonders bei ausgeprägter Muskelschwäche, vor Beginn der oralen Gabe eine drei- bis fünftägige Bolustherapie mit 500 mg bis 1 g Methylprednisolon empfohlen [13].

5.9.2 Methotrexat und Azathioprin

Auf Grund der unerwünschten Wirkungen einer langfristigen Glukokortikoidgabe über der Cushing-Schwelle erscheint in der Regel der unmittelbare Beginn einer begleitenden DMARD-Therapie mit niedrig dosiertem Methotrexat (MTX, 15–25 mg/Woche subkutan oder oral in Kombination mit 5–10 mg Folsäure wöchentlich) oder Azathioprin (2 mg/kg Körpergewicht täglich) sinnvoll, die beide zumindest vier bis acht Wochen bis zum vollen Wirkeintritt benötigen. Wirklich gute Studiendaten gibt es für beide Medikamente nicht. Auch wenn es keine eindeutigen Beweise für die Wirksamkeit dieser beiden Substanzen gibt, ist es doch sehr wahrscheinlich, dass beide ähnlich gut wirken, wie dies auch bei anderen Autoimmun-Systemerkrankungen der Fall ist. Für die juvenile Dermatomyositis wird dennoch nur MTX empfohlen [22].

5.9.3 Intravenöse Immunglobuline (IVIG)

Hoch dosierte (2 g/kg Körpergewicht) IVIG haben in einer kleinen kontrollierten Studie bei Patienten mit therapierefraktärer Dermatomyositis signifikante Vorteile gezeigt [19]. Die Wirkmechanismen sind nicht völlig klar, dürften aber am ehesten auf der Aktivierung hemmender Fc-Rezeptoren beruhen. IVIG sind in dieser Dosis sehr teuer und eine begrenzte Ressource. Ihr Einsatz wird daher bei der Dermatomyositis normalerweise auf akute Situationen begrenzt. Für die Anti-Synthetase-Syndrome ist die Evidenz schlechter. Hingegen stellen IVIG bei den nekrotisierenden Autoimmunmyositiden mit Antikörpern gegen SRP oder HMGCR vermutlich die derzeit beste Option für die Akuttherapie dar.

5.9.4 Off-label-Therapie

Unter den nicht für diese Erkrankungsgruppe zugelassenen Substanzen sind Rituximab, Abatacept und Mycophenolat-Mofetil (MMF) bzw. Mycophenolsäure (MPA) die mit der insgesamt eindeutigsten Wirksamkeit.

Rituximab ist derzeit die übliche Therapie bei schwer kranken Patienten mit refraktärer Dermatomyositis oder refraktären Anti-Synthetase-Syndromen. Die Rituximab in Myositis (RIM)-Studie war eine große, zweiarmige klinische Prüfung, in der der Kontrollarm zwei Monate später mit Rituximab behandelt wurde [23]. Mit diesem Design zeigte sich kein relevanter Unterschied. Die überwiegende Mehrheit dieser therapierefraktären Patienten erfuhr aber unter Rituximab eine deutliche Besserung. Für die Hautbeteiligung bei Dermatomyositis gab es zumindest einen Trend für eine schnellere Besserung bei früherer Gabe [24]. Weitere post-hoc-Analysen von RIM und mehrere große Fallserien, darunter auch unsere aus Dresden mit 19 therapierefraktären Patienten [25], zeigen klar, dass das Ansprechen etwa ein halbes Jahr dauern kann, sodass trotz des negativen Ergebnisses die RIM-Studie die Wirksamkeit von Rituximab bei therapierefraktärer Poly- und Dermatomyositis unterstützt. Auch die Tatsache, dass das Ansprechen überwiegend bei Patienten mit Anti-Synthetase- und Dermatomyositis-Autoantikörpern zu sehen war [26], spricht für den realen Benefit durch die Substanz. Bei Patienten mit Anti-Synthetase-Syndromen, aber nicht bei denen mit Dermatomyositis, ist häufig eine erneute Rituximabgabe erforderlich [25].

Abatacept wird nach einer erfolgreichen Phase IIb-Studie [21] jetzt formal weiter untersucht. In die 2018 publizierte Placebo-kontrollierte Pilotstudie wurden 9 Patienten mit Dermatomyositis und 11 Patienten mit Polymyositis in drei Zentren so 1:1 auf zwei Arme randomisiert, dass die Patienten in der Kontrollgruppe um 3 Monate versetzt ein halbes Jahr lang monatlich intravenöses Abatacept (750 mg für alle Patienten zwischen 60 und 100 kg, 500 mg bei < 60 kg, 1 g bei > 100 kg) bekamen. Der primäre Endpunkt, Ansprechen nach 6 Monaten, wurde von 42 % der Patienten erreicht, wobei keine Unterschiede zwischen den Erkrankungsgruppen zu sehen waren. Die

Studie verwendete dafür noch die 2004 publizierten Ansprechkriterien (Rider 2004) mit ≥ 20 % Verbesserung in zumindest drei *Coresets* und Verschlechterung ≥ 25 % in höchstens zwei, wobei sich die Muskelkraft nicht ≥ 25 % verschlechtern darf. Unter den sekundären Endpunkten gab es nach drei Monaten, vor Beginn der Abatacept-Therapie im Kontrollarm, einen nicht signifikanten Unterschied (5/10 vs. 1/9) zu Gunsten von Abatacept. Wurden post hoc aber die neuen Responder-Kriterien [17] (s. oben) verwendet, war der Unterschied signifikant (28,8 vs. 5,0, p = 0,03) [21].

Zu MMF sind zwei erfolgreiche Fallserien mit Patienten mit therapierefraktärer Dermatomyositis beziehungsweise Poly- und Dermatomyositis publiziert, und MMF stellt vermutlich eine Option dar, wenn MTX und Azathioprin nicht (mehr) in Frage kommen.

Cyclosporin A stellt auf Grund des T-Zell-Ansatzes theoretisch eine interessante Option dar. Positive Fallberichte bestätigten sich in einer kontrollierten Studie aber nicht. In Kombination mit dem Spektrum möglicher unerwünschter Wirkungen ist Cyclosporin daher weitgehend aus der Therapie der Myositiden verschwunden.

5.9.5 Andere Biologika

Therapie der Myositis-assoziierten Interstitiellen Lungenerkrankung

Im Gegensatz zur Myositis, die typischerweise auf Glukokortikoide, Methotrexat und Azathioprin gut anspricht, ist das für die interstitielle Lungenerkrankung (engl. interstitial lung disease, ILD) bei Poly- und Dermatomyositis wie bei der ILD der meisten anderen Kollagenosen nicht der Fall. Um eine weitere, irreversible Lungenschädigung mit tödlichem Ausgang zu verhindern, kommen in erster Linie Cyclophosphamid, Mycophenolat und/oder Rituximab in Frage, eventuell auch Cyclosporin A oder Tacrolimus [7,13]. Keine der Substanzen ist in dieser Indikation zugelassen. Insbesondere für Rituximab gibt es aber zumindest mehrere Fallserien, die einen Effekt gezeigt haben. Deutlich schlechter sind die Ergebnisse für die mit Anti-MDA5-Antikörpern assoziierte ILD mit einer sehr schlechten Prognose. Für diese Sondersituation gibt es nun erste Hinweise einer möglichen Wirksamkeit von Januskinasen (Jak)-Inhibitoren.

5.10 Zusammenfassung

Pathophysiologisch und diagnostisch hat sich das Wissen um die Autoimmunmyositiden in den letzten zwei Jahrzehnten dramatisch verbessert. Insbesondere die verschiedenen spezifischen Autoantikörper helfen, unterschiedliche Krankheitsentitäten richtig zu erfassen. Neben diesen Autoantikörper hat auch die MRT-Diagnostik die Diagnosestellung vereinfacht und auch die Befundung von Muskelbiopsien bietet heute differenzialdiagnostisch mehr Möglichkeiten. Dadurch kann insbesondere die nicht auf immunsuppressive Therapie ansprechende und auch sonst eher Myopathieartig verlaufende Einschlusskörperchenmyositis (IBM) von der Dermatomyositis und Polymyositis abgetrennt werden. Erkannt wurde zudem die Häufigkeit der Systembeteiligung und da insbesondere der kritischen interstitiellen Lungenbeteiligung, die mittels CT und Lungenfunktionsuntersuchung problemlos nachweisbar ist [13]. Auch die Bedeutung der Malignomsuche steht heute außer Zweifel. Noch immer nicht befriedigend ist die Evidenzlage in Bezug auf die Therapie. Die wenigsten Ansätze sind überhaupt durch kontrollierte klinische Prüfungen abgesichert, und dann sind die Studien in der Regel klein. Glukokortikoide sind die Erstmaßnahme, benötigen aber bis zu zwei Wochen bis zum nachweisbaren Wirkeintritt. Empfohlen wird heute in der Regel der gleichzeitige Beginn einer Methotrexat- oder Azathioprintherapie. Bei der interstitiellen Lungenbeteiligung kommen heute am ehesten Off-Label-Therapien mit Cyclophosphamid und/oder Rituximab in Frage, letzteres auch bei sonst reaktiven Formen. Mit neuen Klassifikations- und Response-Kriterien ist zu hoffen, dass auch die klinischen Prüfungen bei dieser Erkrankungsgruppe in Zukunft eine höhere Erfolgsrate haben werden.

Literatur

[1] Lundberg IE, Tjarnlund A, Bottai M, et al. 2017 European League Against Rheumatism/American College of Rheumatology classification criteria for adult and juvenile idiopathic inflammatory myopathies and their major subgroups. Ann Rheum Dis. 2017;76(12):1955–1964.
[2] Bohan A, Peter JB. Polymyositis and dermatomyositis (first of two parts). N Engl J Med. 1975;292(7):344–347.
[3] Bohan A, Peter JB. Polymyositis and dermatomyositis (second of two parts). N Engl J Med. 1975;292(8):403–407.
[4] Dalakas MC. Inflammatory muscle diseases. N Engl J Med. 2015;372(18):1734–1747.
[5] Hoogendijk JE, Amato AA, Lecky BR, et al. 119th ENMC international workshop: trial design in adult idiopathic inflammatory myopathies, with the exception of inclusion body myositis, 10–12 October 2003, Naarden, The Netherlands. Neuromuscul Disord. 2004;14(5):337–345.
[6] Tieu J, Lundberg IE, Limaye V. Idiopathic inflammatory myositis. Best Pract Res Clin Rheumatol. 2016;30(1):149–168.
[7] Mandel DE, Malemud CJ, Askari AD. Idiopathic Inflammatory Myopathies: A Review of the Classification and Impact of Pathogenesis. Int J Mol Sci. 2017;18(5).
[8] Lundberg IE, Miller FW, Tjarnlund A, Bottai M. Diagnosis and classification of idiopathic inflammatory myopathies. J Intern Med. 2016;280(1):39–51.
[9] Bartlett ML, Ginn L, Beitz L, et al. Quantitative assessment of myositis in thigh muscles using magnetic resonance imaging. Magn Reson Imaging. 1999;17(2):183–191.
[10] Yao L, Yip AL, Shrader JA, et al. Magnetic resonance measurement of muscle T2, fat-corrected T2 and fat fraction in the assessment of idiopathic inflammatory myopathies. Rheumatology (Oxford). 2016;55(3):441–449.
[11] Russo T, Piccolo V, Ruocco E, Baroni A. The heliotrope sign of dermatomyositis: the correct meaning of the term heliotrope. Arch Dermatol. 2012;148(10):1178.
[12] Satoh M, Tanaka S, Ceribelli A, Calise SJ, Chan EK. A Comprehensive Overview on Myositis-Specific Antibodies: New and Old Biomarkers in Idiopathic Inflammatory Myopathy. Clin Rev Allergy Immunol. 2017;52(1):1–19.

[13] Clark KEN, Isenberg DA. A review of inflammatory idiopathic myopathy focusing on polymyositis. Eur J Neurol. 2018;25(1):13–23.

[14] Tiniakou E, Mammen AL. Idiopathic Inflammatory Myopathies and Malignancy: a Comprehensive Review. Clin Rev Allergy Immunol. 2017;52(1):20–33.

[15] Hill CL, Zhang Y, Sigurgeirsson B, et al. Frequency of specific cancer types in dermatomyositis
and polymyositis: a population-based study. Lancet. 2001;357(9250):96–100.

[16] Lundberg IE, Tjarnlund A, Bottai M, et al. 2017 European League Against Rheumatism/American
College of Rheumatology Classification Criteria for Adult and Juvenile Idiopathic Inflammatory
Myopathies and Their Major Subgroups. Arthritis Rheumatol. 2017;69(12):2271–2282.

[17] Aggarwal R, Rider LG, Ruperto N, et al. 2016 American College of Rheumatology/European
League Against Rheumatism criteria for minimal, moderate, and major clinical response in
adult dermatomyositis and polymyositis: An International Myositis Assessment and Clinical
Studies Group/Paediatric Rheumatology International Trials Organisation Collaborative Initiative. Ann Rheum Dis. 2017;76(5):792–801.

[18] Rider LG, Koziol D, Giannini EH, et al. Validation of manual muscle testing and a subset of
eight muscles for adult and juvenile idiopathic inflammatory myopathies. Arthritis Care Res
(Hoboken). 2010;62(4):465–472.

[19] Dalakas MC, Illa I, Dambrosia JM, et al. A controlled trial of high-dose intravenous immune
globulin infusions as treatment for dermatomyositis. N Engl J Med. 1993;329(27):1993–2000.

[20] Wiesinger GF, Quittan M, Aringer M, et al. Improvement of physical fitness and muscle
strength in polymyositis/dermatomyositis patients by a training programme. Br J Rheumatol.
1998;37(2):196–200.

[21] Tjarnlund A, Tang Q, Wick C, et al. Abatacept in the treatment of adult dermatomyositis
and polymyositis: a randomised, phase IIb treatment delayed-start trial. Ann Rheum Dis.
2018;77(1):55–62.

[22] Enders FB, Bader-Meunier B, Baildam E, et al. Consensus-based recommendations for the
management of juvenile dermatomyositis. Ann Rheum Dis. 2017;76(2):329–340.

[23] Oddis CV, Reed AM, Aggarwal R, et al. Rituximab in the treatment of refractory adult and
juvenile dermatomyositis and adult polymyositis: a randomized, placebo-phase trial. Arthritis
Rheum. 2013;65(2):314–324.

[24] Aggarwal R, Loganathan P, Koontz D, et al. Cutaneous improvement in refractory adult
and juvenile dermatomyositis after treatment with rituximab. Rheumatology (Oxford).
2017;56(2):247–254.

[25] Unger L, Kampf S, Lüthke K, Aringer M. Rituximab therapy in patients with refractory dermatomyositis or polymyositis: differential effects in a real-life population. Rheumatology (Oxford).
2014;53(9):1630–1638.

[26] Aggarwal R, Bandos A, Reed AM, et al. Predictors of clinical improvement in rituximab-treated
refractory adult and juvenile dermatomyositis and adult polymyositis. Arthritis Rheumatol.
2014;66(3):740–749.

6 Undifferenzierte Kollagenose, Mischkollagenosen und Overlap-Syndrome

Bimba Hoyer

6.1 Einleitung

Jede Diagnosestellung dient vor allem auch dazu die Prognose der Erkrankung abzuschätzen. Dies ist bei den Kollagenosen ohnehin nicht einfach. Noch komplexer wird es dann, wenn Symptome der verschiedenen Entitäten gemeinsam auftreten und eine Klassifizierung der Kollagenose erschweren.

Symptome einer Kollagenose treten teilweise gemeinsam mit den klassischen Veränderungen einer rheumatoiden Arthritis auf. Außerdem können mehrere Autoantikörper, die spezifisch für unterschiedliche Kollagenosen sind, durchaus gleichzeitig bei ein und demselben Patienten nachgewiesen werden.

Bei diesen Krankheitsausprägungen sind die Klassifikationskriterien einzelner Kollagenosen parallel erfüllt. Von einem Overlap-Syndrom spricht man dann, wenn ein Mischbild aus mindestens zwei definierten Autoimmunerkrankungen vorliegt [1]. Eine Ausnahme ist das sekundäre Sjögren-Syndrom, welches bei vielen Autoimmunerkrankungen vorhanden sein kann; es führt nicht zur Diagnose eines Overlap-Syndroms.

Außerdem gibt es Patienten, bei denen zwar typische Autoantikörper, üblicherweise antinukleäre Antikörper, nachweisbar sind und die mindestens ein klinisches Merkmal einer Kollagenose zeigen, bei denen eine Prognoseabschätzung noch nicht möglich ist und die Diagnose einer definierten Kollagenose deswegen noch nicht gestellt werden kann. Diese Patienten werden der Entität der undifferenzierten Kollagenose (UCTD) zugeordnet [2]. In einigen Fällen entwickelt sich noch das Vollbild einer differenzierten Kollagenose, viele Patienten verbleiben aber auch im Stadium einer UCTD. Prospektive Langzeitbeobachtungen zeigen, dass sich bei weniger als 30 % der Patienten mit UCTD in den nächsten 10 Jahren eine definierte rheumatologische Erkrankung eingrenzen lässt [3].

Im Gegensatz zur UCTD ist das Krankheitsbild der „Mischkollagenose" (*mixed connected tissue disease*, MCTD) klar definiert. Die auch als Sharp-Syndrom bezeichnete Kollagenose wurde 1972 erstmals beschrieben anhand einer Patienten-Gruppe, die einzelne Symptome eines Systemischen Lupus Erythematodes (SLE), einer systemischen Sklerose und teilweise auch Symptome einer Poly- oder Dermatomyositis zeigten [4]. In Abgrenzung von der undifferenzierten Kollagenose eint dieses Krankheitsbild das Vorhandensein von Antikörpern gegen U1RNP im Serum (U1-small-ribonucleoprotein). Allerdings können Antikörper gegen U1RNP auch bei Patienten auftreten, deren klinisches Bild sich eindeutig einer spezifischen, einzelnen Kollagenose zuordnen lässt. Die anfangs beschriebene gute Prognose des MCTD lässt sich nicht in

https://doi.org/10.1515/9783110550153-006

allen Fällen bestätigen. Einige Besonderheiten des Erkrankungsbildes weisen jedoch auf eine eigenständige Kollagenose hin.

6.2 MCTD

6.2.1 Epidemiologie

Präzise Angaben über die Inzidenz und Prävalenz sind nicht möglich. Frauen sind deutlich häufiger betroffen als Männer (am ehesten 9:1) und man geht von einer Prävalenz von ca. 3:100.000 aus [5]. Wie bei der systemischen Sklerose und dem SLE liegt das mittlere Erkrankungsalter im 3. Lebensjahrzehnt.

6.2.2 Ätiologie und Pathogenese

Wie bei allen anderen Kollagenosen sind letztendlich Ätiologie und Pathogenese nicht klar. Da einheitliche Klassifikationskriterien bei diesem teilweise doch eher heterogenen Krankheitsbild fehlen, sind Studien an einheitlichen Kohorten erschwert.

Für die MCTD konnte eine spezifische Assoziation bestimmter HLA-Klasse II-Subtypen mit dem Vorhandensein von definierten Autoantikörpern gezeigt werden [6]. Dies kann als Indiz für eine Rolle der T-Zellen beim Entstehen der Erkrankung sprechen. Auf der anderen Seite zeigt das Vorhandensein von Autoantikörpern eine Beteiligung der B-Zellen an.

Wie bei den meisten Autoimmunerkrankungen wird molekulares Mimikry als ein krankheitsauslösender Faktor diskutiert. Ein Hinweis dafür sind virale Proteine, die bei den Patienten gehäuft nachgewiesen werden können.

Bezüglich der HLA-Assoziation ist der Nachweis von HLA-DR4 bei den Patienten am häufigsten, gefolgt von HLA-DR1, seltener DR2.

Ethnische Unterschiede finden sich ebenso wenig wie regionale Unterschiede.

Als Hinweis auf eine Rolle von Umwelteinflüssen scheint bei MCTD ein Zusammenhang mit einer Vinyl-Chlorid-Belastung zu bestehen. Die Geschlechtsverteilung zugunsten weiblicher Personen sowie das Alter bei Erkrankungsbeginn sind ein Indiz für eine mögliche Rolle der Geschlechtshormone in der Pathogenese.

6.2.3 Klinik

Weil sich das klinische Bild der MCTD per definitionem aus verschiedenen Symptomen anderer Kollagenosen zusammensetzt, präsentiert sich das Sharp-Syndrom klinisch noch vielfältiger. Aus diesem Grund fehlen auch spezifische Symptome. Bestimmte Symptome wie das Raynaud-Syndrom sind jedoch charakteristisch. Klassischerweise treten – wie bei allen Kollagenosen – allerdings nicht alle Symptome zeitgleich auf, sondern entwickeln sich im Verlauf. Selten findet sich ein akuter Beginn mit einer entzündlichen Allgemeinsymptomatik (B-Symptomatik) oder einem myositischen Bild.

Nach einem meist eher unspezifischen Beginn wird die Symptomatik im Verlauf immer charakteristischer für die MCTD und kann nahezu alle Organe betreffen.

6.2.4 Symptome und Verlauf

Das Raynaud-Syndrom ist bei Patienten mit MCTD meist ein Erstsymptom. Es tritt bei bis zu 95 % der Patienten auf und ist meist stark ausgeprägt. Assoziiert finden sich geschwollene Hände und Finger, sogenannte *„puffy fingers/hands"*. Gerade in diesem Stadium ist eine Abgrenzung zu einer frühen systemischen Sklerose oft schwierig, da sich hier ein ähnliches Bild findet.

Kleine, schlecht abheilende akrale Ulzerationen sind auch für beide Krankheitsbilder klassisch, die akrale Vaskulitis ist bei der MCTD aber meist ausgeprägter. Andere Symptome der systemischen Sklerose wie Kalzinosen, Teleangiektasien und Sklerodaktylie finden sich ebenfalls bei der MCTD. Selbst die kapillarmikroskopischen Veränderungen sind bei ca. 50 % der Patienten initial identisch.

Einige Hautveränderungen, die denen beim systemischen Lupus erythematodes oder der Dermatomyositis entsprechen, sind auch bei einer MCTD zu sehen.

Eine Sicca-Symptomatik ist bei 40–95 % der Patienten vorhanden und ist oft mit dem Vorhandensein von anti-SS-A (Ro)-Antikörpern (Antikörper gegen humane Ribonukleinkomplexe) assoziiert.

Poly-Arthritiden und -Arthralgien finden sich bei 60–100 % der Patienten im Verlauf. Mono- und oligoartikuläre Verläufe sind selten. Betroffen sind überwiegend die kleinen Finger- und Zehengelenke, der Gelenkbefall ist meistens symmetrisch. Häufig tritt eine Jaccoud-Arthropathie auf [7]. Vor allem bei Rheumafaktor-positiven Patienten kommt es aber gelegentlich auch zu erosiven Gelenkschäden.

Myalgien sind ein sehr häufiges Symptom der MCTD [8]. Sie können Ausdruck der Krankheitsaktivität oder eines sekundären Schmerzsyndroms oder selten einer Myositis sein, deren Inzidenz in der Literatur sehr schwankend angegeben wird. Eine proximale Muskelschwäche ist eher Hinweis auf eine Myositis. Bei einigen Patienten beginnt diese schleichend, deutlich häufiger zeigt sich jedoch die Myositis als akutes Krankheitsbild gemeinsam mit anderen Symptomen.

Pulmonal manifestiert sich die MCTD am häufigsten mit pleuritischen Beschwerden. Husten und Dyspnoe können Symptome einer fibrosierenden Alveolitis sein, die prognostisch bedeutsam ist. Die Lungenbeteiligung tritt meistens innerhalb der ersten 2–4 Jahre nach der Diagnosestellung der MCTD auf [9]. Radiologisch zeigt sich die Alveolitis als basale retikulonoduläre Veränderungen, in der Bodyplethysmographie sind die Diffusionskapazität sowie die Vitalkapazität reduziert. Die Auffälligkeiten in der Lungenfunktionsprüfung finden sich häufig bereits vor dem Auftreten erster klinischer Symptome. In der CT (HR-CT) sind bei bis zu 67 % aller Patienten mit MCTD interstitielle Lungenveränderungen nachweisbar, selbst wenn keine pulmonalen Symptome vorliegen [10]. Bei ca. 60 % der Patienten finden sich milchglasartige Veränderungen wie auch bei anderen Kollagenosen. Ohne Therapie verläuft die interstitielle Lungenerkrankung meistens progredient, so dass sich bei 25 % der davon betroffenen MCTD-Patienten innerhalb von 4 Jahren eine schwere Lungenfibrose ausbildet [9].

Als Folge der Lungenfibrose entwickelt sich bei bis zu 30 % der Patienten eine pulmonal-arterielle Hypertonie (PAH). Auch eine Intimaproliferation der Lungenarteriolen kann ursächlich für das Auftreten einer PAH sein. Die PAH ist eine der häufigsten Todesursachen bei MCTD. Wie bei der systemischen Sklerose wurde das Vorhandensein von Anti-Endothelin-Antikörpern und Anti-Cardiolipin-Antikörpern mit dem Auftreten einer PAH assoziiert. Auch klinisch stabile Patienten können akut eine PAH entwickeln, deswegen muss dafür gescreent werden.

Kardial manifestiert sich eine MCTD durch eine selbstlimitierende Perikarditis, seltener eine Myokarditis, oder durch Herzrhythmusstörungen. Wie andere Patienten mit Kollagenosen auch haben MCTD-Patienten ein erhöhtes Risiko für kardiovaskuläre Erkrankungen.

Wie bei der systemischen Sklerose kann eine gastrointestinale Beteiligung auftreten. Typisch sind hier vor allem Ösophagusmotilitätsstörungen, die oft lange Zeit unbemerkt bleiben. Dysphagie oder Sodbrennen können Zeichen einer verminderten Peristaltik oder eines hypotonen Kardiasphinkters sein. Gelegentlich besteht gleichzeitig eine Xerostomie, die die Symptomatik verstärken kann. Eine gestörte Peristaltik kann auch in allen anderen Teilen des Gastrointestinaltraktes auftreten mit Symptomen wie Völlegefühl, Blähungen und Obstipation. Extrem selten kommt es zu Pseudodivertikeln und Darmperforationen. Auch Peritonitis, Autoimmunhepatitiden, primär biliäre Zirrhosen und Pankreatitiden sind beschrieben.

Nierenbeteiligungen treten bei bis zu 25 % der Patienten mit MCTD auf. Das Vorhandensein von U1-RNP-Antikörpern scheint sowohl beim SLE als auch bei der MCTD vor der Entwicklung diffuser proliferativer Glomerulonephritiden zu schützen. Eine membranöse Glomerulonephritis wurde aber als häufigste renale Manifestation der MCTD beschrieben [11] und kann zu einer ausgeprägten Proteinurie führen. Wie bei der systemischen Sklerose kann auch bei der MCTD eine renale Krise auftreten. Histologisch fallen dann die renalen Gefäße durch ausgeprägte Intimaverdickungen auf.

Neurologische Symptome sind eher selten. Ein gelegentliches Auftreten von Trigeminusneuralgien ist beschrieben. Unspezifische Kopfschmerzen, Neuralgien, Psychosen und Epilepsien können ebenfalls vorkommen. Differenzialdiagnostisch wichtig ist auch das mögliche Auftreten von aseptischen Meningitiden, Optikusneuropathien oder einer transversalen Myelitis.

Bei den hämatologischen Manifestationen stehen analog zum SLE Leukozytopenien mit dominanter Lymphopenie im Vordergrund. Auch hämolytische Anämien

(Coombs-positiv) wurden berichtet, ebenso wie Autoimmunthrombozytopenien mit schwerer thrombozytopenischer Purpura.

6.2.5 Labor-Diagnostik

Diagnostisch wegweisend für eine MCTD sind der hochtitrige Nachweis von ANA (IgG) mit spezifischen Antikörpern gegen lösliches nukleäres Ribonukleoprotein – U1snRNP (U1 *small ribonucleoprotein*) [1].

Das entsprechende Fluoreszenzmuster der ANA ist charakteristisch gesprenkelt. Niedrigtitrige IgM-Antikörper sowie der hoch-positive Nachweis von dsDNA und vor allem der Nachweis von Sm-Antikörpern sprechen gegen die Diagnose MCTD.

Bei der Hälfte der Patienten sind Rheumafaktoren nachweisbar, Antikörper gegen zyklische citrullinierte Peptidantigene (ACPA) jedoch nur selten. Bei einer MCTD auftretende Antikörper gegen Cardiolipin sind mit einer PAH und Thrombozytopenien assoziiert (analog zu anderen Kollagenosen). Wie bei der systemischen Sklerose können auch Antikörper gegen Endothelin nachweisbar sein. Ein Komplementverbrauch ist selten, andere unspezifische Veränderungen sind möglich und korrelieren teilweise mit der Krankheitsaktivität wie beispielsweise eine Hypergammaglobulinämie und eine beschleunigte BSG.

6.2.6 Diagnosestellung

Die Diagnose stützt sich meist auf den hochtitrigen Nachweis von Antikörpern gegen U1RNP sowie typischerweise mindestens 3 relativ klare klinische Symptome verschiedener Kollagenosen (z. B. Raynaud-Syndrom, Arthritis und Myositis). Diagnosekriterien fehlen (wie auch für alle anderen Kollagenosen), allerdings gibt es auch für Klassifikationskriterien bisher keinen Konsens; es sind mindestens 3 leicht unterschiedliche Varianten in Nutzung. Die Kriterien nach Alarcon-Segovia sind offenbar die sensitivsten und haben die höchste Spezifität [12].

Diagnosekriterien der MCTD (empfohlen von Alarcon-Segovia 1987)
– serologisches Kriterium: Positive U1snRNP-Antikörper mit einem Titer > 1:1600
– klinische Kriterien: Handödem, Synovitis, Myositis, Raynaud-Syndrom, Sklerodaktylie
Zur Diagnose müssen das serologische und mindestens 3 der klinischen Kriterien erfüllt sein.

6.2.7 Therapie

Angesichts des heterogenen Bildes und des Fehlens von einheitlichen Klassifikationskriterien gibt es keine randomisierten doppel-blinden Studien zur Therapie der MCTD. Die Therapie orientiert sich deshalb an der Ausprägung der Erkrankung und basiert dann auf Erfahrungen von den „klassischen" Kollagenosen. Deshalb ist wie bei allen Kollagenosen auch bei der MCTD ein regelmäßiges Monitoring bezüglich des Auftretens neuer Organmanifestationen oder Komplikationen nötig (Lungenfunktionsprüfung, NTproBNP, Echokardiographie zum frühzeitigen Erkennen einer Lungenfibrose und/oder PAH).

Das Raynaud-Syndrom wird analog zur systemischen Sklerose therapiert. Arthralgien und Arthritiden werden mit NSAR, ggf. Glukokortikoiden, Antimalariamitteln wie Hydroxychloroquin und bei nicht ausreichendem Ansprechen zusätzlich mit Immunsuppressiva wie Azathioprin oder Methotrexat behandelt. Weitere Organmanifestationen werden analog der entsprechenden Komplikation bei anderen Kollagenosen therapiert.

6.2.8 Prognose

Die Prognose der MCTD ist besser als die des SLE, auch wenn die Mortalität im Vergleich zur Allgemeinbevölkerung leicht erhöht ist. Zu den Haupttodesursachen zählen die pulmonale Hypertonie und die interstitielle Lungenerkrankung. In der bislang größten Langzeituntersuchung zum Überleben wurde bei 280 ungarischen Patienten mit MCTD eine 10-Jahres-Überlebensrate von 96 % berichtet [13].

6.3 Undifferenzierte Kollagenose

Die undifferenzierte Kollagenose wird in zwei Subtypen eingeteilt [14]. Ca. 30–40 % der Patienten entwickeln im Verlauf das Bild einer klassischen Kollagenose und erfüllen die entsprechenden Klassifikationskriterien, während ca. 60–70 % der Patienten undifferenziert bleiben. Für diese stabile Form der UCTD wurden präliminäre Klassifikationskriterien erarbeitet, nach denen antinukleäre Antikörper und mindestens ein klinisches Kriterium einer klassischen Kollagenose vorliegen müssen und die Erkrankungsdauer über 3 Jahre beträgt. Zudem müssen andere Differenzialdiagnosen als Ursache der Beschwerdesymptomatik ausgeschlossen worden sein.

Die Prävalenz der UCTD liegt mit diesen Kriterien bei jungen Frauen bei bis zu 2,5 % und ist damit deutlich höher als die des SLE, die in dieser Studie bei 0,2 % lag [15]. Es gibt keine Therapiestudien der UCTD. Die Behandlung orientiert sich an den anderen Kollagenosen.

Von Pulmonologen wurden die interstitiellen Lungenerkrankungen in eine „*interstitial pulmonary fibrosis* (IPF)" und eine „*interstitial pneumonia with autoimmune features* (IPAF)" unterteilt. Bei der letzten Variante liegen neben der interstitiellen Lungenerkrankung oft antinukleäre Antikörper vor, so dass diese Symptomatik aus rheumatologischer Sicht stark mit der undifferenzierten Kollagenose überlappt.

6.4 Overlap-Syndrome

Bei den Overlap-Syndromen liegen Mischbilder aus mindestens zwei definierten systemischen Autoimmunerkrankungen vor. Eine klassifizierbare Kollagenose kann mit jeder anderen Entität kombiniert sein, wobei die beiden Entitäten nicht gleichzeitig, sondern auch zeitlich versetzt auftreten können.

Zu den Overlap-Syndromen zählt der „Rhupus", bei dem sowohl die Kriterien einer rheumatoiden Arthritis als auch eines systemischen Lupus erythematodes (SLE) erfüllt werden. Die Koexistenz beider Erkrankungen wird durch die gemeinsamen Risikogene TNF-308A, PDCD1, STAT4, FCRL3 und PTPN22 [16,17] begünstigt. Die meisten dieser Patienten haben Antikörper gegen dsDNA und ACPA. Die Klinik der Erkrankung wird von einer symmetrischen erosiven Polyarthritis dominiert [18].

Auch bei den anderen Overlap-Syndromen, an denen die RA beteiligt ist, sind der Nachweis von ACPA und Rheumafaktoren mit einer erosiv verlaufenden Arthritis assoziiert, beispielsweise beim Overlap von RA und systemischer Sklerose oder RA und Myositiden.

Bei der Skleromyositis besteht eine klinisch sehr variable Mischung aus systemischer Sklerose und einer inflammatorischen Myositis. Sie ist zwar selten, innerhalb der Gruppe der Patienten mit systemischer Sklerose aber ein häufiger Overlap. Die Skleromyositis ist mit Antikörpern gegen PM-Scl assoziiert. Die Behandlung des Overlap-Syndroms hängt von den sehr variablen klinischen Manifestationen ab.

Literatur

[1]   Iaccarino L, Gatto M, Bettio S, et al. Overlap connective tissue syndromes. Autoimmun Rev. 2013;12:363–373.

[2]   Doria A, Mosca M, Gambari PF, Bombardieri S. Defining unclassifiable connective tissue diseases: incomplete, undifferentiated, or both? J Rheumatol. 2005;32:213–215.

[3]   Williams HJ, Alarcon GS, Joks R, et al. Early undifferentiated connective tissue disease (CTD). VI. An inception cohort after 10 years: disease remissions and changes in diagnoses in well established and undifferentiated CTD. J Rheumatol. 1999;26(4):816–825.

[4]   Sharp GC, Irvin WS, Tan EM, Gould RG, Holman HR. Mixed connective tissue disease--an apparently distinct rheumatic disease syndrome associated with a specific antibody to an extractable nuclear antigen (ENA). Am J Med. 1972;52:148–159.

[5] Gunnarsson R, Molberg O, Gilboe IM, Gran JT; PAHNOR1 Study Group. The prevalence and incidence of mixed connective tissue disease: a national multicentre survey of Norwegian patients. Ann Rheum Dis. 2011;70:1047–1051.

[6] Flåm ST, Gunnarsson R, Garen T, et al. The HLA profiles of mixed connective tissue disease differ distinctly from the profiles of clinically related connective tissue diseases. Rheumatology (Oxford). 2015;54:528–535.

[7] Paredes JG, Lazaro MA, Citera G, et al. Jaccoud's arthropathy of the hands in overlap syndrome. Clin Rheumatol. 1997;16:65–69.

[8] Hall S, Hanrahan P. Muscle involvement in mixed connective tissue disease. Rheum Dis Clin North Am. 2005;31:509–517.

[9] Végh J, Szilasi M, Soós G, et al. [Interstitial lung disease in mixed connective tissue disease]. Orv Hetil. 2005;146:2435–2443.

[10] Bodolay E, Szekanecz Z, Dévényi K, et al. Evaluation of interstitial lung disease in mixed connective tissue disease (MCTD). Rheumatology (Oxford). 2005;44:656–661.

[11] Yamaguchi T, Ohshima S, Tanaka T, et al. Renal crisis due to intimal hyperplasia in a patient with mixed connective tissue disease (MCTD) accompanied by pulmonary hypertension. Intern Med. 2001;40:1250–1253.

[12] Alarcon Segovia D, Villareal M. Classification and diagnostic criteria for mixed connective tissue disease. In: Mixed Connective Tissue Disease and Anti-nuclear Antibodies, Kasukawa R, Sharp G (Eds), Elsevier, Amsterdam 1987, p:33–40.

[13] Hajas A, Szodoray P, Nakken B, et al. Clinical course, prognosis, and causes of death in mixed connective tissue disease. J Rheumatol. 2013;40:1134–1142.

[14] Mosca M, Tani C, Vagnani S, et al. The diagnosis and classification of undifferentiated connective tissue diseases. J Autoimmun. 2014;48–49:50–52

[15] Spinillo A, Beneventi F, Ramoni V, et al. Prevalence and significance of previously undiagnosed rheumatic diseases in pregnancy. Ann Rheum Dis. 2012;71:918–923.

[16] Orozco G, Eyre S, Hinks A, et al., Study of the common genetic background for rheumatoid arthritis and systemic lupus erythematosus. Ann Rheum Dis. 2011;70:463–468.

[17] Remmers EF, Plenge RM, Lee AT, et al. STAT4 and the risk of rheumatoid arthritis and systemic lupus erythematosus. New Engl J Med. 2007;357:977–986.

[18] Chan MT, Owen P, Dunphy J, et al. Associations of erosive arthritis with anti-cyclic citrullinated peptide antibodies and MHC class II alleles in systemic lupus erythematosus. J Rheumatol. 2008;35:77–83.

7 Antiphospholipidsyndrom

Christoph Specker

7.1 Zusammenfassung

Das Antiphospholipidsyndrom (APS) wurde Mitte der 1980er Jahre identifiziert. Während zunächst bei Patienten mit systemischem Lupus erythematodes (SLE), bei denen häufige thromboembolische Komplikationen und Fehlgeburten auftraten, Antikörper gegen Cardiolipin (aCL) als Marker des APS nachgewiesen wurden, konnte diese Konstellation später auch ohne zugrundeliegenden Lupus beschrieben werden. Daher wurde das primäre APS dem sekundären beim SLE gegenübergestellt. Seitdem man nur hochtitrige Antiphospholipid-Antikörper (aPL) als serologisches Kriterium eines APS wertet, wird es in seiner sekundären Form inzwischen nahezu ausschließlich beim Lupus gefunden und nicht mehr in Zusammenhang mit anderen rheumatischen Erkrankungen gebracht. Für den Nachweis eines APS noch spezifischer als aCL sind das sog. Lupus-Antikoagulans (LA) und Antikörper gegen β2-Glykoprotein I (aβ2I). In den letzten Jahren wurde evident, dass insbesondere bei Vorliegen aller drei serologischen Kriterien des APS (die sog. Triple-Positivität mit aCL, aβ2I, LA), das Risiko für (weitere) thromboembolische und geburtshilfliche Komplikationen erhöht ist. Therapeutisch werden Thrombozytenaggregationshemmer (Acetylsalicylsäure), Heparin und Vitamin K-Antagonisten eingesetzt. Eine Immunsuppression ist für die Vermeidung weiterer thromboembolischer Komplikationen eines APS nicht wirksam. Zum Einsatz der direkten oralen Antikoagulantien gibt es beim APS noch keine ausreichenden Erfahrungen.

7.2 Historie und Klassifikation

Antiphospholipidantikörper (aPL) wurden indirekt erstmals 1906 von Wassermann beschrieben. Er hatte einen Komplementfixationstest zur Bestimmung von „Reagin" im Serum von Patienten mit Syphilis entwickelt [1]. 1941 konnte als Antigen ein saures Phospholipid identifiziert werden, welches „Cardiolipin" genannt wurde, da man es durch Alkoholextraktion aus Rinderherzmuskeln gewann [2]. 1957 wurde erstmals eine Gerinnungsstörung bei SLE-Patienten mit falsch positiver „Wassermann-Reaktion" beschrieben, die sich in verlängerten Gerinnungszeiten äußerte [3], ohne dass die Patienten eine gesteigerte Blutungsneigung aufwiesen. Als Erklärung hierfür wurde 1972 das „Lupus-Antikoagulans" (LA) nachgewiesen. Dabei handelt es sich um Antikörper, die gegen die Phospholipid-Protein-Komponente der Aktivator-Komplexe der Gerinnung und Fibrinolyse gerichtet sind [4].

Obwohl bereits 1963 erstmalig über einen SLE Patienten berichtet wurde, der trotz eines „zirkulierenden Antikoagulans" an Thrombosen litt [5], kristallisierte sich erst

https://doi.org/10.1515/9783110550153-007

in den 1980er Jahren ein Zusammenhang zwischen falsch positiver Luesserologie, LA, Anticardiolipinantikörpern (aCL) und thromboembolischen Komplikationen bei SLE-Patienten heraus, einschließlich einer gesteigerten Abortneigung auf dem Boden einer infarzierten Plazenta [6]. 1986 wurde dann das Antiphospholipid-(Antikörper)-Syndrom erstmals definiert [7,8].

Klinisch wiesen Patienten mit Antiphospholipidsyndrom (APS) venöse oder arterielle Thrombosen, (mäßig ausgeprägte) Thrombozytopenien und rezidivierende Aborte auf [9]. Später wurde die Bedeutung des β2-Glykoprotein I (β2GPI) als das eigentliche Zielantigen der „autoimmun" induzierten aPL beim APS erkannt. Nur die Antikörper gegen β2GPI (aβ2GPI) sind mit einer gesteigerten Thromboseneigung assoziiert, und neben dem LA gelten Antikörper gegen β2GPI als hochspezifisch für das APS [10].

Die Klassifikationskriterien wurden öfter überarbeitet. Seit 2006 gelten die in Tab. 7.1 aufgeführten Sydney-Klassifikationskriterien des APS [11]. Serologisch werden hier deutlich erhöhte Titer von IgG- oder IgM-Phospholipid-Antikörpern gefordert (> 40 U/ml bzw. über der 99. Perzentile des Labortests), was die Spezifität dieser Kriterien deutlich erhöht und somit die Patienten charakterisiert, welche auch ein entsprechendes Risiko für Thromboembolien und Schwangerschaftskomplikationen aufweisen. Grenzwerte für aPL, die auf der Normalverteilung der aPL in unselektionierten Spenderkollektiven fußen, sind meist deutlich niedriger.

Tab. 7.1: 2006 überarbeitete Klassifikationskriterien für das Antiphospholipid-Syndrom [11] (SSW: Schwangerschaftswoche).

Klinisch	1. Ein oder mehrere in der Bildgebung oder Histologie eindeutige venöse oder arterielle Thrombosen
	2. Schwangerschaftskomplikationen:
	a. sonst ungeklärter Tod eines normal entwickelten Feten ab der 10. SSW
	b. eine oder mehr Frühgeburten vor der 34. SSW aufgrund einer Eklampsie, Präeklampsie oder Plazentainsuffizienz
	c. drei und mehr Aborte vor der 10. SSW ohne chromosomale, anatomische oder hormonelle Ursachen
Serologisch	1. Nachweis eines Lupus-Antikoagulans nach internationalen Richtlinien (z. B. mit Bestätigungstest) [12]
	2. mittelhohe (> 40 U/ml) bzw. hohe (> 99. Perzentile des Labortests) Titer von IgG- oder IgM-Cardiolipin-Ak (aCL)
	3. IgG- oder IgM-Antikörper gegen β2-Glycoprotein I über der 99. Perzentile des Labortests

Ein APS wird angenommen, wenn mindestens ein klinisches und ein serologisches Kriterium vorliegen. Ein serologischer Test wird erst dann gewertet, wenn er mindestens 2 × im Abstand von mindestens 3 Monaten eindeutig positiv war. Mehr als 5 Jahre vor einem klinischen Ereignis durchgeführte Testergebnisse werden nicht berücksichtigt.

Die Entdeckung der Assoziation von aPL mit thromboembolischen Komplikationen beruhte zunächst auf klinischen Beobachtungen einzelner Fälle und später ganzer Kohorten von Patienten mit SLE. Als man erkannte, dass auch Patienten ohne zugrundeliegenden Lupus ein APS aufweisen können, wurde dieses als primäre Form (pAPS) von der nun sekundären (sAPS) bei Autoimmunerkrankungen unterschieden. Insbesondere seitdem nur wirklich hohe aPL als Risikofaktor und Klassifikationskriterium für ein APS gelten (siehe oben), wurde klar, dass es sich beim sAPS fast immer um Patienten mit SLE oder oligosymptomatischem LE handelt und aPL bei anderen Autoimmunerkrankungen, Infektionen oder Medikamenteneinnahme eher falsch positiv oder nur leicht erhöht sind.

Angaben zum Verhältnis von primärem zu sekundärem APS divergieren sehr. Einzelne klinische (z. B. Raynaud-Syndrom) und serologische (z. B. positive ANA, Leukopenie) Autoimmunphänomene des Lupus finden sich häufig beim pAPS, ein voll ausgebildeter SLE aber eher selten [13].

7.3 Epidemiologie

Normalpersonen weisen in 1–4 % aPL auf [14] und diese finden sich auch nicht häufiger in unselektionierten Patienten- oder anderen Kollektiven. Zu der Häufigkeit eines primären APS gibt es keine epidemiologischen Daten. In einer Untersuchung von 331 Frauen mit einem erstmaligen Abort hatten 1,2 % erhöhte aCL [15] und in der Framingham-Studie waren erhöhte aCL zwar bei Frauen mit einem Risiko cerebraler Durchblutungsstörungen assoziiert (Hazard Ratio in der multivariaten Analyse 2,6). Antiphospholipidantikörper waren insgesamt (IgG, IgM oder IgA) bei 19,7 % der Männer und 17,6 % der Frauen nachweisbar, wobei deren Höhe mit dem Alter zunahm und erst ab einem gewissen Grenzwert einen Risikofaktor für cerebrale Durchblutungsstörungen bei den Frauen darstellten [16].

Ein sekundäres APS (sAPS) wird je nach Definition bei ca. 15 % bis 30 % aller SLE-Patienten gefunden, wobei die serologischen Phänomene (aPL) allein häufiger vorkommen (20 % bis 40 %) [17]. Präpubertär tritt das APS nur sehr selten auf. Die Geschlechtsprädisposition, welche beim SLE ca. 9:1 beträgt, liegt beim APS weniger stark auf der Seite der Frauen, wobei das Verhältnis für das sAPS mit 3–7:1 etwas weniger abzuweichen scheint als für das pAPS mit 2–4:1 [18].

Zur Häufigkeit von Schwangerschaftskomplikationen beim APS gibt es nur wenige Studien. Dies liegt an der oft erst retrospektiven Diagnose eines primären APS bei Frauen mit stattgehabten Fehlgeburten, an unterschiedlichen Definitionen oder Genauigkeiten in der Diagnose des APS (s. u.), und an Untersuchungen, die schon unter prophylaktischer Therapie erfolgten. Erhobene Daten stammen oft von Lupus-Patientinnen, welche dann nur zum Teil ein (sekundäres) APS aufwiesen bzw. durch den Lupus noch weitere Risikofaktoren für Schwangerschaftskomplikationen boten (Übersicht: [40]). In der prospektiven PROMISSE-Studie (*Predictors of Pregnancy*

Outcome: Biomarkers in Antiphospholipid Antibody Syndrome and Systemic Lupus Erythematosus) mit 385 schwangeren SLE-Patientinnen traten Schwangerschaftskomplikationen bei aPL-positiven Patientinnen mit 43,8 % deutlich häufiger auf als bei aPL negativen (15,4 %) [19].

7.4 Pathogenese

Histopathologische Untersuchungen haben gezeigt, dass die Gefäßverschlüsse beim APS ausschließlich thromboembolischer und nicht vaskulitischer Genese sind [20,21]. Dies erklärt, warum eine Immunsuppression beim APS nicht wirksam ist. Die Thromboseneigung beim APS wird auf prokoagulatorische Effekte der aPL auf Thrombozyten und Endothelzellen (Aktivierung der Zelloberflächen durch Annexin V und Externalisierung von Membranphospholipiden) zurückgeführt. Zur Thrombose kommt es dann bei weiteren disponierenden Faktoren (z. B. Immobilisation, Schwangerschaft, lokale Gefäßprozesse, weitere Thrombophilierisiken) [22,23].

Klinisch bedeutsame Einflüsse von aPL auch auf die plasmatische Gerinnung (Protein C, Inhibition der Fibrinolyse) wurden zwar immer wieder diskutiert, konnten aber bislang nicht belegt werden. Die Verlängerung aPL-abhängiger plasmatischer Gerinnungszeiten, welche Grundlage des Nachweises eines Lupus-Antikoagulans (LA) ist (s. u.), stellt ein reines in vitro Phänomen dar und würde bei verlängerten Gerinnungszeiten auch keine Thromboseneigung erklären.

7.5 Labordiagnostik des APS

Die Kenntnis der Laboruntersuchungen ist wichtige Voraussetzung für die richtige klinische Diagnosestellung des APS. Die Bezeichnung „Antiphospholipid-Antikörper" (aPL) wird als Überbegriff für Antikörper (Ak) gegen Phospholipide (PL), vor allem Cardiolipin (CL) und das Lupus-Antikoagulans (LA) verwendet, obwohl in dem einen Fall Antikörper (aCL) und in dem anderen ein antikörpervermitteltes Gerinnungsphänomen (LA) beschrieben wird. Bei normalen Plasmakonzentrationen von Fibrinogen, Prothrombin und Faktor Vll sind im Falle des Vorliegens eines LA die phospholipidabhängigen Gerinnungszeiten (insbesondere PTT) verlängert, was durch eine Hemmung der Konversion von Prothrombin zu Thrombin durch den Prothrombinaktivatorkomplex (Faktor V, X, Ca++) verursacht wird, der PL benötigt.

CL ist ein prototypisches Antigen für anionische PL, die als einzige aus der Familie der PL im Hinblick auf eine Thrombophilie relevant sind. Antikörper gegen CL können direkt in ihrer Konzentration im Serum gemessen werden, der Nachweis eines LA erfolgt durch „Funktionsassays"„ der plasmatischen Gerinnung (s. o.) und ist dann gegeben, wenn sich eine pathologische Verzögerung der Gerinnung im Patientenplasma durch Gabe von Normalplasma nicht oder nicht dem Mischverhältnis entsprechend normalisieren lässt. In einem weiteren Schritt kann die PL-Abhängigkeit nachgewiesen werden, indem sich diese Gerinnungsverzögerung durch Zugabe von PL normalisiert [12]. Vereinfacht gesagt, handelt es sich bei dem LA um ein gerinnungsserologisches Phänomen, dessen Substrat Antikörper gegen PL, vor allem gegen Cardiolipin sind [24].

Das Paradoxon der verlängerten Gerinnungszeiten im Labor (in Form des LA) und dem klinischen Phänomen einer Hyperkoagulabilität ist durch die in vivo praktisch „unendliche" Menge an PL erklärlich, die neben der Neosynthese auch aus sämtlichen Zellabbauvorgängen freigesetzt werden. In vitro jedoch sind PL nur in begrenzter Menge vorhanden und es kann bei ausreichender Konzentration entsprechender Antikörper (aPL) zu einer „Verknappung" an PL im Plasma kommen, was dann die verlängerten Gerinnungszeiten PL-abhängiger Gerinnungszeiten erklärt. Nicht sachgerechte Blutentnahme und Probenverarbeitung wie zu starkes Stauen, zu geringe Durchmischung mit dem Antikoagulans im Blutröhrchen, falsche Lagerung und Transport können vor der (schonenden!) Zentrifugation eine Zerstörung von korpuskulären Blutbestandteilen und damit zu einer Freisetzung größerer Mengen von PL führen, und eine schlechtere Nachweisbarkeit eines LA gegenüber den Antikörpermessungen erklären. Dennoch sollte bei positiven aCL bzw. im Rahmen eines Thrombophilie-Screenings von Kollagenosepatienten auch mindestens einmal ein LA bestimmt werden, da dies bei *eindeutig positivem Befund* (einschl. Bestätigungstest [12]) die Möglichkeit falsch positiver aPL ausschließt und Patienten mit einem hohen Thromboserisiko charakterisiert (siehe auch „Triple-Positivität", unten). Da APS-Patienten mit einem LA meist schon spontan eine verlängerte aPTT aufweisen, kann dies als erster Hinweis auf das Vorliegen eines LA verwendet werden.

Die Assoziation eines LA mit Thromboembolien wird oft als stärker berichtet als die für andere aPL. Dies scheint aber eher ein quantitatives als ein qualitatives Problem zu sein, denn je höher die Konzentration (gemessen in GPL für IgG-aCL und in MPL für IgM-aCL) der aPL ist, umso eher findet man auch ein LA und umso eher sind die Patienten thrombosegefährdet. Dies ist ein deutlicher Hinweis für eine pathogenetische Bedeutung der aPL. IgG-Antikörper gegen Cardiolipin, vor allem in Kombination mit aβ2GPI, sind häufiger mit Thrombosen assoziiert als IgM-Antikörper [25].

Das eigentliche Zielantigen beim APS ist – im Gegensatz zu infektionsbedingten aPL – das zunächst als „Cardiolipin-Cofaktor" bezeichnete β2-Glykoprotein I (β2GPI) [26]. Antikörper gegen β2-GPI (aβ2GPI) korrelieren beim APS gut mit aCL. Die Spezifität der aβ2GPI geht, vor allem aufgrund des Fehlens falsch positiver Ergebnisse bei Infektionen (vor allem bei IgG-aβ2GPI) über die der aCL hinaus [27]. Antikörper gegen β2GPI werden inzwischen auch zu den aPL gerechnet. Die Bedeutung von Antikörpern gegen andere Phospholipide (Phosphatidylserin usw.) und weiterer Isotypen (z. B. IgA) wird immer wieder diskutiert, klinische Relevanz haben aber vor allem aPL vom IgG-Typ. IgM-Antikörper gegen PL sind weniger spezifisch, da sie beispielsweise öfter bei Normalprobanden, bei Infektionen oder im Anschluss an einen Gewebsuntergang unspezifisch nachzuweisen sind [17,28,29]. Diese prinzipiellen Unterschiede der Substrate und Labormethoden sowie die Schwierigkeiten in der Standardisierung der Tests machen deutlich, warum immer wieder Diskrepanzen zwischen LA, aCL und aβ2GPI vorkommen und Untersuchungsergebnisse auch immer wieder divergieren, dies umso eher, je weniger eindeutig die Befunde sind.

Das „Screening" auf aPL gehört zur sero-immunologischen Charakterisierung von Lupuspatienten, welche bei Diagnosestellung und danach nur bei Änderung des klinischen Bildes oder vor einer geplanten Schwangerschaft bzw. Operation erfolgen soll [30]. Auch im langjährigen Krankheitsverlauf weisen aPL eine hohe Konstanz auf und durch eine Immunsuppression werden sie in ihrer Konzentration praktisch nicht beeinflusst. Auch wenn es Hinweise für eine Assoziation des Thromboserisikos mit der Höhe der aPL gibt, sind sie keine Verlaufsparameter wie z. B. dsDNS-Antikörper beim SLE.

7.6 Diagnose

Die serologischen Untersuchungen sind von essentieller Bedeutung für die Diagnose eines APS: Antiphospholipidantikörper im engeren Sinne (aCL und/oder aβ2GPI) müssen hoch positiv sein (über 40 U/ml bzw. über der 99. Perzentilen des Labortests, was noch höheren Units pro Milliliter entspricht), um als serologisches Kriterium gelten zu können (Tab. 7.1). Diese Werte liegen deutlich über denen, die als obere Norm von den Testherstellern angegeben werden (z. B. Mittelwert plus 2 Standardabweichungen eines gesunden Blutspenderkollektivs), sodass damit nur wirklich risikobelastete Patienten erfasst werden. IgG-aCL und IgG-aβ2GP I werden in den Klassifikationskriterien gleich gewertet wie die entsprechenden IgM-Antikörper, obwohl sie eine größere prognostische Bedeutung haben (siehe Tab. 7.1). Ein Lupus-Antikoagulans muss durch einen Bestätigungstest verifiziert werden [12].

Ein LA ist in einem hohen Prozentsatz bei bereits eingeleiteter Antikoagulation mit unfraktioniertem Heparin und Vitamin K Antagonisten falsch positiv. Auch die neuen oralen Antikoagulantien führen zu einem falsch positiven LA-Test [31]. Da Antiphospholipid-Antikörper bei Infektionen auch bei Gesunden passager auftreten können, müssen die serologischen Auffälligkeiten zweimal im Abstand von mindestens 12 Wochen eindeutig positiv sein, bevor man sie als ein serologisches APS-Kriterium werten darf (Tab. 7.1).

Thrombosen müssen für die o. a. Klassifikationskriterien durch Bildgebung oder histopathologischen Nachweis gesichert sein. Aborte werden nur dann als klinisches Kriterium eines APS gewertet, wenn diese hinsichtlich fetaler Morphologie, Frequenz und Zeitpunkt enge Definitionen erfüllen (Tab. 7.1) [11]. Nach den gültigen Klassifikationskriterien werden Frühaborte nur gewertet, wenn diese mindestens dreimal und ohne anderweitige Ursachen aufgetreten sind. Die für das APS typischeren Spätaborte dürfen auch nur gewertet werden, wenn diese bei einem (bis auf eine Wachstumsretardierung) normal entwickelten Feten sonst unerklärt sind bzw. in der Spätschwangerschaft, wenn sie durch eine für das APS ebenfalls typische Eklampsie, Präeklampsie oder Plazentainsuffizienz bedingt sind.

7.7 Klinische Manifestationen

Neben den klinischen Kardinalsymptomen (Thrombosen, rezidivierende Aborte) sind vielfältige, häufigere (Thrombozytopenie, Raynaud-Phänomen) und seltenere Symptome und Befunde mit dem APS in Zusammenhang gebracht worden. Art und Rate der klinischen Manifestationen unterscheiden sich nicht wesentlich bei primärem und sekundärem APS [18]. Es können alle Gefäßregionen, -größen und arten betroffen sein.

Tiefe Beinvenenthrombosen sind bei 50–75 % der Fälle die häufigste thromboembolische Manifestation des APS, bei 15–20 % d. F. kommt es zu Pulmonalarterienembolien. Wenn die arterielle Seite beim APS betroffen ist, sind zerebrovaskuläre Ischämien mit ca. 30–50 % d. F. am häufigsten (oder werden am leichtesten erkannt). Diese sind aufgrund ihrer oft irreversiblen Auswirkungen auf die psycho-intellektuellen und sensomotorischen Funktionen als die langfristig schwerwiegendsten, invalidisierenden Manifestationen des APS anzusehen [30].

In einer retrospektiven Studie von 1.000 Patienten war die kumulative Prävalenz verschiedener APS-Manifestationen wie folgt [31]: tiefe Beinvenenthrombosen 32 %, Thrombozytopenie 22 %, Livedo reticularis 20 %, Apoplexien 13 %, Lungenembolien 9 %, oberflächliche Venenthrombosen 9 %, Fehlgeburten 8 %, transitorisch ischämische Attacken 7 %, hämolytische Anämie 7 %.

Weitere gesicherte oder mögliche APS-Manifestationen sind: Livedo racemosa, Migräne, vasookklusive Nephropathie (mit Niereninsuffizienz und Hypertonie), pulmonale Hypertonie, avaskuläre Osteonekrosen, pyodermaartige Hautulzera, akrale Gangrän, Herzklappenveränderungen (Vegetationen in Form der Libman-Sacks Endokarditis, Mitralklappenverdickung).

Als seltene und schwerwiegendste Form (< 1 % aller APS Patienten) gilt das sog. „katastrophale" APS mit einem Nebeneinander von Thrombosierungen großer und kleiner Gefäße bis zur Mikrozirkulationsstörung und einer dadurch bedingten disseminierten intravasalen Gerinnung mit Thrombozytenverbrauch und Blutungsneigung. Dieses oft letal verlaufende Krankheitsbild ist klinisch kaum von einem hämolytisch-urämischen Syndrom, einer thrombotisch-thrombopenischen Purpura oder bei einer Schwangerschaft von einem HELLP-Syndrom zu unterscheiden [32–34].

Patientinnen mit APS haben ein erhöhtes Risiko für Schwangerschaftskomplikationen. Neben fetaler Wachstumsretardierung, Frühgeburten und einer gesteigerten Gestoseneigung kommt es insbesondere im 2. und 3. Trimenon häufig zu Aborten, bei schweren Formen des APS findet man auch wiederholte Frühaborte [17,35–37]. Histopathologische Untersuchungen konnten typische Infarzierungen der Plazenten von APS-Patientinnen zeigen, welche zu einer Minderversorgung des Fetus führen [38].

7.8 Häufigkeit thromboembolischer Komplikationen und prognostische Einschätzung

Aufgrund der Häufigkeit thromboembolischer Erkrankungen und der relativen Seltenheit von aPL stellen aPL in *unselektionierten* Populationen keinen identifizierbaren Risikofaktor dar. Unter Blutspendern mit zufällig entdeckten aPL wurde über 12 Monate keine erhöhte Thromboseneigung beobachtet. Entsprechend wird das Thromboserisiko von Normalpersonen mit zufällig entdeckten aPL als gering betrachtet (< 1 % pro Jahr) [29].

Italienische Arbeitsgruppen berichteten erstmals über die Bedeutung der *Triple-Positivität*, des gleichzeitigen Nachweises von Antikörpern gegen Cardiolipin (aCL) und β2-Glykoprotein-1 sowie eines positiven Lupus-Antikoagulans (LA), als Hoch-Risikoprofil für thromboembolische und geburtshilfliche Komplikationen beim APS [39,40]. Seitdem wurde dies in vielen Untersuchungen bestätigt. Dabei dürfte es sich nicht um eine „ausgefeilte" Kombinationskonstellation handeln, sondern einfach um die Ausschaltung zufällig positiver, einzelner Laborergebnisse für aPL, die aber keine Risikofaktoren darstellen (was nicht selten ist, z. B. bei ausschließlichen IgM-aCL, nur niedrig-positiven aCL oder einem falsch positiven LA bei Antikoagulation).

Wenn alle 3 (gängigen) Labortests für aPL positiv sind, ist die Wahrscheinlichkeit eines zufallsbedingt positiven Testergebnisses sehr gering und je höher die aPL sind, umso eher ist auch das LA positiv und umso eher findet sich hierdurch eine thrombophile Risikosituation.

Verglichen mit einer Rate von 0,4/100 Patientenjahre in einer weißen Normalpopulation im Alter zwischen 25 und 55 Jahren [41] war die Rate von Thromboembolien (TE) bei Trägern eines einzigen Typs von aPL mit 1,36/100 Patientenjahre [42] nur leicht, bei Nachweis aller 3 Typen (Triple-Positivität) mit 5,3/100 Patientenjahre [43] deutlich erhöht. Die Inzidenz von TE in einer Kohorte von SLE-Patienten, die zur Hälfte aPL aufwiesen, lag bei 2,9/100 Patientenjahre [44] und bei APS-Patienten mit bereits vorausgegangenen thromboembolischen Manifestationen bei ca. 20/100 Patientenjahre (Abb. 7.1), wobei cerebrale Durchblutungsstörungen in ca. 30/100 Patientenjahren auftraten, wenn bereits ein Apoplex vorausgegangen war. Die Apoplex-Rate ist bei hoch positiven aCL (> 40 GPL) doppelt so hoch wie bei niedrig positiven (< 40 GPL) [45].

In einem systematischen Review aus dem Jahre 2006 [29] fand sich für SLE-Patienten mit aPL, aber *ohne* Thromboembolien in der Vorgeschichte eine Thromboseinzidenz von 2 pro 100 Patientenjahre. Die Odds-Ratio (OR) für Thrombosen betrug 3,20 (1,43–7,14) bei Nachweis eines LA und 6,80 (1,53–30,20) bei *hochtitrigen* aCL. Mehrere weitere Untersuchungen haben gezeigt, dass konstant hohe Antikörper-Titer, insbesondere vom IgG-Typ, der eindeutige Nachweis eines Lupus-Antikoagulans und die Triple-Positivität (s. o.) deutliche Risikofaktoren für TE [45] und auch für Schwangerschaftskomplikationen beim APS darstellen [37,39].

In einer kleinen prospektiven Kohorte von Frauen mit mindestens 3 Fehlgeburten in der Vorgeschichte und positiven aPL, die in einer weiteren Schwangerschaft

TE-Rate [n/100 PatJ]

APS-Patienten mit Z.n. TE
Levine SR et al. Stroke 1997

3x+aPL (LA+aCL+aβ2)
Pengo V et al. Blood 2011

SLE-Patienten (~50 % aPL+)
Mok CC et al. A&R 2005

1x+aPL (LA+aCL oder aβ2)
Ruffatti A et al. ARD 2011

Normalbevölkerung (35–55 J)
Roger VL Circulation 2011

0   5   10   15   20   25

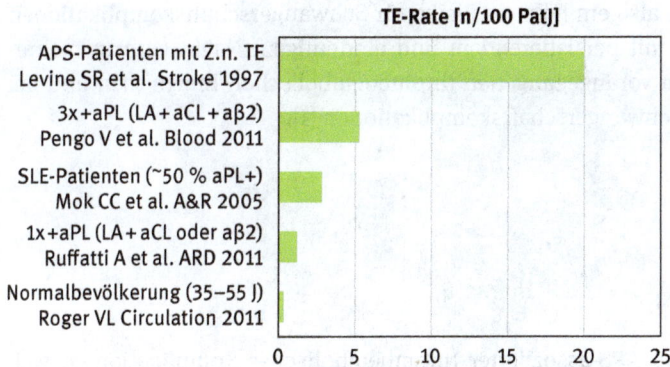

Abb. 7.1: Durchschnittliche jährliche Rate eines ersten thromboembolischen Ereignisses (TE) in einer weißen normalen Bevölkerung [43], in 1-fach aPL-positiven [44] und 3-fach aPL positiven Probanden [45], bei SLE-Patienten [46] und eines weiteren TE bei APS-Patienten [47].

eine prophylaktische Behandlung ablehnten, kam es bei 18 (90 %) wieder zu Fehlgeburten, hier vor allem im ersten Trimester, wobei in einer Kontrollkohorte von 100 konsekutiven Frauen mit gleicher Vorgeschichte von Fehlgeburten aber ohne aPL die Fehlgeburtenrate bei 34 % lag [46].

In einer großen populationsbasierten Analyse aus Versicherungsdaten von 141.286 Entbindungen in Florida war das Risiko für Eklampsie und Plazentainsuffizienz für Patientinnen mit aPL auch um das 3–4,6-fache erhöht, die Folgen für die Feten waren aber den Versicherungsdaten nicht zu entnehmen [47].

Das Risiko von Schwangerschaftskomplikationen scheint vom klinischen (Zahl bereits stattgehabter gynäkologischer oder thromboembolischer Ereignisse) und serologischen Phänotyp (Höhe der aCL bzw. aβ2GPI, Nachweis eines LA) abhängig zu sein [37], wobei der Nachweis eines LA [19] oder einer sog. Triple-Positivität [41] in prospektiven Untersuchungen unabhängige Risikofaktoren für einen fetalen Verlust darstellten [48]. APS-Patientinnen mit nur einem einzigen positiven Test, nur niedrigtitrigen aPL (ohne LA) und/oder einer einzigen Schwangerschaftskomplikation in der Vorgeschichte, haben meist erfolgreiche (Folge-) Schwangerschaften [37,38,49]. In der letzten Untersuchung [50] war das LA übrigens nur dann ein Risikofaktor, wenn es in der Schwangerschaft (erneut) positiv bestimmt wurde. Anamnestische Angaben eines positiven LA waren nicht mit vermehrten Schwangerschaftskomplikationen assoziiert (was durch die Anforderungen einer korrekten Bestimmung eines LA [s. o.] bedingt sein kann).

In einer Fall-Kontrollstudie von 114 APS-Patientinnen mit und ohne erfolgreichen Schwangerschaftsausgang [37] wurden folgende unabhängige Risikofaktoren für Fehlgeburten ermittelt: Vorliegen eines SLE (sekundäres APS) mit einer Odds Ratio (OR) von 6,9, Thrombosen oder Schwangerschaftskomplikationen in der Vorgeschichte mit einer OR von 12,7 und Triple-Positivität (aCL, aβ2GP1 und LA) mit einer OR von 9,2.

Insgesamt besteht also ein höheres Risiko für Schwangerschaftskomplikationen bei SLE-Patientinnen mit persistierendem und eindeutigem Nachweis von mehreren aPL, bei multiplen vorangegangenen thromboembolischen Ereignissen und bei schon stattgehabten Schwangerschaftskomplikationen [1].

7.9 Therapie

7.9.1 Grundsätzliche Aspekte der Therapie

Nach der Akuttherapie APS-assoziierter thrombembolischer Komplikationen, welche sich (mit Ausnahme des Einsatzes von DOACs, s. u.) nicht von der bei anderen Thrombosepatienten unterscheidet, besteht die „Therapie" des APS vor allem in der Sekundärprophylaxe. Eine Immunsuppression hat keinen Einfluss auf die Rate thrombembolischer Komplikationen und ist damit zur Behandlung eines APS nicht indiziert [52]. Hinsichtlich der speziellen Therapie beim CAPS wird auf die weiterführende Literatur verwiesen [36].

Zur Prophylaxe thrombembolischer Komplikationen sind beim APS Thrombozytenaggregationshemmer (Acetylsalicylsäure, ASS), Heparin (unfraktioniert und niedermolekular), Vitamin-K-Antagonisten (Cumarine, VKA) und inzwischen auch die direkten oralen Antikoagulantien (DOACs) untersucht [17,52]. Eine orale Antikoagulation mit VKA scheint zwar die effektivste Prophylaxe zu gewähren, geht aber auch mit einem erhöhten Blutungsrisiko von 2–3 % einher [53]. Dies macht eine Behandlung mit VKA bei Patienten mit aPL und ohne vorausgegangene Thrombose – also zur Primärprophylaxe – obsolet.

Bei immer noch spärlicher Studienlage wird die Frage der Primärprophylaxe mittels Thrombozytenaggregationshemmung (TAH) durch niedrig dosierte ASS (LDA; 75–100 mg) viel diskutiert. Bei zugrundeliegendem SLE konnte ein günstiger Effekt der TAH hierfür belegt werden [55] und auch in einer Metaanalyse von aPL-Trägern war ein Effekt in der Primärprophylaxe vor allem für arterielle Manifestationen zu sehen [54]. Empfohlen wird eine TAH mit LDA aber auch bei Patienten ohne zugrundeliegenden SLE, wenn eindeutig und persistierend erhöhte aPL, insbesondere Triple-Positivität vorliegen oder wenn nur geburtshilfliche Komplikationen eines APS in der Vorgeschichte zu finden sind [17].

Patienten mit eindeutig positiven aPL, welche keine prophylaktische Therapie erhalten, sei es, weil sie kein definierendes Ereignis aufweisen oder nur geburtshilfliche Manifestationen hatten, sollten auf jeden Fall eine strikte Thromboseprophylaxe in Hochrisiko-Situationen (wie Operationen, sonstige längere Immobilisierungen, Reisen, Wochenbett) erhalten und allgemeine Maßnahmen der Prävention (Gewichtskontrolle, Nikotinabstinenz, Vermeiden hormoneller Antikonzeptiva mit hohem TE-Risiko) berücksichtigen.

Bei serologisch und klinisch eindeutigem APS mit thrombembolischen Manifestationen wird eine dauerhafte orale Antikoagulation mit VKA empfohlen. Als therapeutisches Ziel gilt bei venösen TE eine INR von 2,0–3,0, bei arteriellen ebenfalls 2,0–3,0 oder – je nach Risiko – auch 3,0–4,0. Bei fehlender Möglichkeit einer guten INR-Einstellung oder bei Rezidiven hierunter – trotz dokumentiert ausreichender Antikoagulation – kann die orale Antikoagulation auch mit einer TAH (LDA) oder zusätzlichen Gabe von Heparin kombiniert werden, dann liegt die Ziel-INR aber nur bei 2,0–3,0 [17,56,60].

7.9.2 Einsatz von DOACs beim APS?

Zum Einsatz von DOACs beim APS veröffentlichte 2018 eine französische Arbeitsgruppe eine Metaanalyse von Fallberichten und Fallserien [57]. Es konnten 47 Studien mit immerhin 447 APS-Patienten unter DOACs ausgewertet werden. Rivaroxaban erhielten 290 (64,9 %), Dabigatran 144 (32,2 %) und Apixaban 13 (2,9 %) Patienten. Nach einer mittleren Behandlungsdauer von 12,5 Monaten wiesen 16 % (73/447) der Patienten eine erneute Thrombose unter DOACs auf, 16,9 % unter Faktor-Xa-Hemmern und 15 % unter dem Thrombinantagonisten Dabigatran. Eine Triple-Positivität für aPL war mit einem vierfach erhöhten Risiko für Rezidivthrombosen assoziiert (56 %, OR = 4,3 [95 %CI; 2,3–7,7], p < 0,0001).

Eine multizentrische, randomisierte Studie (TRAPS)untersuchte die Nicht-Unterlegenheit von Rivaroxaban (n = 59) gegenüber Warfarin (n = 61) zur Prävention thromboembolischer Ereignisse bei Triple-positiven APS-Patienten. Diese Studie wurde vorzeitig aufgrund vermehrter Komplikationen unter Rivaroxaban (mit 19 % gegenüber 3 % unter VKA) abgebrochen. Über eine mittlere Beobachtungsdauer von 569 Tagen wurden 7 Thromboembolien in der Rivaroxabangruppe (12 %) gegenüber keinem Ereignis unter Warfarin registriert. Auffällig war zudem, dass die thromboembolischen Komplikationen mit 4 ischämischen Hirn- und 3 Myokardinfarkten ausschließlich arterieller Natur waren. Im Gegensatz zu den bisherigen Erfahrungen mit DOACs wurden auch vermehrt „Major" Blutungen unter Rivaroxaban (n = 4; 7 %) gegenüber Warfarin (n = 2; 3 %) registriert. Somit sollen DOACs zumindest beim „Hochrisiko-APS" nicht eingesetzt werden. Hierzu erschien im Mai 2019 auch ein sog. „Rote-Hand-Brief" [61]. Über die Wirksamkeit und Sicherheit beim „Niedrigrisiko-APS" gibt es keine ausreichenden Daten.

7.9.3 Management von Schwangerschaften beim APS

Schwangerschaften gelten bei APS-Patientinnen und bei Frauen mit einem Hoch-Risiko-aPL-Profil als Risikoschwangerschaften. Um diese erfolgreich zu führen, ist das Erkennen gefährdeter Patientinnen, deren Beratung, Behandlung und engmaschige

Überwachung in der Schwangerschaft Voraussetzung. Abraten wird man APS-Patientinnen von einer Schwangerschaft inzwischen nur bei aktiver Grunderkrankung (SLE), insbesondere bei Nierenbeteiligung, bei schlecht einstellbarer Hypertonie, bei schweren zentralnervösen Komplikationen in der Vorgeschichte und bei Z. n. schweren Schwangerschaftskomplikationen trotz Prophylaxe.

Frauen mit APS oder eindeutig erhöhten aPL sollten – möglichst schon im Rahmen einer Schwangerschaftsplanung – über das Risiko von Schwangerschaftskomplikationen und die entsprechenden Vorsorgemaßnahmen aufgeklärt werden. Die Therapie soll in Absprache mit der Patientin und dem behandelnden Gynäkologen individuell festgelegt werden.

Bereits vor der Konzeption scheinen Frauen mit gesichertem APS von einer LDA-Gabe zu profitieren. Es sollte daher bei entsprechendem Risikoprofil und bislang fehlender Antikoagulation oder TAH schon vor der Schwangerschaft niedrig-dosiert ASS (75–100 mg/Tag) gegeben werden, was bei positivem Schwangerschaftstest dann um (vorzugsweise) niedermolekulares Heparin ergänzt wird [38,58,62]. APS-Patientinnen, die schon vor der Schwangerschaft eine Antikoagulation mit Vitamin-K-Antagonisten erhielten, sollten diese bei positivem Schwangerschaftstest durch Heparin in *therapeutischer* Dosierung ersetzen und zusätzlich LDA einnehmen. Ein vorzeitiger Verschluss des Ductus arteriosus beim Fetus wurde unter LDA bis zu 300 mg/d nicht beschrieben. Niedrig dosierte ASS verringert zudem das Risiko einer Präeklampsie. Bei Vorliegen eines SLE profitieren aPL-positive Frauen auch von einer Therapie mit Hydroxychloroquin hinsichtlich des fetalen Schwangerschaftsausganges [62], bei einem reinen (primären) APS gibt es hierfür keine gute Evidenz, wie eine systematische Literaturrecherche zeigen konnte [59].

Um die 21. Schwangerschaftswoche ist ein fetales „Organscreening" angezeigt und im Verlauf mindestens monatlich eine Überprüfung des fetalen Wachstums und der plazentaren Durchblutung mittels Ultraschall zu empfehlen. Im 3. Trimenon sind ggf. engmaschigere Kontrollen angezeigt. Schwangere sollten im Hinblick auf ihren Blutdruck und Ödemneigung (Flüssigkeitseinlagerungen, Gewicht) gut informiert und kontrolliert werden, da sich sowohl eine Gestose mit entsprechendem Fehlgeburtsrisiko oder auch ein HELLP-Syndrom hierdurch ankündigen können [51,58].

Durch diese Maßnahmen können die Abortrate und mütterliche Komplikationen bei APS-Schwangerschaften deutlich gesenkt werden. Es ist aber auch im Wochenbett auf die gesteigerte Thromboseneigung der APS-Patientinnen zu achten. 4–6 Stunden postpartal bzw. 12 Stunden nach Sectio sollte wieder mit einer Heparinisierung begonnen werden [51,58]. Wichtig ist auch die Notwendigkeit einer konsequenten weiteren postpartalen Thromboseprophylaxe beim APS, vorzugsweise mit LMWH über 6 Wochen nach Entbindung [60]. Bei entsprechender Indikation für eine dauerhafte Antikoagulation sollte dann wieder auf VKA umgestellt werden, unter denen auch weiter gestillt werden kann.

7.9.4 EULAR-Empfehlungen zur Behandlung des APS

2019 wurden evidenzbasierte Empfehlungen der EULAR zur Behandlung des APS veröffentlicht [60], die im Folgenden wiedergegeben gegeben werden.

7.9.4.1 Übergeordnete Prinzipien

1. Die Risikostratifizierung aPL-positiver Individuen sollte Untersuchungen zum Vorliegen eines Hoch-Risiko-aPL-Profils, die Anamnese eines thrombotischen und/oder geburtshilflichen APS, die Koexistenz anderer systemischer Autoimmunerkrankungen wie SLE und die Erfassung traditioneller kardiovaskulärer Risikofaktoren beinhalten.
2. Allgemeinmaßnahmen bei aPL-positiven Individuen sind das Screening und die strikte Kontrolle von kardiovaskulären Risikofaktoren (Raucherentwöhnung; Behandlung von Bluthochdruck, Dyslipidämie und Diabetes; regelmäßige körperliche Aktivität), insbesondere bei Personen mit einem Hoch-Risiko-aPL-Profil, die Untersuchung und Behandlung von Risikofaktoren für venöse Thrombosen, einschließlich der Verwendung von LMWH in Hochrisikosituationen wie Operationen, Krankenhausaufenthalten, längerer Ruhigstellung und Wochenbett.
3. Alle Patienten, die mit Vitamin-K-Antagonisten (VKA) behandelt werden, sollten über die Wichtigkeit der Therapieadhärenz, die Notwendigkeit einer engen INR-Überwachung, insbesondere bei Therapiebeginn, die Bedeutung der Ernährung, Empfängnisverhütung und Familienplanung beraten werden. APS-Patienten sollten zu körperlicher Aktivität ermuntert werden, auch unter VKA.

7.9.4.2 Empfehlungen

Primärprophylaxe bei aPL-positiven Individuen

1. **Asymptomatische aPL-Träger** (die keine vaskulären oder geburtshilflichen APS-Klassifikationskriterien erfüllen) **mit einem Hoch-Risiko-aPL-Profil** sollen eine Prophylaxe mit niedrig dosierter (75–100 mg täglich) ASS (LDA) erhalten (Evidenzlevel [LoE]: 2a; Empfehlungsstärke [GoR]: B; Level [0–10] der Übereinstimmung [LoA]: 9,1).
2. **Patienten mit SLE ohne bisherige Thromboembolien und ohne Schwangerschaftskomplikationen:**
   a. Bei Hoch-Risiko-aPL-Profil Prophylaxe mit LDA (LoE: 2a; GoR: B; LoA: 9,5).
   b. Bei Niedrig-Risiko-aPL-Profil kann eine LDA-Prophylaxe erwogen werden (LoE: 2b; GoR: C; LoA: 8,9).
3. **Bei nicht schwangeren Frauen mit der Vorgeschichte eines rein geburtshilflichen APS** (mit oder ohne SLE) wird eine prophylaktische Behandlung mit LDA nach entsprechender Nutzen/Risikoabschätzung (aPL-Profil, weitere kardio-

vaskuläre Risikofaktoren, Verträglichkeit von ASS) empfohlen. (LoE: 2b; GoR: B; LoA: 9,0).

Sekundärprophylaxe beim APS

1. **Patienten mit definitivem APS und einer ersten venösen Thrombose:**
    a. Es wird eine orale Antikoagulation mit einer Ziel-INR von 2,0 bis 3,0 empfohlen (LoE: 1b; GoR: B; LoA: 9,9).
    b. Rivaroxaban sollte nicht bei Dreifach-aPL-Positivität angewendet werden, da das Risiko für erneute TE hoch ist (LoE: 1b; GoR: B; LoA: 9,1). Direkte orale Antikoagulanzien (DOACs) könnten in Betracht gezogen werden, wenn trotz guter Therapieadhärenz unter VKA die Ziel-INR nicht zu erreichen ist oder Kontraindikationen gegenüber VKA vorliegen (LoE: 5; GoR: D; LoA: 9,1).
    c. Bei „spontaner" erster Venenthrombose sollte die Antikoagulation langfristig fortgesetzt werden (LoE: 2b; GoR: B; LoA: 9,9).
    d. Bei „konditionierter" erster Venenthrombose sollte die Therapie so lange erfolgen wie für Patienten ohne APS nach internationalen Richtlinien empfohlen. Eine längere Antikoagulation kann erwogen werden bei Hoch-Risiko-aPL-Profil in wiederholten Messungen oder anderen Risikofaktoren für Rezidive (LoE: 5; GoR: D; LoA: 8,9).
2. **Patienten mit definitem APS und rezidivierenden venösen Thrombosen trotz Antikoagulation mit VKA bei einem INR-Zielwert von 2,0–3,0:**
    a. Es sollte eine Kontrolle der VKA-Einstellung erwogen werden, einschl. Aufklärung über Therapieadhärenz und begleitet von häufigen INR-Bestimmungen (LoE: 5; GoR: D; LoA: 9,6).
    b. Wenn die Ziel INR von 2–3 (*zum Zeitpunkt der TE*) erreicht war, sollte die zusätzliche Gabe von LDA, eine Erhöhung des INR-Zielwertes auf 3,0–4,0 oder eine Umstellung auf LMWH erwogen werden (LoE: 4–5; GoR: D; LoA: 9,4).
3. **Patienten mit definitivem APS und einem ersten arteriellen Ereignis:**
    a. Eine Antikoagulation mit VKA wird empfohlen gegenüber einer alleinigen Behandlung mit LDA (LoE: 2b; GoR: C; LoA: 9,4).
    b. Antikoagulation mit Ziel-INR von 2,0–3,0 oder 3,0–4,0 je nach individuellem Risiko von Blutungen oder Rezidiven von TE (LoE: 1b; GoR: B; LoA: 9,0). Eine INR von 2,0–3,0 in Kombination mit LDA kann auch erwogen werden (LoE: 4; GoR: C; LoA: 9,0).
    c. Rivaroxaban sollte nicht bei Dreifach-aPL-Positivität eingesetzt werden, da das Risiko für erneute TE hoch ist (LoE: 1b; GoR: B; LoA: 9,4). Aufgrund der aktuellen Evidenz wird der Einsatz von DOACs bei Patienten mit definitivem APS und arteriellen Ereignissen aufgrund des hohen Risikos von Rezidiven nicht empfohlen (LoE: 5; GoR: D; LoA: 9,4).
4. **Bei Patienten mit rezidivierender arterieller Thrombose trotz adäquater Behandlung mit VKA** kann nach Ausschluss anderer möglicher Ursachen eine

Erhöhung des INR-Zielwertes auf 3,0–4,0, die zusätzliche Gabe von LDA oder die Umstellung auf LMWH in Betracht gezogen werden (LoE: 4–5; GoR: D; LoA: 9,3).

Schwangerschaft und APS

1. **Bei Frauen mit Hoch-Risiko-aPL-Profil aber ohne Vorgeschichte von Thrombosen oder Schwangerschaftskomplikationen** (mit oder ohne SLE) sollte eine Behandlung mit LDA (75–100 mg täglich) während der Schwangerschaft in Betracht gezogen werden (LoE: 5; GoR: D; LoA: 9,3).

2. **Frauen mit ausschließlichen Schwangerschaftskomplikationen eines APS in der Vorgeschichte** (keine thrombotischen Ereignisse), mit oder ohne SLE:

   a. Bei Vorgeschichte von 3 und mehr wiederkehrenden spontanen Fehlgeburten vor der 10. SSW oder bei *(mindestens einer)* Fehlgeburt nach der 10. SSW *(ohne sonstige Ursache)* wird die kombinierte Gabe von LDA und Heparin in prophylaktischer Dosierung während der Schwangerschaft empfohlen (LoE: 2b; GoR: B; LoA: 9,6).

   b. Bei Eklampsie, schwerer Präeklampsie oder Zeichen einer Plazentainsuffizienz in der Vorgeschichte wird eine Behandlung mit LDA oder LDA und Heparin in prophylaktischer Dosierung unter Berücksichtigung des individuellen Risikoprofils empfohlen (LoE: 2b; GoR: B; LoA: 9,5).

   c. Bei für die klinischen Kriterien nicht-ausreichender geburtshilflicher Vorgeschichte eines APS, wie z. B. zwei rezidivierende spontane Fehlgeburten vor der 10. SSW oder Entbindung nach der 34. Schwangerschaftswoche aufgrund einer schweren Präeklampsie oder Eklampsie, kann eine Behandlung mit LDA allein oder in Kombination mit Heparin in Betracht gezogen werden, basierend auf dem individuellen Risikoprofil (LoE: 4; GoR: D; LoA: 8,9).

   d. Bei Behandlung mit Heparin in prophylaktischer Dosis während der Schwangerschaft bei geburtshilflichem APS sollte die Gabe in prophylaktischer Dosis für 6 Wochen nach der Geburt in Betracht gezogen werden, um das Risiko einer mütterlichen Thrombose zu verringern (LoE: 4; GoR: C; LoA: 9,5).

3. **Bei Frauen mit Kriterien eines geburtshilflichen APS und wiederholten Schwangerschaftskomplikationen trotz Kombinationsbehandlung mit LDA und Heparin in prophylaktischer Dosierung** kann eine Erhöhung des Heparins auf eine therapeutische Dosis (LoE: 5; GoR: D; LoA 8,7) oder die Zugabe von HCQ (LoE: 4; GoR: D; LoA 8,7) oder niedrig dosiertes Prednisolon im ersten Trimester (LoE: 4; GoR: D; LoA 8,7) in Betracht gezogen werden. Die Gabe intravenöser Immunglobuline kann in sehr speziellen Fällen in Betracht gezogen werden (LoE: 5; GoR: D; LoA 8,7).

4. **Bei APS-Patientinnen mit Thromboembolien in der Vorgeschichte** wird die Kombination von LDA und Heparin in therapeutischer Dosierung während der Schwangerschaft empfohlen (LoE: 5; GoR: C; LoA 9,8).

Katastrophales APS (CAPS)

1. Es wird eine rasche Behandlung von Infektionen durch frühzeitigen Einsatz von antiinfektiösen Medikamenten bei allen aPL-positiven Personen empfohlen und eine Minimierung von Unterbrechungen der Antikoagulation oder niedriger INR-Spiegel bei Patienten mit thrombotischem APS um die Entwicklung eines CAPS zu vermeiden (LoE: 4; GoR: D; LoA 9,6).

2. Für die Erstlinienbehandlung von Patienten mit CAPS wird eine Kombinationstherapie mit Glukokortikoiden, Heparin- und Plasmaaustausch oder intravenösen Immunglobulinen gegenüber einzelnen dieser Wirkstoffe oder anderen Kombinationen empfohlen. Zusätzlich sollten evtl. auslösende Faktoren (z.B. Infektionen, Gangrän oder Malignom) entsprechend behandelt werden (LoE: 5; GoR: D; LoA 9.7).

3. In refraktären Fällen eines CAPS kann eine anti-B-Zelltherapie mit Rituximab oder eine Komplementhemmung mit Eculizumab erwogen werden (LoE: 4; GoR: D; LoA 9,2)

Literatur

[1] Wassermann A, Neisser A, Bruck C. Eine serodiagnostische Reaktion bei Syphilis. Dtsch Med Wochenschr. 1906;32:745–789.

[2] Pangborn MD. A new serologically active phospholipid from beef heart. Proceedings of the society for experimental biology and medicine. 1941;48:484–486.

[3] Laurell AB, Nilsson IM. Hypergammaglubulinaemia, circulating anticoagulant and biologic false positive Wassermann reaction. J Lab Clin Med. 1957;49:694–707.

[4] Feinstein DJ, Rapaport SJ. Acquired inhibitors of blood coagulation. In: Spaet TN (ed) Prog Haemostas Thromb (1st Edition): Grune and Stratton, New York 1972; 75–95.

[5] Bowie EJW, Thompson JH, Pascuzzi CA, Owen CA. Thrombosis in SLE despite circulating anticoagulants. J Lab Clin Med. 1963;9:416–430.

[6] Lubbe WF, Butler WS, Palmer SJ, Liggins GC. Lupus anticoagulant in pregnancy. B J Obst Gyn. 1984;91:357–363.

[7] Harris EN, Chan JKH, Asherson RA, et al. Thrombosis, recurrent fetal loss and Thrombocytopenia. Arch Intern Med. 1986;146:2153–2156.

[8] Harris EN, Hughes GRV, Gharavi AE. The antiphospholipid antibody syndrome. J Rheumatol. 1987;(Suppl.)13:210.

[9] Hughes GRV. The antiphospholipid syndrome: ten years on Lancet. 1993;342:341–344.

[10] Wilson WA, Gharavi AE, Koike T, et al. International consensus statement on preliminary classification criteria for definite antiphospholipid syndrome: report of an international workshop. Arthritis Rheum. 1999;42:1309–1311.

[11] Miyakis S, Lockshin MD, Atsumi T, et al. International consensus statement on an update of the classification criteria for definite antiphospholipid syndrome (APS). J Thromb Haemost. 2006;4(2):295–306.

[12] Moore GW. Recent guidelines and recommendations for laboratory detection of lupus anticoagulants. Semin Thromb Hemost. 2014;40(2):163–71. PMID: 24500573.

[13] Mujic F, Cuadrado MJ, Lloyd M, et al. Primary antiphospholipid syndrome evolving into systemic lupus erythematosus. J Rheumatol. 1995;22(8):1589–1592.

[14] Petri M. Epidemiology of the antiphospholipid antibody syndrome. Journal of Autoimmunity. 2000;15(2):145–151. http://doi.org/10.1006/jaut.2000.0409

[15] Infante-Rivard C, David M, Gauthier R, Rivard GE. Lupus anticoagulants, anticardiolipin antibodies, and fetal loss – A case-control study. N Engl J Med. 1991;325:1063–1066.

[16] Janardhan V, Wolf PA, Kase CS, et al. Anticardiolipin antibodies and risk of ischemic stroke and transient ischemic attack: the Framingham cohort and offspring study. Stroke. 2004;35:736–741.

[17] Ruiz-Irastorza G, Crowther M, Branch W, Khamashta MA. Antiphospholipid syndrome. Lancet. 2010;376(9751):1498–509. PMID: 20822807.

[18] Vianna JL, Khamashta MA, Ordi-Ros J, et al. Comparison of the primary and secondary Antiphospholipid Syndrome: A european multicenter study of 114 patients. Am J Med. 1994;96:3–9.

[19] Buyon JP, Kim MY, Guerra MM, et al. Predictors of Pregnancy Outcomes in Patients With Lupus: A Cohort Study. Ann Intern Med. 2015;163(3):153–63. doi: 10.7326/M14-2235. PMID: 26098843.

[20] Meroni PL, Rivolta R, Ghidoni P. Histopathological findings in cases of systemic lupus erythematosus-associated antiphospholipid syndrome. Clin Rheumatol. 1991;10:211–214.

[21] Hughson MD, McCarty GA, Brumback RA. Spectrum of vascular pathology affecting patients with the antiphospholipid syndrome. Hum Patol. 1995;26:716–724.

[22] Erkan D, Yazici Y, Peterson MG, Sammaritano L, Lockshin MD. A cross-sectional study of clinical thrombotic risk factors and preventive treatments in antiphospholipid syndrome. Rheumatology (Oxford). 2002;41(8):924–929.

[23] Giron-Gonzalez JA, Garcia del Rio E, Rodriguez C, Rodriguez-Martorell J, Serrano A. Antiphospholipid syndrome and asymptomatic carriers of antiphospholipid antibody: prospective analysis of 404 individuals. J Rheumatol. 2004;31(8):1560–1567.

[24] Harris EN, Pierangeli SS. Functional effects of anticardiolipin antibodies. Lupus. 1996;5:372–377.

[25] Neville C, Rauch J, Kassis J, et al. Thromboembolic risk in patients with high titre anticardiolipin and multiple antiphospholipid antibodies. Thromb Haemost. 2003;90(1):108–115.

[26] Sheng Y, Kandiah DA, Krilis SA. Beta2-glycoprotein I: target antigen for 'antiphospholipid' antibodies. Immunological and molecular aspects. Lupus. 1998;7(2):S5-9.

[27] McNally, et al. The use of anti-β2-glycoprotein I assay for discrimination between anticardiolipin antibodies associated with infection and increased risk for thrombosis. Br J Haematology. 1995;91:471–473.

[28] Bertolaccini ML, Roch B, Amengual O, et al. Multiple antiphospholipid tests do not increase the diagnostic yield in antiphospholipid syndrome. Br J Rheumatol. 1998;37:1229–1232.

[29] Lim W, Crowther MA, Eikelboom JW. Management of Antiphospholipid Antibody Syndrome. A Systematic Review. JAMA. 2006;295:1050–1057.

[30] Mosca M, Tani C, Aringer M, et al. European League Against Rheumatism recommendations for monitoring patients with systemic lupus erythematosus in clinical practice and in observational studies. Ann Rheum Dis. 2010; 69:1269–74.

[31] Ratzinger F, Lang M, Belik S, et al. Lupus-anticoagulant testing at NOAC trough levels. Thromb Haemost. 2016;116(2). [Epub ahead of print] PMID: 27075441.

[32] Brey RL, Escalante A. Neurological manifestations of antiphospholipid antibody syndrome. Lupus. 1998;7(2):S67-74.

[33] Cervera R, Piette JC, Font J, et al. Antiphospholipid syndrome: clinical and immunologic manifestations and patterns of disease expression in a cohort of 1,000 patients. Arthritis Rheum. 2002;46(4):1019–1027.

[34] Cervera R , Bucciarelli S , Plas í n MA, et al. Catastrophic antiphospholipid syndrome (CAPS): descriptive analysis of a series of 280 patients from the "CAPS Registry". J Autoimmun. 2009;32:240–245.

[35] Schröder JO, Zeuner RA, Specker C. Systemischer Lupus erythematodes und Antiphospholipid-Syndrom. Aktuelle Rheumatologie. 2010;35(01):24–32. DOI: 10.1055/s-0030-1248295

[36] Cervera R, Rodriguez-Pinto. Catastrophic antiphospholipid syndrome: task force report summary. Lupus. 2014;23(12):1283–1285.

[37] Ruffatti A, Tonello M, Visentin MS, et al. Risk factors for pregnancy failure in patients with anti-phospholipid syndrome treated with conventional therapies: a multicentre, case-control study. Rheumatology (Oxford). 2011;50(9):1684–1689.

[38] Bouvier S, Cochery-Nouvellon E, Lavigne-Lissalde G, et al. Comparative incidence of pregnancy outcomes in treated obstetric antiphospholipid syndrome: the NOH-APS observational study. Blood. 2014;123(3):404–13. PMID: 24200687.

[39] Yelnik CM, Laskin CA, Porter TF, et al. Lupus anticoagulant is the main predictor of adverse pregnancy outcomes in aPL-positive patients: validation of PROMISSE study results. Lupus Sci Med. 2016;3(1):e000131.

[40] Branch DW. Thoughts on the mechanism of pregnancy loss associated with the antiphospho-lipid syndrome. Lupus. 1994;3:275–280.

[41] Pengo V, Biasiolo A, Pegoraro C, et al. Antibody profiles for the diagnosis of antiphospholipid syndrome. Thromb Haemost. 2005;93(6):1147–1152. PMID: 15968401.

[42] Ruff atti A, Calligaro A, Hoxha A, et al. Laboratory and clinical features of pregnant women with antiphospholipid syndrome and neonatal outcome. Arthritis Care Res. 2010;62:302–307.

[43] Roger VL, Go AS, Lloyd-Jones DM, et al. Heart disease and stroke statistics: 2011 update. A report from the American Heart Association. Circulation. 2011;123(4):e18-e209.

[44] Ruffatti A, Del Ross T, Ciprian M, et al. Antiphospholipid Syndrome Study Group of Italian Society of Rheumatology. Risk factors for a first thrombotic event in antiphospholipid antibody carriers: a prospective multicentre follow-up study. Ann Rheum Dis. 2011;70(6):1083–1086.

[45] Pengo V, Ruffatti A, Legnani C, et al. Incidence of a first thromboembolic event in asymptomatic carriers of high-risk antiphospholipid antibody profile: a multicenter prospective study. Blood. 2011;118(17):4714–4718.

[46] Mok CC, Tang SSK, To CH, et al. Incidence and risk factors of thromboembolism systemic lupus erythematosus: a comparison of three ethnic groups. Arthritis Rheum. 2005;52(9):2774–2782.

[47] Levine SR, Salowich-Palm L, Sawaya KL, et al. IgG anticardiolipin antibody titer > 40 GPL and the risk of subsequent thrombo-occlusive events and death. A prospective cohort study. Stroke. 1997;28(9):1660–1665.

[48] Rai RS, Clifford K, Cohen H, Regan L. High prospective fetal loss rate in untreated pregnan-cies of women with recurrent miscarriage and antiphospholipid antibodies. Hum Reprod. 1995;10(12):3301–3304. PMID: 8822463.

[49] Nodler J, Moolamalla SR, Ledger EM, Nuwayhid BS, Mulla ZD. Elevated antiphospholipid anti-body titers and adverse pregnancy outcomes: analysis of a population-based hospital dataset. BMC Pregnancy Childbirth. 2009;9:11. doi: 10.1186/1471-2393-9-11. PMID: 19291321; PMCID: PMC2662790.

[50] Mankee A, Petri M, Magder LS. Lupus anticoagulant, disease activity and low complement in the first trimester are predictive of pregnancy loss. Lupus Sci Med. 2015;2(1):e000095. PMID: 26688740.

[51] Andreoli L, Bertsias GK, Agmon-Levin N, et al. EULAR recommendations for women's health and the management of family planning, assisted reproduction, pregnancy and menopause in patients with systemic lupus erythematosus and/or antiphospholipid syndrome. Ann Rheum Dis. 2016;76(3):476-485. PMID: 27457513.

[52] Espinosa G, Cervera R. Current treatment of antiphospholipid syndrome: lights and shadows. Nat Rev Rheumatol. 2015;11(10):586–596. doi: 10.1038/nrrheum.2015.88. PMID: 26122952.

[53] Cuadrado MJ, Bertolaccini ML, Seed PT, et al. Low-dose aspirin vs low-dose aspirin plus low-intensity warfarin in thromboprophylaxis: a prospective, multicentre, randomized, open, controlled trial in patients positive for antiphospholipid antibodies (ALIWAPAS). Rheumatology (Oxford, England). 2014;53(2):275–284. http://doi.org/10.1093/rheumatology/ket313

[54] Arnaud L, Mathian A, Ruffatti A, et al. Efficacy of aspirin for the primary prevention of thrombosis in patients with antiphospholipid antibodies: An international and collaborative meta-analysis. Autoimmunity Reviews. 2014;13(3):281–291. http://doi.org/10.1016/j.autrev.2013.10.014

[55] Tektonidou MG, et al. Risk factors for thrombosis and primary thrombosis prevention in patients with systemic lupus erythematosus with or without antiphospholipid antibodies. Arthritis Rheum. 2009;61(1):29–36.

[56] Ruiz-Irastorza G, Cuadrado MJ, Ruiz-Arruza I, et al. Evidence-based recommendations for the prevention and long-term management of thrombosis in antiphospholipid antibody-positive patients: report of a task force at the 13th International Congress on antiphospholipid antibodies. Lupus. 2011;20(2):206–218.

[57] Dufrost V, Risse J, Zuily S, Wahl D. Direct Oral Anticoagulants Use in Antiphospholipid Syndrome: Are These Drugs an Effective and Safe Alternative to Warfarin? A Systematic Review of the Literature. Curr Rheumatol Rep. 2016;18(12):74. doi: 10.1007/s11926-016-0623-7. Review. PMID: 27812956.

[58] Fischer-Betz R, Specker C. Rheumatische Erkrankungen und Schwangerschaft – Ein Ratgeber für die Praxis. Düsseldorf University Press; 2016 ISBN-10: 3957580358

[59] Sciascia S, Branch DW, Levy RA, et al. The efficacy of hydroxychloroquine in altering pregnancy outcome in women with antiphospholipid antibodies. Evidence and clinical judgment. Thromb Haemost. 2016;115(2):285–290. doi: 10.1160/TH15-06-0491. PMID: 26421409.

[60] Tektonidou MG, Andreoli L, Limper M, et al. EULAR recommendations for the management of antiphospholipid syndrome in adults. Ann Rheum Dis. 2019;78(10):1296–1304. doi: 10.1136/annrheumdis-2019-215213. Epub 2019 May 15. PMID: 31092409.

[61] Specker C, Dörner T, Schneider M. Hot Topic: Direkte orale Antikoagulanzien (DOACs) beim Antiphospholipidsyndrom? Z Rheumatol. 2019;78(6):493–494. doi: 10.1007/s00393-019-0657-0. PMID: 31197460.

[62] Fischer-Betz R, Specker C. Pregnancy in systemic lupus erythematosus and antiphospholipid syndrome. Best Pract Res Clin Rheumatol. 2017; 31(3):397–414. doi: 10.1016/j.berh.2017.09.011. PMID: 29224680.

Stichwortverzeichnis

www.ingramcontent.com/pod-product-compliance
Lightning Source LLC
Chambersburg PA
CBHW081516190326
41458CB00015B/5387